图书在版编目（CIP）数据

唇腭裂序列治疗计划 / 傅豫川主编 . —北京：人民卫生出版社，2017

ISBN 978-7-117-23905-9

Ⅰ. ①唇… Ⅱ. ①傅… Ⅲ. ①唇裂 – 修复术②裂腭 – 修复术 Ⅳ. ①R782.2

中国版本图书馆 CIP 数据核字（2017）第 010962 号

| 人卫智网 | www.ipmph.com | 医学教育、学术、考试、健康，购书智慧智能综合服务平台 |
| 人卫官网 | www.pmph.com | 人卫官方资讯发布平台 |

唇腭裂序列治疗计划

主　　编：傅豫川
出版发行：人民卫生出版社（中继线 010-59780011）
地　　址：北京市朝阳区潘家园南里 19 号
邮　　编：100021
E - mail：pmph @ pmph.com
购书热线：010-59787592　010-59787584　010-65264830
印　　刷：北京盛通印刷股份有限公司
经　　销：新华书店
开　　本：787×1092　1/16　　印张：16　　插页：1
字　　数：349 千字
版　　次：2017 年 5 月第 1 版　2017 年 5 月第 1 版第 1 次印刷
标准书号：ISBN 978-7-117-23905-9/R·23906
定　　价：198.00 元

打击盗版举报电话：010-59787491　E-mail：WQ @ pmph.com
（凡属印装质量问题请与本社市场营销中心联系退换）

唇腭裂序列治疗计划

Interdisciplinary Team Care for Cleft Lip and Palate

主　编　傅豫川

副主编　朱洪平　周　炼　钦传奇

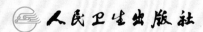

人民卫生出版社

编　委

（按姓氏笔画排序）

马红芳 （四川大学华西口腔医院）　　　　张铁军 （武汉大学口腔医院）

马思维 （西安交通大学附属口腔医院）　　金辉喜 （武汉大学口腔医院）

王洪涛 （广州市妇女儿童医疗中心）　　　周　炼 （北京协和医院）

朱洪平 （北京大学口腔医院）　　　　　　房　维 （武汉大学口腔医院）

孙　健 （青岛大学附属医院）　　　　　　柯　金 （武汉大学口腔医院）

严全梅 （武汉大学口腔医院）　　　　　　钦传奇 （武汉大学口腔医院）

杜杨格 （武汉大学口腔医院）　　　　　　贺　红 （武汉大学口腔医院）

李　波 （武汉大学口腔医院）　　　　　　袁文钧 （武汉大学口腔医院）

李　健 （武汉大学口腔医院）　　　　　　徐莎莎 （武汉大学口腔医院）

李　盛 （南京医科大学附属口腔医院）　　黄丽丽 （武汉大学口腔医院）

李维曼 （武汉大学口腔医院）　　　　　　梅　妍 （武汉大学口腔医院）

杨小红 （湖北省妇幼保健院）　　　　　　龚彩霞 （四川大学华西口腔医院）

杨育生 （上海交通大学医学院附属第九人民医院）　崔颖秋 （广州市妇女儿童医疗中心）

杨学财 （青岛大学附属医院）　　　　　　梁志刚 （深圳市第二人民医院）

吴　玲 （武汉大学口腔医院）　　　　　　程　勇 （武汉大学口腔医院）

陈慧兰 （武汉大学口腔医院）　　　　　　傅夏洲 （武汉大学生命科学学院）

张　勇 （上海交通大学医学院附属第九人民医院）　傅豫川 （武汉大学口腔医院）

张晓鲁 （武汉大学口腔医院）

绘 画　傅豫川　李　兰

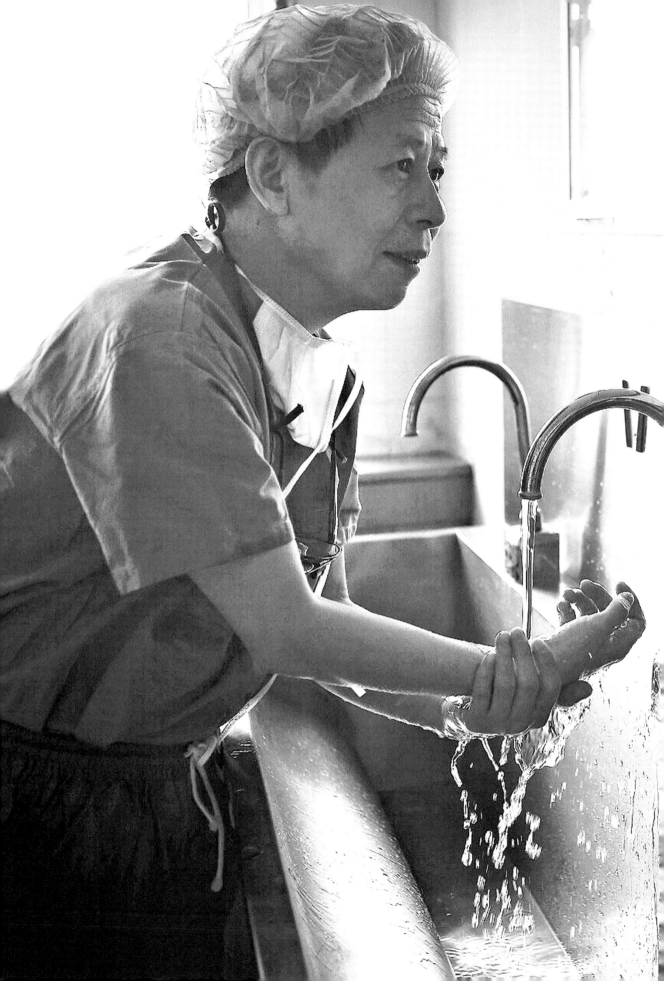

上帝希望我们能成为一个富有爱心的人，于是赋予我们这个特别的职业。

一名优秀的唇腭裂医师，不仅要有扎实的专业知识和娴熟的临床技术，更需要有一定的美学造诣和艺术的鉴赏能力。

唇腭裂修复是一门充满期盼的艺术，它对手术技巧和经验的高度苛求，挑战着术者的文化底蕴、修养和品位的极致，而这种极致源于临床实践和艺术的鉴赏，并归于数千次甚至数万次不同却又相关的手术的萃取和经验，这便是唇腭裂整复的逻辑。每一例唇腭裂手术都是一幅作品的创作，而作品的创作是没有止境的。

在职业生涯的历程中，为寻找治疗唇腭裂的理想方法，我仿佛是一名执着的淘金者，一次次竭力地沉潜到思维的深水区，寻觅，寻觅，再寻觅……在水里，我能感受到空气的稀薄，感受到黑色压力的渐增，感受到四周的宁静中所蕴藏的金沙。很多次，由于气力不足，我不得不暂时放弃，返回水面稍事休息后再竭力下潜。如今，职业生涯已经走到了即将告别的年龄，我才发现自己的渺小和悲哀。在唇腭裂这片水域里一定还有可以下潜的空间，那里更加厚重、深暗乃至危险，却有真金，有彻底解决唇腭裂患儿疾苦的魔法。然而，因为我的功力和气力所不及，竟不能达到。真金归属于有志者。

傅豫川

教授、主任医师
武汉大学口腔医院唇腭裂中心　主任
中华口腔医学会唇腭裂诊治联盟　主任委员
中华口腔医学会唇腭裂学组　组长

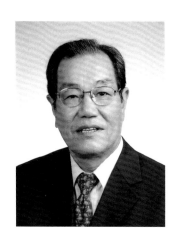

他们首次将唇腭裂序列治疗的内容归纳为49个基本要素，为不同特点的唇腭裂患者序列治疗计划的制订提供具有重要参考价值的指导。我相信这本专著的出版发行，必将对普及与推广唇腭裂序列治疗的理念和规范唇腭裂序列治疗技术起到积极的促进作用。

　　唇腭裂畸形的诊治是口腔医学和整形外科学的重要内容。完善的唇腭裂治疗过程不仅包括一系列外科手术治疗，同时还包括患者牙列畸形的正畸矫治、语音异常的矫治以及心理治疗等。因此，唇腭裂患者的治疗需要多学科的参与和合作。治疗的时间也常常是从患者出生开始，一直延续到成年阶段。这一治疗过程是复杂的，每一治疗程序是否完善则直接关系到最终的治疗效果，而这个治疗效果会影响患者的一生，包括患者的成长发育、心理健康、婚姻恋爱及职业选择等。我们把这一比较漫长且有多学科合作的治疗过程称为序列治疗。

　　早在1600年前，中国就有关于唇腭裂治疗的史料记载。况且作为人口大国，中国唇腭裂患者的数量自然是世界之最，唇腭裂医师数量最多，已经完成的唇腭裂患者的手术病例也最多。因此，中国唇腭裂治疗领域的专家团队积累了丰富的临床经验，为唇腭裂患者的治疗作出了巨大贡献。但是与发达国家相比，由于受经济发展水平制约等诸多因素，我国的唇腭裂治疗在多学科参与和合作的序列治疗方面，还存在着不小的差距。改革开放以来，唇腭裂序列治疗的理念首先在我国一些主要的口腔医学院校得到重视，一系列多学科技术的应用也开始出现。特别是近年来我国的唇腭裂专家团队已经形成共识——那就是只有完善的序列治疗才能为这类患者提供最佳的治疗效果。但是在全国范围内，唇腭裂序列治疗的理念和技术还需要下大力气推广、规范与普及，只有这样才能使越来越多的患者从中受益。值得庆幸的是，2012年唇腭裂已经被纳入"国家20种重大疾病"，获得国家资金的救助。这也是口腔医学领域中唯一被纳入国家重大疾病的病种。一些国内外的慈善组织也把这一疾病的诊治作为他们资助的主要对象。因此，在我国越来越多的唇腭裂患者得到了有效治疗，这也有力推动了我国唇腭裂治疗水平的提高，促进了唇腭裂序列治疗的理念和技术的不断普及与完善。

傅豫川教授从事唇腭裂临床诊治及临床研究工作已有35年，是我国唇腭裂诊治领域的著名专家和学者。他常年工作在临床第一线，积累了丰富的临床经验，多年来他带领他的团队开展了一系列卓有成效的研究工作，为促进我国唇腭裂诊治水平的提高作出了重要贡献。更令人感动的是，傅教授积极参与了一系列唇腭裂诊治的慈善活动，为我国唇腭裂患者的康复付出了自己的心血。他荣获全国首次评选的30名"生命英雄"称号。正如颁奖词中所写的那样："他用心捧起了被上帝吻过的苹果，精心的雕琢和修补，用精湛的技术和博大的爱心滋养唇腭裂孩子生命中的快乐。"

由傅豫川教授担任主编并组织诸多国内知名唇腭裂专家编写的《唇腭裂序列治疗计划》一书，一方面凝聚了他们的智慧和经验，同时也吸收了国际同道们的诸多先进理念和经验。他们首次将唇腭裂序列治疗的内容归纳为49个基本要素，为不同特点的唇腭裂患者的序列治疗计划的制订提供具有重要参考价值的指导。我相信这本专著的出版发行，必将对普及与推广唇腭裂序列治疗的理念和规范唇腭裂序列治疗技术起到积极的促进作用。所有从事唇腭裂诊治工作的同道们一定会从这本专著中受益。我也衷心地希望在全国范围内认真开展唇腭裂序列治疗，让每一位唇腭裂患者都能获得美丽的容貌和完善的生理功能，让他们的人生和我们大家一样绽放精彩！

中华口腔医学会会长 王兴

2016 年 6 月

序 二

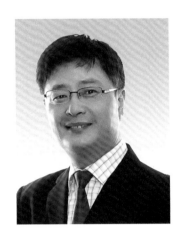

一位医师，一辈子只专攻一种疾病的临床治疗，且乐此不疲，并不容易。豫川就是这样的一位医师，甚至他的儿子在武汉大学生命科学学院学习时竟然也选择了唇腭裂遗传机制作为研究方向，如此能成为家族的广泛兴趣，大概也是一种命中注定的执着与传承了。

中国是先天性唇腭裂畸形的高发区，每年有3万～4万例唇腭裂患儿出生，大约每年有15万例患者需要接受唇腭裂相关的治疗。唇腭裂序列治疗主要体现为多学科的参与，规范化的管理，序列化的治疗程序和系统性的诊治。通过序列治疗可以恢复良好的面部容貌，获得正常的语音功能，引导牙颌的正常发育，得到心理的康复。但如何做好一个唇腭裂病例的序列治疗计划，尚没有一部系统全面的参考书，本书的出版将会对唇腭裂序列治疗的临床实施起到积极的推动作用。

上大学时，豫川比我高一届，所以算起来我们谊切苔岑已有38年。豫川兴趣广泛，多才多艺，对诗歌、绘画、音乐、书法等造诣颇深，堪称才子。他在艺术上的创造与鉴赏力不仅常给他的朋友、同事带来欢乐和愉悦，而且这些深深植入他本性的对美和艺术的独特品位也如水滋润大地般地融入了他的事业。每一位唇腭裂患儿的诊治过程都是医学科学对美的追求的缜密结合，在这本书中也时时体现。

豫川大学毕业后，除不断地夯实自己的外科理论和基本技能外，即专攻唇腭裂的临床诊治。一位医师，一辈子只专攻一种疾病的临床治疗，且乐此不疲，并不容易。豫川就是这样的一位医师，甚至他的儿子在武汉大学生命科学学院学习时竟然也选择了唇腭裂遗传机制作为研究方向，如此能成为家族的广泛兴趣，大概也是一种命中注定的执着与传承了。

豫川教授在我院从事唇腭裂临床工作已有35年，具有丰富的临床经验和颇深的手术造诣，是我国著名的唇腭裂诊治专家。他为本书的编写倾注了大量的心血，首次将唇腭裂序列治疗的内容进行了梳理并归纳了49个Sequence基本元素，对不同特点的唇腭裂患者的序列治疗计划的制订更加便捷和有序，可以说是对唇腭裂序列治疗的实践总结，也可以说是唇腭裂序列治疗的提纲挈领。

本书简明扼要，重点突出，内容新颖，深入浅出，逻辑严谨，图文并茂，信息量大。相信本书的出版对唇腭裂患者的临床治疗具有一定的指导意义。

谨此，是为序。

中华口腔医学会副会长
武汉大学口腔医学院院长
2016 年 6 月

唇腭裂是一种常见的先天性发育缺陷畸形，可以单发（非综合征型唇腭裂），也可以伴发其他畸形（综合征型唇腭裂）。即使是非综合征型唇腭裂，其畸形影响并非只是解剖形态方面，更重要的是其畸形所造成的生理功能异常，同时还涉及心理和社会交际适应等方面的问题。因此，唇腭裂治疗的现代概念，已不再是单纯的手术修复，而是形成了恢复正常解剖生理功能、容貌以及心理健康，包括矫形—外科—正畸—语音—牙科—心理的立体的治疗模式。唇腭裂序列治疗（interdisciplinary team care for cleft lip and palate）正是为了达到理想的治疗效果和根据这一模式提出的概念。

简言之，唇腭裂序列治疗就是由多学科专家参与，在患者恰当的年龄，按照一定的程序，对唇腭裂患者进行全面治疗的一个完善的治疗系统。临床治疗离不开治疗计划，序列治疗也不例外。

但什么是唇腭裂序列治疗的计划呢？

计划是指根据事物的外部环境与内部条件综合分析的结果，而提出的在未来一定时期内要达到的目标，并组织不同部门和不同成员为实现这个目标所制订的方案途径。唇腭裂序列治疗计划就是在唇腭裂患儿出生后的不同年龄阶段，组织多学科专家会诊，根据患儿的畸形情况，为达到理想的治疗目的制订系统的治疗方案和途径，并组织不同学科的医师按照既定的方案和途径进行具体的实施，以达到理想的最终治疗效果。

既是计划，就应该具有计划的共性特点。唇腭裂序列治疗计划的特点包括以下8个方面：①针对性：治疗计划是根据每位患者的具体畸形情况制订的，目的明确，具有个性化治疗的指导意义；②预见性：治疗计划是在治疗实施之前制订的，它以实现最终的预期目标来完成每一阶段治疗为目的；③首位性：治疗计划是进行所有治疗的前提，计划在前，实施在后；④普遍性：具体的治疗计划涉及不同畸形的患者，这就需要治疗计划的制订具有适应多学科参与的普遍性；⑤目的性：治疗计划的目的性很明确，所参与序列治疗的每一个学科制订的具体的实施计划，最终都是为了总的治疗目标的实现；⑥实践性：符合患者个体的实际情况，具备成熟的临床经验，目标切实可行，是衡量一个治疗计划好坏的重要标准；⑦明确性：序列治疗计划应明确表达出治疗的目标和治疗内容；明确表达出实现目标所需的诊疗技术以及所采取的程序、方法和手段；明确表达出多学科成员在实施计划过程中的权利和职责；⑧效率性：序列治疗计划的效率性主要是指治疗内容和治疗时间的合理性及其与最终治疗结果间的关系。所以，每一位患者接受唇腭裂序列治疗的最终效果首先取决于序列治疗计划是否规范，是否合理，是否适合于个体的畸形特点和畸形程度。

唇腭裂序列治疗计划的制订非常困难。那么多的分支学科该如何整合？那么多的治疗内容该如何梳理？书的提纲结构该如何规划？思考了很久也没能摸到能够深入浅出，简洁明了，符合逻辑的阐述路径。尽管我撰写了全国研究生规划教材的这个章节，但严谨而系统地编撰成书却是真的不易。本书以年龄阶段为线条，以Sequence为基本元素，分别对各年龄阶段的治疗内容、步骤和观念展开阐述。Sequence系列的建立，有利于不同畸形特点、不同治疗阶段的计划制订和修正并贯穿治疗过程的始终。撰写内容可以把特定年龄阶段的主要治疗手段及其主流观点，按照Sequence基本元素进行系列编号、分节，分别梳理和讨论。

本书的撰写，我特别邀请了中国唇腭裂诊治联盟秘书处朱洪平、周炼、钦传奇三位医师作为副主编，同时邀请了一批年富力强且在唇腭裂治疗领域颇有影响和造诣的志同道合者作为编委，以期将本书的编撰定位在一个较高的水平。完稿之后，通读了几遍，仍旧不甚满意，但也是竭尽全力并倾其所能了。由于唇腭裂序列治疗是一个多学科参与的治疗体系，其治疗计划和治疗观点尚不统一并存有争议，作为外科医师的我深感心有余而力不足，遗漏和不足之处在所难免，尚祈前辈和同道们不吝斧正。

这里，我要特别感谢中华口腔医学会会长王兴教授，中华口腔医学会副会长、武汉大学口腔医学院院长边专教授的抬爱为本书作序，以及人民卫生出版社的大力支持。本书可供多学科的临床医学工作者以及相关学科的研究生、本科生阅读，同时，也是唇腭裂患者及其父母了解整个唇腭裂治疗及护理的一部很好的参考书。希望对同道和家长们有所帮助。

傅豫川

2016 年 4 月

Contents 目 录

第六章　学龄期（7~12 岁）唇腭裂序列治疗

Chapter 6　In School Age Interdisciplinary Team Care for Cleft Lip and Palate

第七章　青春期（13~18 岁）唇腭裂序列治疗

Chapter 7　In Puberty Interdisciplinary Team Care for Cleft Lip and Palate

第八章　成年期（18 岁以上）唇腭裂序列治疗

Chapter 8　In Adulthood Interdisciplinary Team Care for Cleft Lip and Palate

附　唇腭裂序列治疗流程示意图

第一章

唇腭裂序列治疗的概念

唇腭裂是口腔颌面部最常见的先天性畸形，新生儿唇腭裂发病率高达 1/700~1/500。在我国，唇腭裂总体发病率达 0.162%，每年新增唇腭裂患儿 3 万 ~4 万。唇腭裂的治疗是一长期的过程，十分复杂，涉及外观整复、生理功能、心理健康辅导等诸方面。唇腭裂序列治疗是目前公认的最佳治疗模式。只有充分理解唇腭裂序列治疗的理念，遵循其实施原则，掌握并综合运用现有各专科先进的治疗技术，才有可能为唇腭裂患者及其家庭提供最佳的治疗。从 20 世纪 20 年代至今，唇腭裂序列治疗已经历了近 90 年的艰辛和努力，其发展历程大致可分为四个阶段：理念的形成阶段（1921—1938）；Team 的雏形及萌芽阶段（1938—1948）；唇腭裂成熟发展阶段（1948—1996）；多中心协作体阶段（1996—至今）。

关键词中英文对照索引

（按正文出现顺序排序）

唇腭裂序列治疗	interdisciplinary team care for cleft lip and palate
唇腭裂畸形	cleft and palate deformities
单学科治疗模式	unidisciplinary treatment
多学科治疗模式	multidisciplinary treatment
跨学科治疗模式	interdisciplinary treatment
序列治疗	team approach
美国颅面 - 腭裂协会	American Cleft Palate-Craniofacial Association（ACPA）
兰卡斯特唇腭裂诊所	Lancaster Cleft Palate Clinic
全国唇腭裂协作组	National Cleft Lip and Palate Association
欧洲唇腭裂诊治联盟	Eurocleft
美国唇腭裂诊治联盟	Americleft
日本唇腭裂诊治联盟	Japancleft
印度唇腭裂诊治联盟	Indocleft
非洲唇腭裂诊治联盟	Africleft
唇腭裂诊治联盟	Sinocleft
美国唇腭裂治疗指南	Treatment Guideline of ACPA
十大基本原则	ten basic principles
实施时间表	time table
团队评审委员会	Commission on Approval of Teams（CAT）
术前矫形治疗	presurgical orthopaedics
语音治疗	speech therapy
中耳疾患及听力减退的治疗	treatment of middle ear diseases and hearing loss
心理治疗	psychotherapy
无缝连接	seamless connection
鼻 - 牙槽正畸	nasoalveolar molding（NAM）

第一节　唇腭裂序列治疗的涵义

　　唇腭裂序列治疗（interdisciplinary team care for cleft lip and palate）是由多学科专家参与，对患儿的畸形状况和存在问题进行评估、诊断、制订合理的治疗计划，并在患者恰当的年龄，按照一定的程序，进行规范治疗的模式。唇腭裂序列治疗作为一种治疗模式，核心内涵包括两方面：一是强调治疗时间的序列性；二是多学科专家的参与性。这是由唇腭裂畸形的特点所决定的。唇腭裂畸形（cleft and palate deformities）不仅包括唇裂、腭裂、牙槽突裂等原发畸形，还包含随着生长发育的进程而不断显现或加重的语音障碍、错𬌗畸形、鼻唇畸形、听力损害、心理障碍等继发畸形或功能障碍。更为特殊的是，唇腭裂畸形可伴发 300 余种累及颅面、全身各系统疾病的综合征。医源性损伤的负面影响和生长发育变化的双重因素，常导致唇腭裂畸形的临床表现十分复杂。

　　唇腭裂序列治疗的概念起始于 20 世纪 20 年代。迄今为止，其相关的治疗技术已经逐渐演化并扩展成一个庞大的诊疗系统，这个诊疗系统的各治疗中心各自拥有自己的诊治时间表，同时每个时间表中的诊治内容又相互影响、相互续延、相互制约。因此，一个唇腭裂医疗团队在为每一个唇腭裂患者制订整体治疗计划时，要遵循序列治疗原则，根据不同患者的畸形类型、严重程度、发育阶段、治疗效果以及个性化需求，围绕唇腭裂畸形所展开的治疗工作呈现出一定的时序性，在不同的阶段实施相应的治疗内容，以求在保证治疗效果的同时，又能将医源性创伤对生长发育的负面影响降到最低。虽然每一个单项治疗技术的最佳实施时间现在仍存在一定争议，但对于不同治疗技术之间的相互顺序和其相互作用，学者们已经基本达成了共识，这便是唇腭裂序列治疗的时间序列性。

　　唇腭裂患者所面临的不仅仅是唇、鼻、颌骨及面型等畸形问题，同时还涉及进食、语言、听力等诸多功能方面的障碍。从出生开始，就需要儿科医师的喂养指导和全身照护；面部畸形需要口腔颌面外科或整形外科医师采用外科手术进行治疗；牙齿龋坏、缺失、畸形则需要牙科医师进行治疗、修复和矫正；由先天性唇腭裂所导致的听力功能障碍需要耳鼻咽喉科医师实施诊断和治疗；腭裂以及不完善的腭裂修复手术后继发的语音功能障碍需要语音专家配合评估和治疗；由于各种主客观因素所导致的患者的焦虑、自闭等精神心理方面问题应尽早寻求心理医师的帮助；此外，由于接受唇腭裂手术的患者年龄一般较小，术区在口鼻腔周围，因此专科护理师的引入对于保证手术效果也非常重要。总之，唇腭裂的完善治疗需要多学科专家相互密切配合才能够得以全面实施。

　　为更好理解和掌握唇腭裂序列治疗的涵义，有必要讨论一下临床医学存在的三种治疗模式，即单学科治疗模式、多学科治疗模式和跨学科治疗模式。单学科治疗模式（unidisciplinary treatment）是指所有的治疗过程包括诊断、治疗计划制订、处置和随访等，均由一名或一个学科的医师完成。对于简单或单一疾病，单学科治疗模式是可以胜任的，但对于复杂疾病如唇腭裂畸形，尤其在学科分工越来越精细化的今天，单学科治疗模式难以取得满意的治疗效果。在唇腭裂序列治疗概念提出以前，唇腭裂治疗主要是以外科为主的单学科裂隙关闭修复，治疗效果的局限性不言而喻。任何专科医师的医疗行为都存在个人知识背景和兴趣点的局限性，很多医师制订治疗计划只是根据其个人的临床诊治能力，而不是考虑患者的实际医疗需求，以及该专业本身目前实际具备的医疗水平。单学科治疗模式的局限性，常会给患者造成不良后果，甚至多于所解决的问题。多学科治疗模式（multidisciplinary treatment）相对单学科治疗模式而言，有了重要的进步，由不同学科的医师分别对患者进行诊治。在临床实践中经常见到患者带着会诊单，去找另一专科医师进行诊治，开始下一阶段的治疗。这种治疗模式下的团队组织管理是松散的，各专业常在诊断、治疗计划制订时，各自为政，缺乏沟通交流或沟通不够充分。多学科治疗模式存在许多类似单学科治疗模式的负面影响，各专业都存在其固有的专业倾向，总是尽可能多的想解决更多问题，容易造成过度医疗。跨学科治疗模式（interdisciplinary treatment）和多学科治疗模式虽都涉及多个学科，有相似之处，但跨学科治疗模式更强调在多学科之间开展协作，避免多学科治疗各自独立进行。其特点是团队成员之间集体讨论、评估、诊断，制订治疗计划，协同进行治疗方案的实施。集中沟通是克服各专业倾向或短视局限性的最有效手段，唯有彼此进行充分的沟通，相互了解各专业的诊治能力，才能最大程度利用不同学科的专业知识和技术水平，才能实行真正意义的全面治疗，获得最佳的治疗效果。跨学科治疗模式是唇腭裂序列治疗真正需要的团队工作机制。

关于唇腭裂序列治疗的英文名称，在文献中常见到不同的描述。在唇腭裂序列治疗概念提出之初，国外常使用 team approach 来进行描述，意在强调团队参与。后来在文献中经常见到 multidisciplinary treatment/management，强调多学科参与。目前更多学者习惯使用 interdisciplinary treatment 或 interdisciplinary management 来表达唇腭裂序列治疗概念，更能强调治疗团队的协作性。结合文献中的表述习惯和概念的完整性，本书唇腭裂序列治疗的英文全称为 Interdisciplinary team care for cleft lip and palate。

（傅豫川　朱洪平　钦传奇）

第二节　序列治疗的历史沿革

魏咏之，字长道，任成人也。家世贫素，而躬耕为事，好学不倦。生而兔缺。有善相者谓之曰："卿当富贵。"年十八，闻荆州刺史殷仲堪帐下有名医能疗之，贫无行装，谓家人曰："残丑如此，用活何为？"遂赍数斛米西上，以投仲堪。既至，造门自通。仲堪与语，嘉其盛意，召医视之。医曰："可割而补之，但须百日进粥，不得语笑。"咏之曰："半生不语，而有半生，亦当疗之，况百日邪？"仲堪于是处之别室，令医善疗之。咏之遂闭口不语，唯食薄粥，其历志如此。及差，仲堪厚资遣之。

说起唇腭裂的治疗，不得不提及 1600 多年前记载于西晋朝（公元 265—316）史事的《晋书·魏咏之传》中的这样一段文字。魏咏之（图 1-1）是世界公认的文字记载的第一位被治疗的唇腭裂患者，这说明我国医师对唇腭裂发展的点点滴滴从久远到今日从未懈怠过。作为一个人口大国，可以说，我国唇腭裂患者的绝对数是世界之最，我国唇腭裂医师的数量也是世界之最，我国的唇腭裂手术例数更是世界之最。

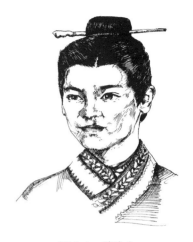

图 1-1　魏咏之
（西晋朝公元 265—316）

在近 1700 年的历史沧桑中，唇腭裂治疗技术的进步与发展历经了诸多坎坷，这在以往的文字资料中都有着比较详细的记载。傅豫川（1996）将唇腭裂修复术的发展历史分为四个阶段：公元 10 世纪以前为第一阶段，仅发现有少量文字记载，尚无明确的术式；公元 11~16 世纪为第二阶段，由于宗教的思想统治，外科手术被认为是不道德的行为，唇裂修复术的发展受到极大阻碍；公元 17~19 世纪为第三阶段，各种定形式式的诞生以及整形外科原则的应用为以后唇裂手术的发展奠定了坚实的基础；公元 20 世纪以后为第四阶段，在以往术式的基础上，更精确、更科学的术式相继出现，并且对唇裂修复术的基础理论研究有了很大的进步和发展，使术式和相关基础理论日臻完善。

建立在现代医学基础之上的唇腭裂治疗迄今已有 170 多年历史。在超过 1 个半世纪的发展历史中，唇腭裂的治疗理念有了很大的提升。从 20 世纪 20 年代至今，唇腭裂序列治疗已经历了近 90 年的艰辛和努力，其发展历程大致可分为四个阶段：理念的形成阶段（1921—1938）；Team 的雏形及萌芽阶段（1938—1948）；唇腭裂成熟发展阶段（1948—1996）；多中心协作体阶段（1996—至今）。

唇腭裂治疗的历史和口腔医学以及口腔颌面外科学密切相关。第一例腭裂成功修复的手术是由法国牙科医师 Le Mennier 于 1766 年完成的。1844 年被誉为美国口腔颌面外科学之父的 Hullihen 医师出版了一本《唇裂及其治疗》的专著，最早提出了唇腭裂治疗需要多学科共同参与的综合治疗理念。但真正创立现代唇腭裂序列治疗的理念，并加以实施和推广的是美国正畸医师 Herbert K. Cooper 和口腔颌面外科医师 Robert H.Ivy。这也是美国颅面 - 腭裂协会（American Cleft Palate-Craniofacial Association，ACPA）植根于牙医学并且始终与牙医学密切相关的主要原因。1921年 Herbert K. Cooper 医师（图 1-2）在宾夕法尼亚大学牙科学校完成正畸专业训练后，回到他的家乡利蒂茨小镇，开

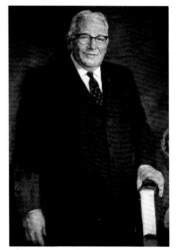

图 1-2　Herbert K. Cooper, DDS（1898—1978）

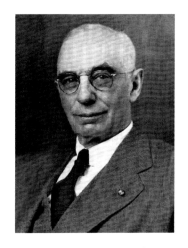

图 1-3　Robert H.Ivy, D.D.S., M.D., F.A.C.S. (1881—1974)

设了自己的私人正畸诊所，同时在附近的伊丽莎白残疾儿童医院担任牙科顾问。由于当时宾州中部的正畸专科医师甚少，大量的唇腭裂患者被推荐到该诊所进行诊治，与非唇腭裂儿童相比，唇腭裂患者的正畸治疗面临的困难要大得多。Cooper 医师意识到唇腭裂患者存在的复杂问题非单一学科可以解决，于是联合口腔颌面外科医师，同时又具备整形医师资质的 Robert H.Ivy 医师（图 1-3）以及语音治疗师一起，于 1935 年组成了第一个唇腭裂多学科治疗团队。经过几年探索，又吸收了耳鼻咽喉科医师、心理咨询师等专职人员，在兰卡斯特 Rotary 俱乐部的资助下，于 1938 年成立了世界上第一个唇腭裂治疗中心——兰卡斯特唇腭裂诊所（Lancaster Cleft Palate Clinic）。当时诊所的开设地点位于 Cooper 医师的二层小楼私人住宅中，其中一层作为收治患者的场所（图 1-4）。

　　兰卡斯特唇腭裂诊所坚持每周团队会诊制度，共同检查、讨论每个不同年龄的唇腭裂患者，制订治疗计划。该治疗模式受到了患者的认可，来自全美甚至世界各地的唇腭裂患者纷纷慕名前来就诊。很快 Cooper 医师在美国正畸与口腔外科杂志上介绍了他们的治疗模式，并总结了多学科专家会诊制度的好处。兰卡斯特唇腭裂诊所提出的治疗核心理念有两点，一是唇腭裂的治疗需要不同学科的专家参与，二是每个患者治疗计划的制订需要团队共同商讨。这一理念至今仍是唇腭裂序列治疗的核心要素。

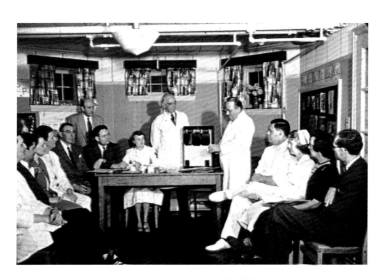

图 1-4　Cooper 团队会诊讨论

至 20 世纪中期，在北美地区和欧洲国家，唇腭裂团队治疗模式已被广为接受，唇腭裂治疗中心纷纷成立。其发展速度之快，与几个因素有关。首先，Cooper 医师团队在积极开展临床工作同时，十分注重项目推广，1948 年设立唇腭裂专科住院医师培训项目，并每年举办一次为期一周的学习班，一直持续了 25 年。至今兰卡斯特唇腭裂诊所每年仍接待大量的来自世界各地的访问学者参观学习。其次，团队中 Robert H.Ivy 医师为唇腭裂序列治疗的不断发展和推广作出了巨大贡献。他不仅有高超的专业技术，而且有丰富的社会活动经验和领导能力。他在宾夕法尼亚大学医院实习时就对唇腭裂手术产生了浓厚的兴趣，毕业后在费城、匹兹堡、兰卡斯特等多地开展唇腭裂手术。有了第一次世界大战的经历，又积累了颌面创伤的治疗经验。他十分认同 Cooper 医师提出的团队治疗模式，并且认为唇腭裂治疗应该是国家卫生健康问题，并说服宾州州议员提出议案，在妇女儿童保健局下设立唇腭裂治疗救助机构，并亲自担任主席一职。他不仅曾是美国颌面外科协会组织的创建者之一，并且积极响应 Orvin Reidel 医师的倡议，为更好地推广和规范唇腭裂治疗，应建立一个由从事唇腭裂治疗的不同专业人员参与的全国性学术机构，以便加强从业人员的技术交流和沟通，制订规则，指导临床研究，并于 1943 年成立了美国唇腭裂协会（American Cleft Palate Association），现在改称为美国颅面 - 腭裂协会（American Cleft Palate-Craniofacial Association，ACPA）。第三，与美国唇腭裂协会的有效组织活动密切相关。ACPA 每年举办一次内容丰富的唇腭裂年会，至今已经成功举办了 72 届。1963 年创建了双月刊的唇腭裂专业杂志——*The Cleft Palate Journal*，为学术交流作出了巨大贡献。1993 年出版了美国唇腭裂治疗指南，成为美国乃至世界唇腭裂治疗的纲领性文件。为表彰 Ivy 医师和 Cooper 医师对唇腭裂治疗专业作出的突出贡献，美国唇腭裂协会首次于 1963 年和 1965 年分别为他们颁发了最高荣誉奖。第四，1960 年约翰逊总统提出了"战胜贫穷，构建伟大社会"（Great Society，War on Poverty）的治国理念，建立了十分完善的社区卫生保健和全民医保体系，唇腭裂的序列治疗得以迅速普及。

1992 年 8 月，全国口腔颌面外科学组在大连组织召开了以唇腭裂序列治疗为中心议题的专题研讨会，与会专家就唇腭裂序列治疗的概念、发展概况、组织形式、治疗原则及实施内容等问题做了广泛讨论。最后与会专家形成共识，认为唇腭裂治疗应有多学科专家协同合作，按一定程序进行治疗。为更好推进中国唇腭裂序列治疗工作的开展，会议期间成立了全国唇腭裂协作组（National Cleft Lip and Palate Association），后改名为中华口腔医学会口腔颌面外科专委会唇腭裂学组（图 1-5），袁文化教授担任首任组长，王光和教授担任顾问。在此期间，北京大学口腔医院、上海交通大学医学院附属第九人民医院、四川大学华西口腔医院、武汉大学口腔医院等相继组建成立了唇腭裂中心。

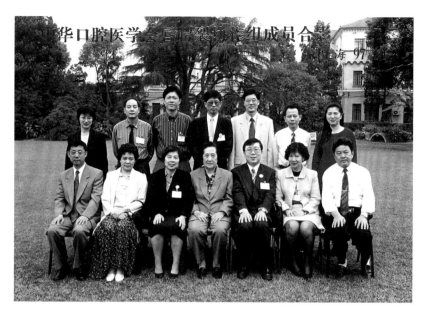

图 1-5　1997 年在上海召开的第二次全国唇腭裂学术会议上，全国唇腭裂协作组更名为中华口腔医学会口腔颌面外科专委会唇腭裂学组，学组成员仅有 12 人

（朱洪平　傅豫川）

第三节　序列治疗的现状与发展

　　近半个世纪以来，唇腭裂序列治疗进入快速发展期，总体治疗水平有了长足的进步。一方面，随着医学的进步，医疗技术不断创新，治疗内容愈加丰富。从产前诊断、新生儿喂养护理、术前正畸治疗，到唇腭裂修复以及鼻畸形整复等新技术不断出现。另一方面，介入唇腭裂治疗的学科越来越多，唇腭裂治疗队伍日益完善。目前参与唇腭裂治疗的学科除了传统的整形外科、颌面外科、正畸科、语音 / 语言学科外，还包括口腔修复科、儿童牙科、耳鼻咽喉科、护理学、心理学、儿童医学、麻醉学、听力学、医学诊断影像学、神经内科学、神经外科学、眼科、解剖生理学、精神科、遗传学、社会和公共卫生工作者等。

　　迄今为止，最早开展唇腭裂序列治疗的欧美国家，在北美地区共有 250 多家唇腭裂治疗中心 / 颅面 - 腭裂中心，欧洲 30 多个国家共有近 500 家唇腭裂治疗中心。虽然各治疗中心都实行序列治疗模式，有各自认可的治疗方法和时间表，但治疗方法和治疗结果有很大的差异性。近 20 年来，欧美国家开始探讨制订唇腭裂以及其他颅面畸形的治疗原则，以提高患者治疗满意度和改善患者生活质量为目标，唇腭裂序列治疗进入规范阶段。

1986 年，来自欧洲 6 个知名唇腭裂治疗中心（英国曼彻斯特大学、伦敦儿童医院、挪威奥斯陆大学、瑞典卡罗林斯卡医学院、荷兰阿姆斯特丹自由大学、丹麦哥本哈根大学）的正畸医师开始了首次跨国多中心合作研究，就 9 岁单侧唇腭裂儿童的鼻唇形态、上下牙弓关系以及治疗过程等进行比较，发现各中心的治疗方法、治疗成本、治疗结果有巨大的差异。从颌骨发育的角度，预测将来需要接受正颌外科手术的比率为 7%~48%，正畸治疗时间从 3~8.5 年不等，就诊和随访次数高达 49~94 次，患者对鼻唇满意度与专业评分存在着巨大差异，专业评分最好的中心治疗结果，患者不满意率却最高，高达 64%。研究分析得出结论，治疗结果与治疗花费时间多少无相关性，患者满意程度与治疗结果无相关性。这项研究充分引起了欧盟国家的重视，欧盟国家提供专门经费支持，并于 1996 年组织成立了欧洲唇腭裂诊治联盟（Eurocleft），着手制订基本治疗原则和指南，统一临床治疗记录方法和标准，进一步规范唇腭裂治疗。1998 年，首先进行了欧洲大范围唇腭裂治疗中心的普查工作，结果发现各治疗中心的实际运作存在着巨大差异。201 个唇腭裂治疗中心有 194 种治疗模式，唇裂修复时间从出生到 12 个月不等，腭裂修复时间从出生到 13 岁不等，唇裂修复方法有 12 种之多，腭裂修复方法有 20 种之多。这一调查结果，充分说明了治疗结果差异性的原因和进一步规范唇腭裂治疗的必要性，坚定了 Eurocleft 开展多中心治疗结果比较研究的决心。很快 Eurocleft 于 2000 年制定了《Eurocleft 唇腭裂及颅面畸形的治疗指南》和《Eurocleft 临床记录方法和时间准则》，对唇腭裂治疗团队设置、工作要求、治疗内容、政府支付的费用、临床资料的采集及方法和时间作了明确的规定。

Eurocleft 的出色工作，引起了世界卫生组织的高度重视，分别于 2002 年和 2004 年就关于颅面畸形的医疗服务全球发展战略专门发文，倡导积极开展多中心合作研究，加强医疗过程评估认证，改善治疗结果，减轻医疗负担，提高患者及其家庭的满意度和生活质量。受其影响，美国颅面 - 腭裂协会于 2008 年成立了美国唇腭裂诊治联盟（Americleft），分别就唇腭裂患者的颅面生长发育、唇腭裂手术、腭裂语音治疗结果、唇腭裂患者心理状况等课题开展多中心的合作研究。值得一提的是，Americleft 主席 Ross Jr. Long 医师是兰卡斯特唇腭裂诊所的现任负责人，兰卡斯特唇腭裂诊所创始人之一——Cooper 医师是其外公。随后日本成立了日本唇腭裂诊治联盟（Japancleft），印度成立了印度唇腭裂诊治联盟（Indocleft），非洲国家成立了非洲唇腭裂诊治联盟（Africleft）。2013 年 5 月 ACPA 执行委员会组成了唇腭裂国际合作联盟，共有来自 59 个国家的 183 个团队参与。在中华口腔医学会王兴会长的大力关注和推动、中国台湾长庚纪念医院颅颜中心的倡议下，我国于 2014 年 4 月成立了唇腭裂诊治联盟（Sinocleft），成员单位由 70 家唇腭裂治疗中心组成。通过积极开展多中心合作研究、国际合作研究，不断完善唇腭裂序列治疗是我国当前唇腭裂治疗临床研究的重要内容。

（朱洪平）

第四节　唇腭裂序列治疗的基本原则

1993 年美国颅面 - 腭裂协会（ACPA）颁布了美国唇腭裂治疗指南（Treatment Guideline of ACPA），同时对唇腭裂团队设置和责任提出了明确要求，包括唇腭裂在内各种颅面畸形的治疗，需遵循以下十大基本原则：①颅面畸形的表现和治疗复杂涉及多个学科，完善治疗需要多学科专家的团队协作；②只有那些每年能接诊足够数量患者的团队，才能不断积累专业的临床知识和经验，才有可能给颅面畸形患者提供最佳的治疗；③畸形的最佳初始评估时间应在出生后数周内完成，尽可能在出生后数天内完成，当然，来自专业团队的评估和处置意见同样适用于任何年龄的就诊患者；④团队自首次接触患者及其家庭时，便应努力帮助患者的家庭尽快更好地接受和适应唇腭裂患儿的出生，及时解除随后不断出现的各种困惑和压力；⑤应该详尽告知患儿父母或监护人关于治疗的程序、方法、风险因素、治疗的利弊以及大致费用等，以帮助他们能够代表患儿作出医疗决定并作好准备接受治疗；团队在制订治疗计划时，应积极动员患者家庭参与进来，以建立良好的合作关系，当患者本人到了可以参与的年龄，也应当充分听取患者本人的意见；⑥治疗计划的制订和实施应基于并采纳综合团队的建议；⑦患者的诊治工作应在团队指导下进行，尽可能由地方机构来完成，但复杂的诊断和手术治疗，应限于在规模较大的医疗中心完成；⑧每个团队有责任了解患者的文化背景、种族特性、语言风格、社会心理及经济状况等因素，这些因素对于维护团队与患者及其家庭的动态关系有重要影响；⑨每个团队有责任搜集患者治疗的近远期效果，建立并保存完善的医疗档案，所有患者至少在青春期之前都应做定期复查；⑩治疗效果的评定，必须考虑患者的满意程度和社会心理健康状况，以及对于生长发育、功能和外观的影响。

团队作为组织形式对序列治疗的实施进行全面管理，其中团队领导十分重要，领导的组织协调能力对于团队工作的开展具有重要影响，妥善解决冲突和意见分歧是十分必要的。团队应该有自己的发展目标，营建自身的团队文化和共同遵循的哲学理念。

团队工作既强调协作，又要有明确分工。组织全体成员对每例患儿进行集体会诊，全面检查，并结合专科检查，完成详细病历资料记录，明确诊断患者所有问题，根据重要程度列出患者的问题清单和解决方法。与患儿家长一起根据患儿畸形情况、全身健康状况以及患儿家庭的经济条件、文化水平、生活环境、卫生保健条件和患儿家长的具体要求，制订具体的序列治疗内容、程序和时间表。最初接诊的儿科医师和护理专家应对患儿的营养、发育、健康状况等进行全面评估和喂养指导。各团队成员根据每个患者的治疗时间按时完成本专业内容的治疗工作。

各专业学科的评估应按计划一次或多次进行。治疗内容可在整个序列治疗过程中根据具体情况进行调整。对于年龄较大患者，应充分听取患者本人意见，注意让患者本人积极参与有关治疗的讨论，协助修正治疗方案。每一个唇腭裂患者完善的序列治疗一般都会持续十几年，每一阶段的医疗行为的最终效果都需要长期的观察才能够得到准确的判断和评价。同时，每一阶段医疗行为又都会对患者的发育以及后续的治疗内容产生重大影响。因此，在序列治疗原则中应该着重强调追踪随访原则，没有建立完善而严格的追踪随访机制，就不可能获得稳定而可靠的治疗效果。每个团队应制订治疗效果的评定标准，按时进行各专科评估、专项评估、阶段性评估和最终评估。

团队应对患者的全部唇腭裂序列治疗文件，包括病历、治疗计划、照片、模型、医学影像资料、光盘等进行有效管理。这些资料是开展治疗效果评定和临床研究的重要基础。

（周　炼　朱洪平）

第五节　序列治疗团队的组成与资质

现代唇腭裂序列治疗强调对每位唇腭裂患者应组织团队成员集体会诊讨论，制订出适合该患者的治疗计划及具体的实施时间表（time table），各团队成员按时完成本专业内容的治疗工作，相互配合、协作，直到整个序列治疗程序完成。唇腭裂治疗团队是唇腭裂序列治疗的主要实施者，根据唇腭裂治疗涉及的学科，团队成员包括口腔颌面外科、麻醉科、儿科、口腔正畸科、口腔内科、整形外科、口腔修复科、耳鼻咽喉科、正颌外科、语言病理学、医学影像学、护理学、人类学、遗传学、心理学、神经学、神经外科学、眼科、解剖生理学、精神科、美容医学以及社会和公共卫生工作者等。各国不同唇腭裂中心的治疗团队具体组成略有差异，但基本核心成员应包括外科、口腔正畸科、语音治疗三个专业的医师。

在治疗团队成员中，需要十分重视临床协调员一职。团队不仅需要各学科的专业人士以及健康咨询方面的专家，还需要协调员来辅助医师之间的沟通、交流及制订治疗计划，也需要协调医患间的沟通与交流，确保治疗计划的完成，协助患者及家属认真履行整个治疗计划，防止治疗过程的中断、随访的丢失和资料的残缺。从患儿出生到接受完整治疗的整个过程，临床协调员都扮演着十分重要的角色。

团队治疗组的组成既取决于患者的畸形类型，又要兼顾各专业是否具备合格的人选。必须十分重视治疗团队成员的资质问题，每个成员的专业素养水平都会直接影响到整个团队的治疗结果。美国颅面 - 腭裂协会曾对团队中外科医师每年手术例数设定最低要求，以及对治疗中心每年收治患者例数提出具体要求，现在虽然不再作此硬性规定，但依然强调唇腭裂序列治疗的团队成员需要获得资格认证，每个治疗中心应对其从业资格和受教育经历进行评估和审核，团队有责任对其成员进行培训和继续教育以不断提高治疗水平。

为进一步规范各团队的人员建设，确保所有的患者尽可能获得满意的治疗效果，美国颅面 - 腭裂协会于 2008 年成立了团队评审委员会（Commission on Approval of Teams，

CAT），制订了团队具体评审标准和方法，评审结果分为合格、基本合格但需要整改、不合格三种。自 2011 年开始试运行，各团队采取自愿申请评审。2015 年 4 月颁布了修订版本，拟于 2015~2017 年对北美地区所有团队进行评审。评审内容包括团队组成、团队管理和责任、患者和家庭沟通交流、重视患者个体差异、心理和社会服务、治疗结果评估 6 个方面。

1. 团队组成　唇腭裂治疗中心团队必须包括协调员、外科医师、语音师、正畸医师，要有明确可联系参与会诊的心理学、社会学、遗传学、儿童牙科、耳鼻咽喉科、儿科医师。

2. 团队管理和责任　团队需要有团队会诊工作制度和可分享的会诊讨论记录，所有的患者诊断、治疗建议和随访计划必须基于团队的讨论结果。

3. 与患者及其家庭的沟通交流　团队必须知会患者及其家庭会诊意见和治疗方法，鼓励患者本人和家庭积极提供治疗意见，参与治疗计划的制订。同时，团队需要协助患者家庭寻求尽可能获得的医疗救助资源。

4. 充分重视患者的个体差异　团队要能充分重视患者的个体差异，尊重其文化背景、种族和宗教差异。所有的治疗必须符合法律规定。

5. 重视患者心理和社会支持　团队需具备对患者及其家庭进行周期性心理状况和社会适应能力评估和干预的能力。

6. 治疗结果评定　团队应周期性地对患者治疗结果进行自评，同时结合患者的评价和满意度调查，以便于临床治疗水平的不断提升。

（钦传奇　周　炼）

第六节　序列治疗的实施者和监督者

一、序列治疗的实施者

实施者的涵义是指参与序列治疗的医疗专业人员。由于序列治疗涉及内容非常广泛，必须由各种专业人员密切配合才能够完成。其中每一项治疗内容的实施者是构成团队合作的主体，由于其所负责实施的内容各不相同，这就需要实施者的教育背景、培训经历和技能特长各不相同。

1. 外科医师　他们是序列治疗的手术实施者，唇腭裂序列治疗中的手术必须是由拥有正规的医学教育背景，经过长期的专业培训，具有一定专业经验的医师来实施，既可以是口腔颌面外科医师，也可以是整形外科医师。外科医师在实施手术治疗时要注意与正畸医师、儿童牙科医师、语音治疗师以及耳鼻咽喉科医师的配合。

2. 正畸科医师　唇腭裂相关的正畸治疗与普通的牙科正畸有所区别，因此要求正畸医师也必须是经过专业培训并掌握一些特殊技术，例如新生儿的鼻 - 牙槽塑形技术、乳牙列和替牙列的正畸技术、鼻畸形的辅助矫形技术、骨段牵引技术以及正颌手术的辅助正畸治疗等。正畸医师应该注意的是在唇腭裂序列治疗过程中的治疗目标，与单纯的牙科正畸不同，并不是单纯通过正畸手段达到最终治疗效果，而是在外科医师的共同协助下获得更好的正畸结果。

3. **语音治疗师**　语音治疗师在唇腭裂序列治疗中拥有非常独特的作用。目前国际上还没有对于语音师的教育和培训背景进行统一规定，但语音病理学、语言学、教育学、儿童心理学等方面的专业知识都应该是一名语音治疗师应该掌握的基本内容。语音治疗师不仅要对唇腭裂患儿的语音发育进行准确的阶段性评价、对腭裂手术治疗的效果进行客观评估、对未来手术治疗给出建议，同时还应对患者的家庭成员进行训练，以便于最大程度地帮助此类患者获得最佳的语言成长环境。

4. **耳鼻咽喉科医师**　负责对唇腭裂患者的听力、中耳疾病扁桃体、腺样体疾病以及通气功能进行检查、诊断和治疗。耳鼻咽喉科医师应该早期参与序列治疗程序，告知患者的家庭成员警惕中耳疾病的发生，识别中耳疾病的早期症状，同时能够对婴幼儿的中耳疾病和听力状态进行专业的主客观评价，并实施治疗。

5. **牙科医师**　唇腭裂患者在整个治疗过程中容易出现牙齿的龋坏、扭转和缺失，这时需要牙科医师尤其是儿童牙科医师进行相应治疗，这对于恢复患者的咬合功能及整体的美观效果都有很大作用。

6. **心理科医师**　患者及其家庭成员在整个唇腭裂序列治疗的各个阶段中都有可能出现不同程度的心理问题，这就需要有专业的心理医师，调整患者家庭成员对待患者的态度，调整患者自身在面临治疗以及以后的入学、择业、婚恋等问题的心理压力，改善其行为模式，解惑生活中遇到的各种问题。

7. **儿科医师**　在完整的唇腭裂序列治疗程序中最早接触到患者的可能就是儿科医师，他们应该在第一时间指导父母对患儿的喂养，增强其对患儿接受治疗的信心，评价患儿的发育情况，及时发现全身伴发的其他先天性疾病并给予治疗建议。同时他们应该及时与治疗团队的其他成员进行沟通，共同制订完善的治疗计划。

8. **临床协调员**　由于在整个唇腭裂序列治疗过程中会涉及多个专业的医疗内容，在不同阶段中不同专业又会多次相互配合共同完成治疗工作，这就导致了患者及家属在接受这种复杂治疗体系时的困扰，同时团队内也可能会出现安排和协同的失误，最终使得序列治疗不能达到预期效果。临床协调员的岗位设置可以很好地解决上述问题，他们一方面可以帮助患者及家属清晰了解每一阶段需要接受的治疗内容，同时也可以协调团队中不同医疗人员的诊疗工作，可以大大提升序列治疗的效率，减少程序上的失误，增强整体治疗效果。

9. **遗传学专家**　唇腭裂畸形是一种遗传性疾病，研究其疾病的致病机制和遗传规律可有效地控制此类畸形的发生率，因此遗传学专家参与唇腭裂序列治疗，针对收集到的大数据进行分析研究有助于预防唇腭裂畸形的发生。另外，遗传咨询也是一项重要的临床工作内容。

10. 社会工作者　社工系已经是高等院校专门设置的一个专业，在唇腭裂序列治疗中需要他们的积极参与，了解患者家庭的经济、文化背景，整合各种政府机构、医疗保险、社会慈善团体的资源，可以为患者家庭提供重要的信息和帮助。

二、序列治疗的监督者

唇腭裂序列治疗的一个非常特殊的属性就是其直观性，无论是外观还是功能都是每一个患者无法掩饰并直接暴露在旁观者面前的。所有的旁观者也都会就其所观察到的结果进行评价和反馈，这就是监督。监督者可分为两大类型，第一类是专业监督者，包括唇腭裂序列治疗团队中的相关医疗行为的合作者和学术界的同行；第二类是非专业的社会监督者，这里面包括患者的家庭成员、街坊邻里、同学、老师、同事等。在序列治疗中要利用好这些监督者的反馈信息，使其成为我们逐渐完善治疗体系、提高治疗效果的一大助力。上述这些监督者在实施监督职责时可分为以下四种机制：

1. 团队内监督机制　首先建立完善的数据收集系统，其次要定期进行客观分析及评价，自我判断治疗效果。另外就是相互监督，因为是团队治疗，所以患者会按照序列治疗计划与实施者接触，例如术前正畸结束后，外科医师在实施手术前就会对正畸医师的治疗效果进行评估并及时反馈，而在手术后患者将会在专科护理的监督下完成术后护理，这时就可以对外科医师的手术效果进行评估和反馈；腭裂手术和咽成形手术后，语音师应该对外科医师和耳鼻咽喉医师的治疗进行监督；牙槽突裂植骨术前外科医师应监督正畸医师的治疗效果，而术后正畸时，正畸医师也应反过来监督外科手术的效果；心理医师始终对各项医疗工作的最终效果进行监督。

2. 学术组织机构的监督机制　由学术机构建立统一的数据库收集临床资料，同时通过学术交流达成共识，并以此来对各个医疗团队的总体效果进行综合评估和反馈，这是推动整个唇腭裂序列治疗学术领域进步的重要方式。

3. 家庭监督机制　患者的监护人是各种医疗行为的监督者，虽然他们是非专业人士，但其对患者的关注度和深入程度却是其他人所无法比拟的。他们会对医疗行为所产生的任何细微的结果进行评价和反馈。因此，全面收集家庭监督者的反馈信息也是促进学术进展的重要步骤。

4. 社会监督机制　随着患者的年龄增长，他们必然会逐渐走入越来越广阔的社会环境。先是出现在邻里间，再是幼儿园、学校，最后是整个社会。而在他们所出现的任何环境中的旁观者都会对治疗的效果进行评价和反馈，专业医疗人员也要把这些因素加入到治疗设计和实施的考虑范围内。

（周　炼）

第七节 | 唇腭裂序列治疗的内容

如前所述序列治疗涉及外科手术、正畸治疗、语音治疗、听力治疗、心理治疗等各个方面内容，而不同类型的治疗内容又会在不同的时期反复介入。因此，如果我们把唇腭裂的整个序列治疗过程分成几个以外科手术为核心的治疗阶段，如唇裂治疗阶段、腭裂及语音治疗阶段、牙槽突裂治疗阶段、正颌外科治疗阶段、鼻唇二期整复阶段，就可以发现在每个阶段中不同的治疗内容会呈现具有一定规律性的组合，这有助于我们理解并合理执行治疗计划。我们也可以根据患者的年龄阶段，即婴儿期、幼儿期、学龄前期、学龄期、青春期、成年期来归纳序列治疗的内容，使有序的治疗更加明了，各阶段的内容更加确切。其中会有一些治疗内容在不同年龄阶段重复，但这种重复并不是简单的重复，而是治疗需要的深入和叠加。另外，也可以根据不同学科来归纳序列治疗的内容，如外科、正畸科、耳鼻咽喉科、语音、心理等，这是专著撰写中通常采用的模式，便于学科内容的系统化。

一、外科治疗

唇裂是先天畸形中最直观的缺陷，手术是修复唇裂的唯一手段。唇裂的施术时间多在患儿出生后 3~6 个月进行，但具体时间应结合患儿的个体生长发育情况而定。

腭裂手术的目的是关闭裂隙，恢复发音必需的腭部正常的解剖生理结构。早期手术可能影响颌骨的正常发育，然而却可理想地恢复其语音功能；晚期手术影响颌骨发育相对要小，但语音恢复效果尚不理想。目前较普遍的观点是，恢复语音功能是最主要的目的，而手术造成的颌骨畸形可通过正畸和正颌外科治疗来矫正，因此，主张在 8~12 个月，患儿语音功能尚未发育完善之前施行腭裂手术。

鼻唇继发畸形二期整复手术是对唇裂术后的继发畸形进行整复，手术年龄原则上是越接近成年越好，但要考虑到畸形程度及其对心理发育的影响，最早施术年龄应在前龄前。

牙槽突裂手术是植骨和龈瓣修复裂隙的结合，施术年龄一般在 9~11 岁，目的是：①恢复牙槽突的连续性；②使恒牙在正常位置萌出；③消除唇部及鼻翼基部的塌陷畸形；④封闭口腔 - 鼻腔瘘。

正颌外科手术的目的是矫正畸形发育的颌骨，以改善患者容貌，手术一般在 16~18 岁左右进行，但同时应考虑到患者的心理因素。

二、矫形与正畸治疗

矫形与正畸治疗主要是矫正唇腭裂患者牙及上颌骨的错𬌗畸形，目的是恢复良好的咬合功能和改善面容。唇腭裂矫形与正畸治疗一般分为牙萌出前期、乳牙列期、混合牙列期、恒牙列期四个治疗阶段。其中牙萌出前期的治疗又称术前矫形治疗（presurgical orthopaedics），这个阶段的治疗可使错位的颌骨得到矫正，并可诱导颌骨的正常发育。乳牙列期的正畸治疗目前尚有争议，可不作为序列治疗的常规内容。混合牙列期主要矫治内容包括反𬌗、创伤𬌗，以及牙槽突裂植骨术的术前正畸。恒牙列期是唇腭裂正畸治疗的最终阶段，在治疗原则上与非唇腭裂者无特殊差异。一般在 12 岁牙槽突裂手术以后开始，目的是恢复功能性咬合平衡和理想的容貌外观。

三、语音治疗（speech therapy）

唇腭裂患者语音功能的恢复，除了与术后腭咽闭合是否完全相关之外，还与说话时舌和下颌不良代偿习惯有关，前者需要通过再次手术解决，后者则需要语音训练纠正。语音治疗在学龄前的整个时期是很重要的，包括评估、手术治疗、诊断、腭咽闭合功能的检测和语音训练等。

四、中耳疾患及听力减退的治疗（treatment of middle ear diseases and hearing loss）

腭裂患儿分泌性中耳炎和听力减退的发病率较高，这主要与咽鼓管功能障碍有关。长期的研究结果表明，腭裂修复术可改善咽鼓管功能。手术年龄越早，中耳炎的发生率就越低。因此，在唇腭裂序列治疗过程中，应经常做中耳功能的检查，一旦发现有分泌性中耳炎和听力减退，应请耳科医师进行专科治疗。

五、心理治疗（psychotherapy）

唇腭裂患者可能会伴有明显的心理障碍，并且从儿童到成人的每个发育阶段，其心理发育和心理障碍各有不同特点，这种获得性的心理发育畸形与治疗学和社会学息息相关。唇腭裂患者在儿童及青少年期的心理治疗和患儿早期家长的心理治疗，应在唇腭裂序列治疗中得到足够的重视。

（傅豫川　周　炼）

第八节　序列治疗的断点与续接

我们在执行唇腭裂序列治疗计划时，经常会遇到这样的问题，如果前一次治疗并非在本治疗中心完成，或者不是由同一名医师实施的，甚至是因为没有详尽记载前一次治疗的具体情况而导致在执行本次手术治疗时有点不知所措。例如在为一名已接受过一期唇裂修复手术治疗的唇腭裂患者实施腭裂修复手术时，发现硬腭前部瘘孔几乎无法关闭；再比如在为腭裂术后仍存在腭咽闭合不全的患者实施腭咽成形手术时，不知道患者的腭部肌肉是否已经重建完善，本次手术是否需要重新解剖并重建；在准备实施牙槽突裂植骨术时发现裂隙两侧牙槽突相互扭转错位，裂隙内存在增生性黏膜赘生物而极大地影响到植骨效果；在准备实施最后一次鼻唇畸形整复手术时发现还有未经矫正的鼻中隔偏曲……上述这些问题就是"断点"，在临床上并不少见。导致这些问题的产生多是因为不同治疗阶段之间存在着许多断点，而在前一次治疗时没有考虑到为下一次手术治疗预留"接口"。例如从患者出生后到唇裂手术之前；唇裂手术与腭裂手术之间；腭裂手术与牙槽突裂植骨术之间；从植骨术后到正颌外科手术前；从正颌外科手术到二期鼻唇整复术之间，每次手术之后是否为下次治疗作好了准备？在手术治疗间歇期是否也对患者发育进行有效的监控？也许对于这些细节的关注是我们进一步提升治疗效果，甚至解决一些疑难问题的关键。

我们在不断细化单项手术技术以外，还应该特别关注序列治疗过程中的断点续接问题，使整个序列治疗成为一个无缝连接（seamless connection）的整体，这才是真正意义上理想的序列治疗。每一次的手术治疗都不是孤立的一次技术操作，都应该为下一步的治疗预先作好准备，而下一步治疗又会续接上述接口以达到更好的治疗效果，同时也会再次留置接口备用。有一些断点续接问题目前已经被认识到，而另外一些还没有得到应有的关注。

1. **唇裂术前的断点续接**　对完全性唇裂患者出生后到唇裂修复手术之前存在一个治疗间歇期，以前多数情况均是等到最佳手术年龄直接完成手术。近年来唇裂术前的鼻-牙槽正畸（nasoalveolar molding，NAM）已经越来越受到重视，术前尽早开始 NAM 治疗，可以缩窄裂隙、调整牙槽突生长方向、塑形扭转的鼻翼和鼻小柱，为鼻唇修整作好准备。这样在一期鼻唇整复手术时就可以很好地利用这些条件，提高治疗效果。

2. **唇裂修复术与腭裂修复术之间的断点续接**　唇裂修复术后要经过半年左右的时间，才可以开始实施腭裂修复手术。在唇裂修复手术阶段应为腭裂修复术预留"接口"，也就是说前鼻底的关闭应尽量达到切牙孔附近，这样在腭裂修复手术时才有可能实现硬腭的完整关闭，而不遗留硬腭前部的瘘孔。还有腭托的使用，可维持颌骨的位置形态，有助于喂养，避免不良舌习惯的产生。

3. **腭裂修复术与牙槽突裂植骨术之间的断点续接**　腭裂修复术到牙槽突裂植骨术之间一般间隔约 8~10 年。如果腭裂手术时没有完全关闭硬腭前部裂口，将会遗留口鼻腔前庭瘘，一方面会导致进食反流和某些发音问题，另外一方面在漫长的手术间歇期，瘘孔周围的软硬组织将不受控制地自由生长，甚至形成牙龈黏膜赘生物充填进入裂隙，这会影响到牙槽突裂植骨手术的顺利进行；另外由于唇裂修复术时没有严密关闭前鼻底，而在牙槽突裂植骨术时需要利用裂隙两侧的黏骨膜瓣来尽量关闭前鼻底的鼻腔侧作为植骨床的底，因此导致这一操作的进行非常困难，也是导致植骨块从鼻腔侧排出以及术后植骨区感染的一个诱发因素。如果在一期唇腭裂修复术时能够完善地关闭这些部位的瘘孔，为牙槽突裂植骨手术预留"接口"，在植骨手术时可以利用预留的"接口"——已经完善封闭的前鼻底作为植骨床，这样不仅可以降低手术的难度，同时也可以减少植骨失败的风险。

4. **牙槽突裂植骨术与正颌外科手术的断点续接** 唇腭裂患者中有一部分是需要实施正颌外科手术来矫治严重上颌骨后缩畸形的，因此在牙槽突裂植骨时也应考虑为正颌外科手术预留"接口"。具体来说就是要充分抬高患侧鼻底，并于鼻翼附着处增加骨量，以便在正颌外科手术时减少两侧骨量不对称所导致的整复困难。

5. **正颌外科手术与鼻唇二期整复术之间的断点续接** 也就是说在正颌外科手术时要为后期的鼻唇二期整复术作好充分准备，尽量恢复两侧颌骨的对称性，矫正偏斜的鼻中隔，复位好移位的鼻翼基部。这样在鼻唇二期整复时就只需要关注鼻部软组织和鼻软骨，而不必再为未经处理的骨性畸形而困扰。

总之，所谓断点续接问题，其实就是在两个相邻或者是相关的手术之间建立一座桥梁，在前一次手术治疗时要增加一些并非本次治疗所必需的、但却是为下一次手术做准备的步骤，也就是所谓的"接口"，而下一次手术就可以利用前一次准备好的"接口"继续接着操作，好像没有中断的一次完整治疗一样。

（周　炼）

第九节　序列治疗的政策与法规

鉴于唇腭裂治疗的复杂性和长期性的特点，许多国家制定了唇腭裂治疗的政策和法规，以保障唇腭裂患者及其家庭的利益。这些政策和法规具体体现在唇腭裂集中治疗（centralisation commission）、医疗费用支付，以及各国家或地区的唇腭裂行业协会制定的相关政策等。

一、唇腭裂集中治疗模式

目前唇腭裂治疗管理基本存在两种模式：集中治疗和区域分散治疗。实行集中治疗模式的国家，主要集中在北欧国家，与国家的卫生福利政策有关，在一定程度上也反映了国家层面对唇腭裂患者人群的关注程度。

丹麦自 1937 年开始实行高度集中治疗唇腭裂的模式，全国只有两个唇腭裂治疗中心，东部地区患者分配在哥本哈根大学医院，西部地区患者分配在奥尔胡斯（Aarhus）医院。但所有的唇腭裂一期手术只能在哥本哈根大学医院进行，并且只有 3 名整形医师实施手术。每个唇腭裂治疗中心团队包括专职护士、语音师、耳鼻咽喉科医师、正畸医师、口腔修复医师和心理学专业人员。团队人员每周举行会诊例会，提供治疗意见。

挪威全国卫生委员会（Norwegian National Board of Health）自 1948 年起，明确规定唇腭裂治疗需要由多学科专业人员组成的团队来完成，在奥斯陆大学和伯根大学分别成立了唇腭裂治疗中心，只有这两个治疗中心可诊治唇腭裂患者。1994 年挪威对此法律条文进行了修改，其他医疗机构可接诊唇腭裂患者，但必须提前向法定的两个治疗中心之一申请备案。

瑞典的唇腭裂患者早期一直集中在斯德哥尔摩大学或哥德堡大学医院接受治疗，1960年开始将全国划分为 7 个医疗区域，成立了 7 个唇腭裂治疗中心，每个中心由整形医师、耳鼻咽喉科医师、语音师、正畸医师组成。成立全国颅面 - 腭裂协会，负责全国医师的职业培训和患者治疗管理。1991 年开始建立所有患者的详细信息登记注册系统，患者接受的治疗详细情况必须登记注册，便于治疗结果的评价。

芬兰也于 1948 年在赫尔辛基大学成立了唇腭裂治疗中心，所有的唇腭裂患者都集中于该中心治疗。

英国的医疗体系向来享有很高的声誉，不但有完善的医疗机构，而且国家卫生服务部（National Health Service）下设临床标准指导组（Clinical Standard Advisory Group）和医疗质量保证部门（Quality Assurance Programmers）。1999 年 4 月，英国唇腭裂治疗模式从区域分散治疗模式转向集中治疗模式。之前，英国共有 57 个唇腭裂治疗中心，唇腭裂患者实行区域分散治疗模式。1992 年首次跨国多中心的研究结果显示，英国的唇腭裂治疗效果明显差于欧洲实行集中治疗模式的国家，这一事实引起英国当局的高度重视。1998 年，英国临床标准指导组联合英国颅面外科学会（The Craniofacial Society of Great Britain）进行了一项调查，统计了来自 57 个唇腭裂治疗中心的 75 名整形医师，还有一些实施一期唇腭裂手术的颌面外科医师、儿科医师、耳鼻咽喉科医师等的手术数量。结果发现，有 1/3 的医师每年手术数量少于 5 例，只有 6 位医师的每年手术数量超过 30 例。由此认为区域分散的治疗模式影响了唇腭裂治疗效果。于是自 1999 年 4 月开始实行由卫生服务部主导的唇腭裂治疗专项改革。首先成立了唇腭裂发展组（Cleft Development Group）和唇腭裂专业治疗委员会（Specialised Commissioning Group）。唇腭裂发展组分别代表唇腭裂患者、临床医师和专业治疗委员会，负责创建称为 CRANE 的数据库，收集英国所有唇腭裂患者的信息和各医疗机构提供的治疗信息，并指导唇腭裂专业治疗委员会开展工作。唇腭裂专业治疗委员会具体负责落实唇腭裂治疗医疗改革细节。其次，规定唇腭裂治疗集中在 11 个唇腭裂治疗中心，称为枢纽单位（Hub units），其他治疗单位必须分属于某个枢纽单位的监管，经申请批准后才能进行唇腭裂治疗。第三，对唇腭裂治疗中心的团队组成进行了明确规定。强调唇腭裂治疗须由多学科组成的团队进行，每个团队由 8~15 名成员组成，其中包括 2 名外科医师（每名外科医师年手术量应该达到 40~50 例，其中一名医师能够完成植骨手术），1~2 名正畸医师、语音师、儿科医师，1 名耳鼻咽喉 / 听力医师、专业护士和团队协调员，另外团队需要有兼职的心理学、遗传学、儿童牙科医师和口腔修复医师。

而在德国和法国，虽然也实行全民医保制度，但由于是地区性医疗保险公司支付医疗费用，唇腭裂家庭迫于此政策压力，大多只能就近医疗。目前德国共有 55 个唇腭裂治疗中心，法国有 13 个唇腭裂治疗中心，大多治疗中心规模较小，且中心之间缺乏联系和合作。1987 年德国成立了唇腭裂多学科治疗协会，涵盖了德国口腔颌面外科学会、德国正畸学会、德国耳鼻咽喉学会和德国语音学会四个组织，法国至今还没有全国性唇腭裂专业协会组织，目前两个国家一直没有制定唇腭裂的特殊医疗政策和专业培训计划。就此而言，德国和法国作为唇腭裂外科治疗的先驱者，现代医学的发源地，此现状让人感到遗憾。

二、唇腭裂医疗费用支付

目前发达国家医疗保健基本覆盖了所有居民，不论个人的收入和医疗保险状况，均可享受公共医疗服务。许多国家对唇腭裂患者还有特殊的照顾政策。

2000 年 Eurocleft 颁布的唇腭裂临床指南中，明确政府应该负责支付的费用项目包括以下十项，几乎涵盖了患者所需要的医疗费用。①新生儿时期的情感支持和专业咨询费用；②新生儿期的护理费用；③所有外科手术费用；④正畸和术前正畸费用；⑤语音评估和语音治疗费用；⑥耳鼻咽喉科 / 听力评估、治疗费用；⑦临床遗传咨询和儿科生长发育辅导费用；⑧青少年患者及其父母的心理辅导费用；⑨患者家庭治疗的交通费用；⑩牙科治疗和修复的费用。

丹麦和挪威的国家卫生体系中，国家支付所有医师、各专职人员的费用和相应的消耗费用，各地税务收入支付所有住院费用。唇腭裂患者的治疗是完全免费的，包括牙科治疗和美容性外科治疗，手术次数和时间没有限制。挪威国家因地理狭长，还补贴患者以及陪伴人员的交通费用。英国只对真正贫穷的唇腭裂家庭发放交通补贴。

瑞典的医疗费用支出通常由几个部分组成，各地区税收支付 74%，国家财政收入补贴 12%，其他收入支持占 10%，患者需要自费 4%。但对唇腭裂患者，国家规定是完全免费的，并且可以领取因就诊而产生的交通费用、误工费用等。

美国通过两种医疗保障体系来实行全民医保。一种称为医疗救助项目（MedAid），年收入低于一定水平的贫困家庭，无需缴纳任何费用，即可享受此项目救助。另一种是各种商业医疗保险，当家庭收入达到一定水平，则必须购买商业医疗保险。医疗保险有多种，具体享受的报销范围、就医单位与保险品种和所交保险费率多少有关。美国各州实行自治，由州政府制定各自的贫困标准。唇腭裂患者可以通过购买不同的医疗保险来选择自己的医疗单位。因此，美国唇腭裂治疗中心大多配有专门的医疗保险顾问，协助患者选择适合自己的医疗保险，指导患者如何获得其他途径的社会救助。

在中国，2012 年唇腭裂被纳入国家 20 个重大救助疾病，成为国家重点救助疾病之一，但仅仅是对一期唇裂和腭裂的手术治疗提供资助。

（朱洪平）

第十节　美国唇腭裂序列治疗指南解读

1991 年 5 月，美国母婴卫生保健局（Maternal and Child Health Bureau）充分认识到包括唇腭裂在内的颅面畸形患者群体需要特殊的医疗照护，委托美国颅面 - 腭裂协会（ACPA）制定唇腭裂及其他颅面畸形的治疗指南。ACPA 专门组织成立了专家委员会，首先拟定了 386 条目的草案，然后召集有 71 名人员参加的研讨会讨论草案。多数参会者都是从事唇腭裂诊断治疗的各行业专家，分别来自解剖学、听力学、颅面外科、遗传学、护理学、口腔颌面外科、正畸科、耳鼻咽喉科、儿童牙科、儿科、整形外科、口腔修复科、心理学、社工学、语音语言学。其他参会人员还包括患者和患者家庭代表、研究多种文化、语言差异的学者和资助唇腭裂治疗的政府代表。会议持续讨论了 4 天，听取参会者的广泛意见并进行了修改，再经投票表决，经 3/4 代表通过的条目最后纳入治疗指南定稿。后又经 2000 年、2007 年和 2009 年三次修订。如今的版本，包括唇腭裂治疗团队的十大原则在内，共有 155 个条目，就新生儿护理、唇腭裂治疗、耳鼻咽喉 / 听力、正畸治疗、牙科治疗、继发畸形治疗、正颌外科治疗、语音 - 语言评价、遗传咨询、心理评估和社会支持等方面提出了建议。现针对临床治疗的热点和难点，有选择性地进行解读和讨论。

一、新生儿和婴儿期的注意事项

1. 唇腭裂患者家长应尽快与唇腭裂治疗专业团队取得联系，接受检查和评估，获取唇腭裂患儿喂养知识和初级护理知识。专业团队的解惑和指导可以更好地缓解家长突如其来遭遇的压力和难题。

2. 新生儿的喂养和生长发育评估十分重要。确保在出生后第 1 个月内能够每周评估营养的摄入、体重增长情况，定期检查孩子的体重和身高，明确孩子生长有无异常。

3. 有些唇腭裂患者可能伴有先天性心脏病或其他异常，当孩子哭闹时脸色发紫、憋闷时，需要进一步进行心脏检查。没必要常规检查超声心动。最常见的先天性心脏畸形是房间隔缺损，小于 5mm 的缺损多数可在 7~8 个月时自愈。

4. 当腭裂患者明显为小下颌畸形时，要注意孩子的呼吸问题。改变睡眠姿势（如侧卧或俯卧），一般可有效缓解孩子呼吸不畅现象。如不能缓解，则有可能需要气管插管、气管切开、下颌骨牵引等治疗。约 30% 小下颌腭裂患者伴发喉软化、吐奶、呛咳、喘鸣等现象，要注意喂养方法。多数喉软化可在 1 岁半 ~2 岁期间自愈。

二、唇腭裂修复

1. 治疗指南中建议，在确保安全的情况下唇裂修复应在出生后 12 个月以内完成。一般建议唇裂患儿在 3~6 个月时进行修复，即使双侧完全性唇裂 4~6 个月也可以修复。对前颌骨突出明显的患儿，提前手术可以有效控制前颌骨过分前突。不提倡新生儿过早手术（1 个月以内），手术风险大，组织条件也不好，难以获得良好的治疗效果。

2. 治疗指南中有关唇腭裂术前正畸内容只提到一句："重度裂隙婴儿可能需要术前颌骨正畸来改善上颌骨骨段关系以方便手术。"这一点与目前术前正畸存在争议有关。在北美地区的唇腭裂治疗中心开展术前正畸的患者不到 50%，只有 10% 的治疗中心进行术前正畸治疗。这可能是受到当地的临床诊治技术以及交通的影响，但术前正畸对颌骨发育影响的最终效果还有待进一步证实。

3. 治疗指南中建议腭裂修复时间在 18 个月内进行，如果条件允许，可以适当提前。通常临床手术时间是在 8~12 个月，唇裂术后半年。由于婴儿语音发育通常在 1 岁半 ~2 岁半，腭裂手术后有半年软腭功能恢复期，选择这个时间手术可以尽可能给孩子提供正常的发音条件。如果孩子语音发育较早，或有反复发作的中耳炎，手术时间也可适当提前；相反，如果孩子存在通气问题或喂养障碍，或因喉软化导致的频发呕吐，可以适当推迟手术时间。

4. 治疗指南明确指出对于腭隐裂或黏膜下裂，可以观察，不必着急手术。只有存在明显的喂养障碍、耳科疾患或语音障碍时才考虑腭部手术修复。

三、耳鼻咽喉及听力的问题和处理

唇腭裂患者耳鼻咽喉问题主要伴有听力损害和通气障碍两个方面。

1. 腭裂患者因结构异常，咽鼓管通气功能减弱，极易继发分泌性中耳炎，可能导致听力损害。听力损害会严重影响患者的语音语言发育、学习教育、心理发育，尤其对其今后的社会交往和就业选择产生极大负面影响。因此，唇腭裂患儿应经常进行听力学检查，家长应充分给予重视。

2. 治疗指南中明确提出对于中耳检查和听力评估随访时间，每个患儿在出生后 3 个月内应该至少进行一次听力检查评估。听力学评估中，应进行声阻抗（鼓室压）测定来评定中耳功能状态。对于没有明确诊断中耳病史或听力损害的患儿，6 岁之内每年应该评估一次听力状况。听力学复查应持续到青春期发育阶段。

3. 治疗中耳疾患的方法包括抗生素应用等保守治疗，以及鼓膜切开术、鼓膜置管术、胆脂瘤 / 珠光瘤切除术、乳突凿开术、中耳重建术等。应该严格掌握各项手术的适应证。

4. 唇腭裂患者因鼻中隔偏曲、下鼻甲肥大、腺样体增生以及扁桃体肥大等因素，可引起不同程度的通气障碍。评价手段包括主观评价和客观评价，如内镜检查、气流分析、CT、MRI、呼吸睡眠多导仪检查等。

5. 患者如果存在睡眠呼吸窘迫综合征或通气障碍等问题时，应明确阻塞原因。必要时可考虑进行腺样体切除术，扁桃体切除术，甚至舌缩小术，下颌骨牵引术，以及气管插管术等处理。

四、唇腭裂鼻畸形的整复时机

1. 治疗指南中明确指出，鼻畸形是唇裂畸形的一部分，根据畸形程度，一期修复唇裂时可以同时进行鼻畸形修复。修复唇裂鼻畸形，可以使用限制性外切口入路。

2. 治疗指南中强调一定要注意二期鼻整形时间的选择。二期鼻畸形整复术和鼻中隔偏曲矫正术通常考虑在鼻生长发育完成后进行。但如果存在严重鼻腔通气或鼻畸形问题等因素，手术时间可以提前。临床通常选择在学龄前时期完成，以分离、悬吊鼻翼软骨，改善畸形程度，减轻心理发育影响为目的。

五、唇腭裂患者的正畸治疗

1. 正畸治疗在颅面畸形患者的治疗过程中具有十分重要作用，从婴儿期到成人各阶段可能都需要。既要矫正错𬌗畸形恢复咬合功能，又要促进颌骨正常发育，还要创造条件配合外科手术。充分的检查和完整的病历记录在整个治疗过程中十分重要，对于准确诊断，评估生长发育具有重要的意义。需要采集X线牙片、头颅侧位片、照相及数字影像等资料，用以评估和控制牙列、面部生长发育情况。对于可能产生错𬌗畸形的患者，应定期采集研究性牙列模型作为诊断记录。在乳牙列发育完成之前，应评估牙量和骨量的关系，预判是否存在错𬌗畸形发育的可能。

2. 错𬌗畸形的正畸治疗可在乳牙列、替牙列、恒牙列各个时期进行。对于有些患者，正畸治疗可能需要贯穿三个牙列时期，但应避免从替牙列到恒牙列都持续使用激进的正畸方法。每一时期的治疗都需要保持和定期观察。恒牙列正畸后的保持需要持续到成年。

3. 对有些颅面畸形的患者，可以考虑使用功能性矫治器。而对有些颅面畸形患者，正畸治疗需和正颌外科结合使用。先天性缺失牙可应用活动矫治器治疗，也可应用固定桥或种植牙修复。

六、语音-语言评估和治疗

颅面畸形患者常伴有语音-语言障碍，应对其进行语音-语言评估，包括语音-语言发育评价和是否存在语音障碍两方面。准确的语音评估才能对治疗，尤其是外科治疗提供指导性建议。使患者获得良好的语音-语言功能是评估唇腭裂治疗效果的重要指标。

1. 语音-语言发育评估要经常进行，并建立文档，记录患儿语音-语言发育的情况以及制订治疗方案。教育每个家庭了解正常的语音-语言发育过程，在出生后6个月或更早就开始关注患儿的语音发育特点。当发现患儿的语音-语言发育和年龄不相符时，应制订早期语音促进和语言刺激训练计划，交由父母或监护人完成。

2. 语音评估应该包括构音、共鸣以及嗓音三方面的主观判听。对所有存在明显鼻腔共振异常，可闻及鼻漏气的患者，需要仪器客观检查腭咽闭合功能。方法包括多角度荧光

X线检查，鼻咽纤维镜检查，空气动力学技术，鼻音计检测等。所有的方法应该由语音 - 语言师进行，或有他们参加。

3. 对单纯性腭裂患者，在出生后2年内每年至少进行语音评估2次，之后每年评估1次，直到6岁。6岁以后，即使没有发现语音异常的唇腭裂患者，每隔2年也应筛查一次，直到腺样体稳定，牙齿、颌骨发育完成。

4. 治疗指南中强调腭咽闭合不全的诊断和处置要十分谨慎。对明确存在语音、语言发育问题，而又不能确认存在持续性腭咽闭合不全的患者，应该多次进行评定。对于存在腭裂继发不良代偿发音习惯的患儿，语音训练可对腭咽闭合的改善起到一定的作用。明确了生物反馈治疗能够在一定程度上改善腭咽闭合功能。对于有些特殊患者，可使用阻塞器或语音矫治器来治疗腭瘘和腭咽闭合不全。另外，治疗指南中明确提到，肿大的扁桃体有时可能会干扰腭咽闭合功能，可以考虑行扁桃体切除术。接受咽瓣手术或其他咽成形术时，出于手术安全性考虑，可考虑同期行扁桃体切除术和（或）腺样体切除术。

七、心理和社会服务

积极对唇腭裂患者本人及其家庭进行心理评估和干预，是获得唇腭裂治疗更好效果的重要保证。

1. 进行社会心理会诊的人员可以来自很多职业，诸如社会工作者、心理医师、儿科医师、护理人员以及精神科医师。但治疗指南中强调只有具备执业资格的心理医师指导下，才能对患者进行心理测试和评判，且心理医师最好能熟知颅面畸形以及相关的语音和听力障碍问题。

2. 每个患儿家庭都应该接受或被推荐进行定期心理评估，内容包括评价父母的行为能力、养育能力、管理孩子的能力、父母与孩子的关系，以及孩子的情绪和行为调整能力。一旦发现任何问题，诸如遭人取笑，被其他家庭成员排斥，适应公众态度困难，对手术治疗的恐惧和过度期待，以及对治疗的情绪失控等，心理指导和干预就要相应的及时介入。

3. 对患者应定期进行心理筛查评估，从婴儿到认知能力完全成熟以前，都应给予密切随访和评估，以便及时发现患者在认知发育、行为模式、自我概念、教育进程中的问题。一旦发现或确认某方面存在问题，应当进行或推荐全面的心理评估并给予干预。当怀疑或确认存在学习障碍时，应进行正式的认知和教育方面的评估。当发现患者可能存在发育迟缓问题时，重复评估确认是必要的，既有利于制订合适的治疗计划，也可避免因误诊给患者造成的不良后果。

4. 治疗指南肯定了患儿会受益于与类似患者的接触和交往。社会心理干预内容应包括，专业治疗团队帮助患者及家庭通过网络或支持组织积极与其他类似患者及其家庭进行沟通。应对患者进行社会交际能力的培训，便于患者在儿童期和青少年期更好地融入社会，适应外界的压力。随着患儿的成长，应逐渐提高患儿对颅面畸形方面知识的了解，允

许并鼓励他们自己参与治疗计划的制订。治疗指南尤其强调所有提供治疗的专业人员都应有此敏感意识，确保每个患儿都有人能倾听他们所关心的或恐惧的问题，以及他们对治疗的意见。

（朱洪平）

第十一节　中国唇腭裂序列治疗的现状与思考

中国作为人口大国，唇腭裂患者的数量居世界之首，参与唇腭裂治疗的医师数量也是世界之最。我们从事唇腭裂治疗的专业人员，有责任提供给我国唇腭裂患者最优化的医疗服务。中国自 20 世纪 90 年代初开启了唇腭裂序列治疗，在过去的 20 年内，经各方努力，我国的唇腭裂治疗已经取得了长足的进步，但依然存在诸多的不足，许多患者仍得不到应有的充分治疗，甚至接受了不必要的、不合时机的或错误的治疗。

目前我国唇腭裂治疗主要集中在大型医院，能常规开展治疗业务的医院约有 1000 余家，每年诊治患者 500 例以上的不到 20 家，每年手术例数超过 1000 例的医院不超过 10 家。目前每家医院的治疗主要以手术治疗为主，由于唇腭裂正畸医师和语音师在我国还十分稀缺，同时开展唇腭裂正畸治疗和语音评估和训练的医院数量有限。这无疑大大限制了唇腭裂序列治疗模式在我国实现真正意义上的开展。同时，我国心理医师或开展心理治疗的单位还十分罕见，其他学科如耳鼻咽喉科、遗传咨询、产科、儿科等关联学科参与唇腭裂治疗的积极性还有待进一步加强。我们也必须清醒地认识到，很多单位实行的唇腭裂治疗，还是单学科模式，或多学科独立诊治模式。要实现最优化的唇腭裂治疗，需要在以下诸方面进行努力：

1. 国家政府层面　需要政府更加关注唇腭裂这一特殊人群，加大医疗投入，构建好唇腭裂治疗的顶层设计，制定更加完善的唇腭裂医疗政策，加强医疗团队的培训和考核，在全国范围内形成有效的治疗网络，才能有助于患者及其家庭的治疗。国家自 2012 年起，已将唇腭裂纳入国家基本医保，目前在大部分地区已经启动，尽管目前仅限于唇腭裂一期手术部分费用的支付，应该说，这已是一大进步，但与唇腭裂完整治疗所需的费用相比，还远远不够，需要建立更为有效的医疗保险、保障体系。

2. 慈善公益层面　近年来，唇腭裂慈善事业在我国开展的越来越多，微笑列车、微笑行动、重生行动、明日计划、嫣然天使基金等，为我国贫困患者提供医疗救助起到了重要作用。尤其是微笑列车唇腭裂慈善修复项目，进入中国近 16 年，完全依靠中国本土医疗力量，资助手术例数超过 35 万例，同时还多次组织了全国性学术培训会议和区域性临床培训，为我国唇腭裂治疗水平的提高作出了重大贡献。但是源自中国本土的慈善资金还十分稀少，同时新闻媒体、社会志愿者等社会资源参与到唇腭裂慈善事业还有待进一步增加。需要进一步加强宣传和全社会教育，让全社会充分认识唇腭裂疾病、包容接纳唇腭裂患者，为所有的唇腭裂患者和家庭创造出一个宽容、轻松的社会环境，只有这样，唇腭裂患者才能真正走出心中的阴霾，和正常人一样的生活。

3. 学术团队层面　为有效规范和提高我国的唇腭裂治疗水平，加强与国际间的交流与合作，经中华口腔医学会常务理事会审议批准，于2014年4月正式在中华口腔医学会组织下成立了全国性唇腭裂治疗专业组织——唇腭裂诊治联盟（Sinocleft）。唇腭裂诊治联盟是一个非营利性学术组织，整合国内包括口腔颌面外科、整形外科、正畸科、语音学、心理学等多学科在内的从事唇腭裂治疗的主要医疗资源，依托全国范围内达到一定规模和水准的唇腭裂治疗中心，形成唇腭裂诊疗及研究协作体。联盟组织目标包括设立唇腭裂治疗团队建设和管理原则，规范唇腭裂序列治疗模式、治疗效果的评估方法和评估标准，建立并使用统一的病案资料采集和病例追踪数据收集的模式，创立共享在线唇腭裂患者数据库，组织并实施大样本的临床与基础的合作研究，同时积极发展并形成国内高水准的唇腭裂治疗网络，促进国家政府出台更优化的唇腭裂医疗政策，力争为中国所有唇腭裂患者提供高质量的、便捷的医疗服务，最终引领中国的整体唇腭裂治疗技术逐步达到国际一流水平。目前唇腭裂诊治联盟共有成员70名，基本涵盖了国内顶级唇腭裂专业治疗团队。各项日常工作已经顺利开展，按照工作计划有序进行。联盟工作还刚刚起步，需要社会各界的关注和支持，更需要所有专家同仁齐心合力，摒弃专业、门派成见和个人恩怨，共同努力营造出一个健康向上的、充满活力和凝聚力的专业学术组织。

4. 医疗技术层面　各医疗单位和专业人员是唇腭裂治疗决策制订和方案实施者，与治疗结果的好坏息息相关，尤其对于每一位患者而言，往往机会只有一次。需要相关医疗单位、各专业人员的共同努力，做好唇腭裂治疗团队建设，不断提高业务水平，规范治疗，尽可能避免不必要的医源性损害，充分发挥医疗的慈善公益性，造福于广大的唇腭裂患者和家庭。

5. 患者及家庭　借鉴发达国家的经验，唇腭裂患者以及家庭组成的协会组织或支持组织，能够提供治疗和喂养的间接经验，最能有效缓解彼此的心理压力。比如挪威有全国性唇腭裂父母联合会，创办《对话》杂志，每年发行四期；芬兰的唇腭裂父母联合会为"SUHUPO"，与各妇产医院保持紧密联系，及时为新生唇腭裂患儿父母提供咨询和帮助；德国有数个类似患者及家庭组织，其中最庞大的组织为"WOLFGANG ROSENTHL 联合会"，每年参与唇腭裂专业年会；英国的唇腭裂患者父母联合会称为"CLAPA"，已经成立30余年，与英国颅面协会保持紧密联系。一方面政府、社会应当重视并资助成立唇腭裂患者以及家庭联合会，另一方面，唇腭裂患者群体也要联合行动起来，既可以互助互援，又能同时向医疗、学校、媒体等社会各界发出自己的声音，争取更多的利益。

正如世界卫生组织于2004年在《颅面畸形的医疗服务全球发展战略》一文中所述，唇腭裂序列治疗的终极目标应该是保证唇腭裂以及其他颅面畸形的患者能够获得最大化的

治疗，彻底改变其外貌，恢复其正常的生理功能，具备正常的心理、社会交际适应能力，拥有正常人群的生活质量。要想达到这一理想目标，需要各方面的通力合作。

（朱洪平）

主要参考文献

1. Abyholm F E，Borchgrevink H C，Eskeland G.Cleft lip and palate in Norway. Ⅲ. Surgical treatment of CLP patients in Oslo 1954-75. Scand J Plast Reconstr Surg，1981，15（1）：15-28

2. American Cleft Palate-Craniofacial Association.Parameters for evaluation and treatment of patients with cleft lip/palate or other craniofacial anomalies. Cleft Palate Craniofac J，1993，30（2）：S1-S16

3. Samuel Berkowitz.Cleft Lip and Palate：Diagnosis and Management. Berlin Heidelberg：Springer，2013

4. Hullihen S Harelip. Am J Dent Sci，1844，4：244-249

5. Krogman W M，Starr P Herbert Kurtz Cooper.Cleft Palate J，1978，15（4）：412-414

6. Long R E，Shaw W C，Semb G，et al.Eurocleft and Americleft studies：experiment in intercenter and international collaboration.Cleft Lip and Palate.Berlin Heidelberg：Springer，2013，929-943

7. Long R E，Jr.，Hathaway R，Daskalogiannakis J，et al. The Americleft study：an inter-center study of treatment outcomes for patients with unilateral cleft lip and palate part 1. Principles and study design. Cleft Palate Craniofac J，2011，48（3）：239-243

8. Mossey P A，Little J，Munger R G，et al. Cleft lip and palate. Lancet，2009，374（9703）：1773-1785

9. Organization W H，Mossey P. Addressing the Global Challenges of Craniofacial Anomalies：Report of a WHO Meeting on International Collaborative Research on Craniofacial Anomalies. Geneva，Switzerland：WHO，2004

10. Petersen P E，Bourgeois D，Ogawa H，et al. The global burden of oral diseases and risks to oral health. Bull World Health Organ，2005，83（9）：661-669

11. Randall P. History of cleft lip nasal repair. Cleft Palate Craniofac J，1992，29（6）：527-530

12. Russell K，Long R E，Jr.，Hathaway R，et al. The Americleft study：an inter-center study of treatment outcomes for patients with unilateral cleft lip and palate part 5. General discussion and conclusions. Cleft Palate Craniofac J，2011，48（3）：265-270

13. Semb G. International confederation for cleft lip and palate and related craniofacial anomalies task force report：beyond eurocleft. Cleft Palate Craniofac J，2014，51（6）：e146-155

14. Semb G，Brattström V，Molsted K，et al. The Eurocleft study：intercenter study of treatment outcome in patients with complete cleft lip and palate. Part 1.introduction and treatment experience. Cleft Palate Craniofac J，2005，42（1）：64-68

15. Shaw W C，Asher-McDade C，Brattström V，et al. A six-center international study of treatment outcome in patients with clefts of the lip and palate：Part 1. Principles and study design. Cleft Palate Craniofac J，1992，29（5）：393-397

16. Shaw W C，Brattström V，Molsted K，et al. The Eurocleft study：intercenter study of treatment outcome in patients with complete cleft lip and palate. Part 5.discussion and conclusions. Cleft Palate Craniofac J，2005，42（1）：93-98

17. Shaw W C，Semb G，Nelson P，et al.The Eurocleft Project 1996—2000：overview.J

Craniomaxillofac Surg, 2001, 29 (3): 131-140; discussion 141-132

18. Shprintzen R J, Bardach J.Cleft palate speech management: a multidisciplinary approach. Mosby Incorporated, 1995

19. Strauss R P.Cleft palate and craniofacial teams in the United States and Canada: a national survey of team organization and standards of care. Cleft Palate Craniofac J, 1998, 35 (6): 473-480

20. Wells C G. The American Cleft Palate Association: its first 36 years. Cleft Palate J, 1979, 16 (1): 86-123

21. Wilhelmsen H R, Musgrave R H. Complications of cleft lip surgery. Cleft Palate J, 1966, 3 (3): 223-231

22. 傅豫川, 黄洪章, 汪传铎.唇腭裂序列治疗的研究与进展.武汉: 湖北科学技术出版社, 1996

23. 傅豫川, 李宏礼.先天性唇腭裂畸形的序列治疗.口腔医学新进展.武汉: 湖北科学技术出版社, 1993

24. 马莲.唇腭裂与面裂畸形.北京: 人民卫生出版社, 2011

25. 石冰, 郑谦.唇腭裂综合治疗学.北京: 人民卫生出版社, 2011

26. 石冰, 郑谦, 龚彩霞, 等.唇腭裂临床治疗准则初探.华西口腔医学杂志, 2008, 26 (3): 287-290

27. 宋儒耀, 柳春明.唇裂与腭裂的修复.北京: 人民卫生出版社, 2003

28. 王光和.唇腭裂的序列治疗.北京: 人民卫生出版社, 1995

29. 周炼.唇腭裂序列治疗——单侧唇裂一期修复的整合性概念初探.中国实用口腔科杂志, 2015, 3: 129-132

第二章
胎儿期唇腭裂的医疗干预

Sequence 1：唇腭裂的早期预防　　　　Sequence 3：唇腭裂的产前诊断
Sequence 2：唇腭裂的遗传咨询　　　　Sequence 4：产前咨询与教育

　　从受精卵形成 8 周开始到胎儿出生之前称为胎儿期（fetus period），胎儿完全依靠母体而生存，生长发育迅速。因此，孕妇的健康、营养、情绪等状况对胎儿的生长发育有着重要影响。母体感染、创伤、滥用药物、接触放射性物质、毒品、心理压力、营养不良和孕期饮酒吸烟等均可造成严重的不良结果，如胎儿畸形或宫内发育不良等。唇腭裂发生于胚胎 5~12 周，随着产前诊断技术的进步，唇腭裂畸形可以提前到 18~24 周胎龄时确诊。对于唇腭裂序列治疗来说，胎儿期的内容是一个相对陌生或者说涉足不深的领域，但这个内容又非常重要，可能涉及父母对唇腭裂疾病的了解和心理困惑，关系到家庭的重大决策，甚至影响到唇腭裂患儿的出生率（不是发生率）。当然，更关系到唇腭裂患儿是否能够顺利地进入序列治疗程序，接受理想的治疗。

关键词中英文对照索引

（按正文出现顺序排序）

胎儿期	fetus period
叶酸	folic acid
病因预防	primary prevention
康复治疗	rehabilitation treatment
遗传咨询	genetic counselling
综合征型唇腭裂	syndromic cleft lip and palate
非综合征型唇腭裂	non-syndromic cleft lip and palate
再现风险	recurrence risk
产前诊断	prenatal diagnosis
产前超声诊断	prenatal ultrasound diagnosis
中孕期	mid-pregnancy
颈项透明带（NT值）	nuchal translucency（NT）
鼻后三角	retronasal triangle
二维超声	two dimensional ultrasound
面部正中矢状切面	facial median sagittal plane
上牙槽骨横切面	the cross section of upper alveolar bone
下颌骨矢状切面	the mandibular sagittal section
三维超声	three dimensional ultrasound
三维多层面超声技术	multi level three-dimensional ultrasound technology
磁共振成像	magnetic resonance imaging（MRI）
实时三维超声检查	real time 3-D ultrasound examination
三维超声透明模式	three dimensional ultrasound transparent mode
透明模式	skeleton
三维核磁共振成像	3D-MRI
	Reverse Face
	Flipped Face
	Oblique Face

第一节　Sequence 1: 唇腭裂的早期预防

■ 补充足量叶酸、多种维生素和微量元素：母体在孕前 2 个月和孕期前 3 个月补充人工合成的叶酸药物是十分必要的，美国食品药品管理局（U.S.Food and Drug Administration，FDA）推荐女性在孕前和孕期每日服用 400mcg 叶酸（1000mcg=1mg）。同时，也要注意其他维生素和微量元素的补充。

■ 孕期避免任何含酒精的饮料：母体血液中的酒精可以通过脐带输送给胎儿，怀孕期间饮酒可以导致流产、死胎或一系列导致孩子终生的生理、行为和智力上的障碍。目前没有明确的备孕或孕期酒精的安全剂量与安全时间。虽然对酒精暴露是否会造成唇腭裂畸形尚有争论，但我们建议在备孕期间就开始戒酒，以降低发生唇腭裂畸形的风险。

■ 戒烟及避免接触毒品：怀孕期间吸烟的危害包括可能造成早产、致畸（包括但不仅仅为唇腭裂）、死胎，被动吸烟也是如此。妊娠期间吸毒可能导致早产、低出生体重儿和其他健康问题（如出生缺陷）。

■ 避免感染：妊娠期间的某些感染可能导致胎儿先天畸形。感染的预防需要做到以下几点：①勤洗手，用肥皂和流动水洗手 15~20 秒钟以上，尤其是接触了不洁物品之后；②尽量不要与其他人（包括自己的小孩）共用碗筷，避免与周围孩子亲密接触，因为他们的唾液、尿液中可能会含有一些病毒（如巨细胞病毒），这些病毒对正常人是无害的，但对胎儿有可能是致病的，甚至是致畸的；③入口的肉类需保证全熟，未全熟的肉类可能含有李氏杆菌等一些致病菌；④避免饮用未经高温消毒的牛奶及其制品；⑤不要接触宠物及宠物用品；⑥检测是否患有 HIV、乙肝、结核等可以母婴传播的传染性疾病；⑦避免接触感染患者，如果孕妇在怀孕前没有注射相关疫苗，则需要远离这些感染患者，如水痘、风疹患者。

■ 服用任何药物之前应该咨询医师：妊娠期服用某些药物可能引起胎儿严重的出生缺陷。但是，很多药物对孕妇和胎儿的安全性又是很难确定。如果女性准备怀孕或已经怀孕，服用任何药物都需要提前咨询医师。这些药物包括处方药、非处方药、保健药、中药和中成药。有些女性在怀孕期间需要继续服用某些药物来治疗她的疾病，如哮喘、癫痫、高血压、抑郁等，也需要先和医师确认哪些药物在妊娠期间是必须服用的，需要权衡药物可能带来的利与弊。

■ 达到并保持健康的体重：有肥胖问题（BMI≥30）的女性在孕期发生各种并发症的概率较高，与此同时，该女性的孩子发生各种严重出生缺陷的概率也较高。因此，如果女性有肥胖问题，建议先和医师讨论如何在怀孕前使体重达到并维持在正常水平范围。当然，需要在保证营养的前提下健康减肥，这应是一种通过每日膳食调整和锻炼习惯养成的长期生活方式的改变。

■ 控制糖尿病：糖尿病孕妇的孩子发生出生缺陷的概率远远高于没有糖尿病孕妇的孩子。怀孕前和孕期严格控制好血糖水平可以降低孩子的出生缺陷。妊娠期糖尿病也可以引起孕妇严重的并发症，应通过摄入健康的食物、经常锻炼、监测血糖、必要时注射胰岛素来控制血糖。

■ 流产史：自然流产是机体对染色体异常的缺陷胚胎进行的自我淘汰的生理过程。有过流产史的女性，为了增加受孕的概率，心理压力较大，会使用保胎药、激素等药物，这可增加唇腭裂的发生概率，而药物保胎本身也增加了发生唇腭裂的可能性。人工流产也会增加唇腭裂的发生概率，因为流产与畸形的联系体现在：低水平刺激诱导畸形发生，高水平刺激导致胎儿死亡。

■ 定期检查：女性应在准备怀孕时就开始咨询医师，并在知道可能怀孕时及时预约产检。特别是妊娠反应剧烈，孕期遭受心理创伤及营养不良的女性，在孕期定期产检对出生缺陷的预防是非常重要的。

　　胚胎发育的前 3 个月，任何干扰颌面部发育的因素阻碍了正常形成面部结构的发育，都可能导致唇腭裂的发生。从预防医学的角度，唇腭裂畸形的预防包括三级预防：第一级预防也称为病因预防（primary prevention），针对机体的预防措施，包括婚前检查，提高机体健康状态，戒除不良习惯；针对环境的预防措施，包括对生物因素、物理因素、化学因素的阻断，加强优生优育和围生期的保健工作，防止近亲或不适当的婚配；针对社会因素的预防措施，加强心理辅导，积极面对，避免不良心理因素对胎儿的不利影响。第二级预防也称为三早预防，早期发现，早期诊断，早期治疗。第三级预防也称为康复治疗（rehabilitation treatment），应采取对症治疗，实施各种康复工作。

　　唇腭裂发生于怀孕早期，甚至在女性尚未意识到自己已经怀孕的时候就可能发生。那么是否可以通过预防措施以降低唇腭裂的发生率呢？答案是明确的。母体可以通过在怀孕前提升自身的健康状况和改善自身的健康行为来提高自己生育健康宝宝的概率。

一、做好产前遗传咨询

　　如果有唇腭裂家族史，需要在怀孕之前告诉医师。对于某些严重的唇腭裂类型，遗传咨询师可作出特定的诊断。最好的预防措施应基于正确的诊断和对家庭成员疾病史、母亲怀孕史的分析，同时，通过遗传咨询可以了解到唇腭裂的发生概率。

二、改善母体的营养状况

　　大多数唇腭裂的发生是基于遗传因素和环境因素的交互作用，部分由于此原因造成的唇腭裂可以通过增加营养和补充多种维生素（包括叶酸）来预防。叶酸（folic acid），又称为维生素 B_9，是一种水溶性维生素。叶酸参与多种细胞的代谢过程，在 DNA 合成中起着尤其重要的作用。在受孕之前及怀孕前期摄入适量的多种维生素可降低唇腭裂发生的风险。研究表明，大部分人的日常饮食中没有足够的叶酸，因此，FDA 推荐孕妇每日补充 400mcg 叶酸。同时，尽可能多吃新鲜水果和蔬菜、多吃鱼类、降低肉类食品在饮食中的比例、尽量不吃垃圾食品、尽量避免人造甜味素和人造色素的摄入、保证食物中足量的叶酸。尤其是存在唇腭裂高风险时，孕妇一定要保证摄入足量的叶酸、维生素 B_6、维生素 B_{12}、锌等。

三、生活方式的改变

　　我们目前的生活方式远远达不到理想状态，每日我们暴露于环境污染、承受着各种生活工作压力等。然而，如果近期准备受孕，就需要改变一些生活方式来降低环境因素可能引起的先天性缺陷，如戒烟、不喝酒精性饮料、锻炼及增加户外活动、保证充足的睡眠、减压、避免高剂量的辐射等。

四、定期健康检查和孕检

只有母亲身体健康才能保证胎儿的健康生长发育。孕检可以及时发现母体和胎儿的异常情况并及时寻求应对策略。

（马红芳）

第二节　Sequence 2: 唇腭裂的遗传咨询

- 唇腭裂的遗传咨询是一个信息交流的过程，主要针对唇腭裂的发生、再发或与再发风险相关的生育问题的分析。
- 遗传咨询（genetic counseling）是由一位或多位受过专业训练的人员对个体或家庭解决如下问题和疑惑：①理解医学事实包括诊断、疾病的可能病因、可能的处理方法；②评估遗传在疾病中的作用和特定亲属疾病的再发风险；③了解应对再发风险的方法；④从患者的风险、家庭的目标、种族和宗教信仰等角度选择一种适合于他们的处理方法，并按这种处理方法实施；⑤在受累家庭成员和（或）有再发风险者中对遗传疾病作出可能的最好调整。
- 应进行遗传咨询的人群包括：①夫妻双方或家庭成员中患有唇腭裂及其相关先天性畸形者；②曾生育过唇腭裂患儿的夫妇；③不明原因反复流产或有死胎死产等情况的夫妇；④35岁以上的高龄产妇；⑤长期接触不良环境因素的育龄青年男女；⑥孕期接触不良环境因素及患有某些慢性病的孕妇；⑦常规检查或常规遗传病筛查发现有异常情况者。
- 遗传学家或遗传咨询师与孕前父母的详细交谈和问卷调查是必须的。
- 详细记录其种族、生活地区、生活环境、生活习惯及健康状况。
- 采集信息包括家族遗传病史、医疗史、生育史（流产史、死胎史、早产史）、婚姻史（婚龄、配偶健康状况）、环境因素（吸烟、饮酒）和药物、化学物接触及特殊反应情况、年龄、民族等。
- 详细记录其家族唇腭裂发病情况及唇腭裂的表现型。
- 必要的实验室检查。
- 遗传学家或遗传咨询师将采集到的信息，进一步进行唇腭裂再发风险的估计与预测，并将结果展示给咨询者，告知唇腭裂畸形的再现风险。
- 建议孕前父母在未来的怀孕中应采取相应措施，以降低唇腭裂发生的可能性。
- 遗传咨询应根据子代可能的再现风险度，建议采取适当的产前诊断方法，并应充分考虑诊断方法对孕妇和胎儿带来的风险。

唇腭裂的发生同时受到遗传和环境因素的影响，胎儿的染色体异常，单基因缺陷，遗传易感性，母亲在孕期的致畸源暴露等因素都可能导致唇腭裂的发生。对于大多数患者，我们无法确定是某一种具体的导致唇腭裂发生的病因。唇腭裂在不同人种中发病率也有差异，亚洲人群稍高，非洲人群最低。另外，男性的唇腭裂发生率约为女性的两倍。

一、唇腭裂的表现型

唇腭裂的表现型分为综合征型唇腭裂（syndromic cleft lip and palate）和非综合征型唇腭裂（non-syndromic cleft lip and palate）。综合征型唇腭裂即患者除了唇腭裂之外，还存在其他的发育畸形或行为异常，这类唇腭裂通常由单基因突变导致。目前已经确定的与唇腭裂相关的综合征有 300 多种，发生率约占所有唇腭裂总数的 30%。非综合征型唇腭裂即患者只存在唇腭裂表现型，并不伴有其他发育畸形，多由遗传易感性和环境因素的共同作用而导致。非综合征型唇腭裂的发生可能遵循"多因子阈值"的遗传模式，也就是说非综合征型唇腭裂的发生没有明显的显性基因或隐性基因的区别，而是与多个基因相关；每一个基因单独的作用比较小，但是存在累积效应。当这些基因累积到一定程度超过了某一阈值，就会产生协同作用导致非综合征型唇腭裂的发生。大多数唇腭裂都是非综合征型唇腭裂，约占所有唇腭裂总数的 70%。

遗传评估方面最基本的是判断患者的唇腭裂为综合征型还是非综合征型。遗传咨询师会综合考虑患者的家族遗传病史、疾病史并进行详细的表现型检查，最终确定患者属于哪种类型的唇腭裂。

二、唇腭裂的再现风险

唇腭裂的再现风险（recurrence risk）通常由一系列因素决定。因此，各个家庭的再现风险是不同的，这取决于家庭成员中患唇腭裂的人数，以及这些人之间的血缘关系、种族、性别及畸形类型等因素。

综合征型唇腭裂的确诊会提示唇腭裂的再现风险增高。如果确定是综合征型唇腭裂，那么家庭中唇腭裂的再现风险约为 50%。

对于非综合征型唇腭裂，家庭成员中患有唇腭裂的人数越多，他们的血缘关系越近，那么家庭中唇腭裂的再现风险则越高。临床统计学数据显示，非综合征型唇腭裂有如下规律：①目前全世界唇腭裂发生率约为 1/700，即如果父母双方及家庭成员都健康，那么孩子患唇腭裂的概率为 1/700。②在同一家庭中，如果已有一个孩子患唇腭裂，那么下一个孩子患唇腭裂的概率约为 4%；如果已有两个孩子患唇腭裂，那么下一个孩子患唇腭裂的概率约为 9%。③如果父亲或母亲一方患唇腭裂，孩子患唇腭裂的概率约为 4%。④如果父母有一方是唇腭裂，且已经产下一个唇腭裂患儿，那么下一个孩子患唇腭裂的概率高达 17%。⑤如果家庭中只有一个子女患有唇腭裂，那么他/她的孩子患唇腭裂的风险为 2%~5%；他/她的未患唇腭裂的兄弟姐妹生出唇腭裂孩子的可能性约为 1%。⑥如果他/她和父母一方均患有唇腭裂，他/她的直系亲属中还有人患有唇腭裂，那么他/她的后代患有唇腭裂的概率为 10%~12%，他/她的未患唇腭裂的兄弟姐妹生出唇腭裂孩子的可能约为 5%~6%。

三、遗传咨询中需要注意的问题

1. 遗传评估首先会考虑其他家庭成员是否存在相似的症状。如果存在，则需要了解有多少家庭成员有相似症状，这些家庭成员之间的血缘关系如何，以及症状的具体表现型。遗传咨询师通常会收集直系亲属的信息，而当临床医师怀疑患儿的畸形为某一个特定遗传基因导致时，遗传学家则会在收集、评估直系亲属情况的同时，将范围拓宽至其他旁系亲属。即使无法收集完整信息，家庭成员的照片也可能在评估过程中起到很大的作用。

2. 唇腭裂的类型和畸形严重程度也需要被考虑到。通常，家庭中唇腭裂类型是趋于一致的，但严重程度可能在个体之间有区别。这种趋势是可以理解的，如果家庭成员之间共享某些致唇腭裂形成的基因，那么这些家庭成员就倾向于患同一种类型的唇腭裂，而严重程度也因个人含有基因的多少而产生量效关系。

3. 可能需要一些实验室检查。当唇腭裂畸形被怀疑为某种综合征的一部分时，首先通常会进行染色体检查（核型分析）。核型分析主要是看染色体的形态、结构和数量，并非检测某个特定基因，只需要少量的血液即可完成检测。同时，分子学检测也可以被用于检测已知的致唇腭裂形成的特定基因，但分子学检测并不是用于筛查的常规工具，而是作为确定或排除某一诊断的工具。就目前而言，综合征很大程度上依靠文献、电脑数据库中照片和描述的特征进行比较来鉴定。因此，这个过程是高度可视化的，照片的记录极其重要。

最后，遗传学家或遗传咨询师会将这些遗传评估的结果展示给患者或其家属。通过唇腭裂畸形的再现风险，唇腭裂家庭可在未来的孕期中采取相应的措施来降低唇腭裂发生的可能性。

（傅夏洲　马红芳）

第三节　Sequence 3: 唇腭裂的产前诊断

- 产前诊断（prenatal diagnosis）包括形态学检查、实验室检查（染色体检查）、综合征分析及风险预测判断。最常用的是无创、可重复的超声影像诊断的形态学检查。

- 由于超声技术的局限性，产前超声检查不能发现所有的畸形，也不能对胎儿以后的发育作出预测，所以产前超声诊断（prenatal ultrasound diagnosis）的结果不等于临床诊断的结果。

- 产前诊断报告不能作为患儿父母引产的依据，而只能作为临床医师诊断病情的依据。

- 与孕妇及家属签署产前诊断知情同意书。告知孕妇产前超声有一定的局限性，大部分唇裂产前通过规范的系统超声检查可诊断，但I度唇裂和唇隐裂常被漏诊；单纯腭裂产前诊断困难；孕周过大或过小、孕妇腹壁过厚也会影响超声图像质量；胎儿体位不好，肢体、脐带遮挡会导致唇部显示不清而漏诊。

- 产前超声检查一般在中孕期（孕18~24周）进行。经腹部二维超声显示胎儿面部矢状切面、口唇横切面、冠状切面、牙槽骨横切面，如可疑或显示有唇腭裂，可加做一些特殊切面法，如下颌下三角矢状切面、冠状切面等。腭裂不明确时可选择做磁共振成像（MRI）检查。

- 产前超声诊断应注意以下问题：①早孕期或晚孕期唇腭裂常容易漏诊；②单纯腭裂诊断率低；③不要把人中当成唇裂，宽大的单侧唇裂常被误认为正中裂，裂隙较小的唇裂易被漏诊；④孕妇肥胖、羊水过少、胎儿体位不好、有脐带肢体遮挡时容易漏诊，需通过改变体位获得理想影像；⑤三维超声要考虑骨骼声像、胚胎舌及腭运动造成腭裂的假象。
- 产前超声检查发现有唇腭裂的胎儿，应系统检查胎儿的各个系统，排除其他合并畸形。
- 填写产前超声检查报告（图 2-1）。

分类	
编号	

唇腭裂产前超声检查报告
Report of Prenatal Ultrasound Diagnosis of Cleft Lip and Palate

编号：________ 超声号：________ 照影号：________ 类别：________

姓名：_______ 年龄：_______ 性别：_______ 孕 / 产：_______ /_______

住院号：_____ 床号：____ 电话：________ 身份证号：______________

家庭住址：

统一编码：□□□□□□□□□□□□□□□

胎龄： 周

妊娠：单胎（ ） 双胎（ ） 多胎（ ）

胎先露：头（ ） 臀（ ） 斜（ ） 横（ ）

胎盘分级：___ 胎盘位置：__________

生物指标	有	无	未见
心跳			
张力			
活动			
羊水			
呼吸			

唇腭裂超声描述：

唇部回声连续性中断：有□ 无□；左侧___mm；右侧___mm

牙槽回声连续性中断：有□ 无□；左侧___mm；右侧___mm

腭部回声连续性中断：软腭□；硬腭□；牙槽 左□ 右□

面部回声连续性中断：正中□；面横□；面斜□；左侧___mm；右侧___mm

提示：

唇裂：单侧□ 双侧□ 完全□ 不全□

腭裂：单侧□ 双侧□ 完全□ 不全□

牙槽突裂：单侧□ 双侧□

面裂：正中裂□ 面横裂□ 面斜裂□ 其他□（ ）

声像畸形描述和分类：

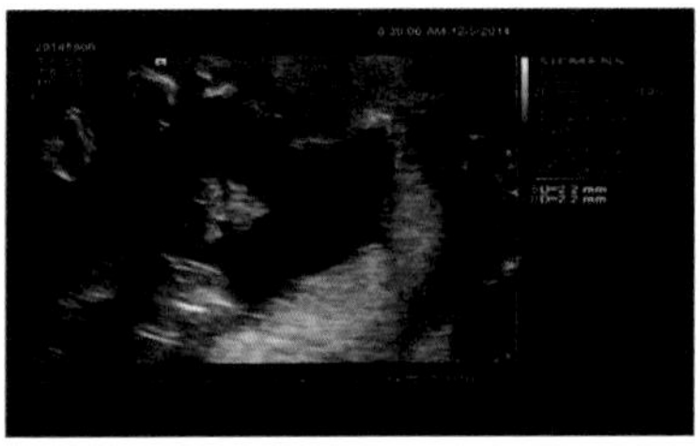

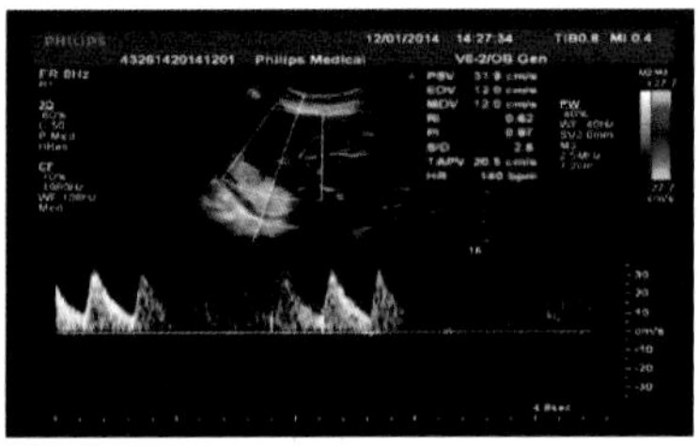

超声显示四肢，不能排除胎儿手和足的异常；产前超声只能排除 50%~70% 先天性心脏病；脏器可显示不等同于结构正常；结构显示不清，可能为结构异常，也可能由于胎儿过大、过小、体位或孕妇腹壁厚等原因造成；三维超声为立体成像，不作为诊断；产前超声为影像学检查，妊娠 28周以后，超声孕周与体重仅供参考。报告仅供医生诊断参考，不做其他用途

检查医师：__________

会诊医师：__________

检查日期：__________

图 2-1 唇腭裂产前超声检查报告

■ 对产前超声检查怀疑有腭裂的胎儿，孕 20 周后建议做 MRI 检查。

■ 与染色体有关的产前诊断：发现有唇腭裂的胎儿要进行优生优育遗传咨询，早孕期可通过颈项透明带（nuchal translucency，NT 值），母血清检查进行一站式唐氏综合征筛查或中孕期进行母血清唐氏综合征筛查，必要时进行无创产前基因检查，18 周后可进行有创的羊水穿刺、脐带血穿刺，进行基因分析，排除染色体异常。

　　唇腭裂的早期诊断对于序列治疗的及时介入极为重要。产前超声是目前早期诊断唇腭裂最主要的筛查及诊断方法，可对唇腭裂畸形进行分类并系统检查是否罹患其他器官畸形。胎儿 MRI 对超声诊断起到补充诊断的作用，对腭裂畸形的诊断具有一定的优势。产前优生遗传检查可确定唇腭裂胎儿是否合并有染色体疾病。

一、唇腭裂早期诊断的现状

　　由于早孕期胎儿体积较小，唇部及腭部结构显示不清，临床上唇腭裂畸形的检出率不高。最先对胎儿早孕期唇腭裂的筛查提出较系统方法的是 2010 年 Sepulveda 等研究的回顾性文章。研究中表明：在胎儿第 10~13 周中通过超声检查可明确显像出头、面部、颈项透明层、脊柱、胸腔、腹腔、肢体、脐带及胎盘，约 90% 以上的胎儿均可显示出以上的组织解剖结构，并且可以很准确的诊断出绝大多数颜面部、颈项透明带的异常畸形，其中包括唇腭裂的筛查检测。McAuliffe 等（2005）的研究包括对 325 例孕妇常规行颈项透明带筛查检查时发现，超过 95% 以上的胎儿均能显示完整的颜面部解剖结构，能准确的对胎儿颜面部进行筛查。Sepulveda 等（2010）对 100 名早孕期正常胎儿的鼻后三角区域进行前瞻性研究观察，以及对 5 名确诊为腭裂患者的早孕期胎儿的超声图像进行回顾性分析研究发现，鼻后三角在早孕期腭裂筛查具有重要的意义。王丽敏等（2014）也认为鼻后三角是妊娠早期筛查鼻、腭部异常可行、可靠的声像学标志。Martinez-ten 等（2012）对 237 例早孕期胎儿的研究发现，早孕期三维超声能发现大部分的原发性或继发性腭裂。

　　随着产前超声诊断技术的不断发展，二维超声和实时三维超声已能在产前筛查出多数胎儿唇腭裂畸形。李胜利等（2003）研究了胎儿颜面部的正常解剖结构，并提出了颜面部异常畸形的诊断标准，首次提出三平面正交超声检查筛查法，从而使唇裂的检出率高达 92.54%，但部分腭裂的检出仍较困难。近年来，很多学者尝试用三维超声成像技术对胎儿腭部进行显示，这些技术包括：多层面成像、反面成像、倒转成像、曲面平铺成像、三维超声自由解剖成像等。由于胎儿腭部位于口腔的顶深部，其四周均有发育良好的上颌牙槽骨遮盖，另外超声对高密度物质的穿透性不高，超声三维成像受孕妇腹壁厚度、胎位、孕周、羊水量、唇部前方有无肢体及脐带遮挡等因素影响较大，所以三维超声对腭裂的诊断依然困难。国外有学者利用"悬雍垂"这一解剖标志显示对软腭的认识，有利于对唇腭裂患者软腭的评价。MRI 检查对腭裂诊断优于超声检查，但小于 20 周的胎儿不宜接受 MRI 检查，MRI 不能作为胎儿畸形的常规筛查方法。

二、唇腭裂产前超声诊断的技术要点及最佳时间

1. 仪器选择　需配备经腹部、阴道及三维容积探头的高档彩色多普勒超声诊断仪器。

2. 人员资质选择　由具备产前诊断资格的医师进行胎儿畸形筛查，如发现唇腭裂，经高级职称医师会诊后出具诊断意见。

3. 超声手法　检查孕周最好与常规孕 18~24 周系统超声同步，从矢状切面、冠状面、横切面检查胎儿口唇部。如胎儿体位不好，可通过多次活动改变体位检查。检查时，探头轻轻拿起，不要重压，以免压力过大使口唇部在羊水内变形，影响检查效果。也可以用左手推动胎儿与操作探头的右手配合，固定胎儿以检查口唇部。检查腭裂时，尽量避开舌的干扰，硬腭与舌之间有羊水分开，对显示腭裂有帮助。

4. 最佳时间　产前超声筛查胎儿畸形一般分为四个时期：早孕期（孕 11~13^{+6} 周）；中孕期（孕 18~24 周）；晚孕期（孕 28~32 周）和临产前。唇腭裂最好诊断孕周为孕 18~24 周，此时羊水量适中，胎儿体位容易改变，有利于获得面部的标准切面。早孕期胎儿过小只能诊断部分严重的唇腭裂，晚孕期由于孕周偏大，肢体及脐带的遮挡，以及受孕妇肥胖程度及胎儿体位及羊水少等因素影响，有些唇部会显示不清而被漏诊。因腭部不在常规产前超声筛查的范围内，且受腭部骨性结构声影的影响，产前超声常常漏诊单纯腭裂。

三、唇腭裂产前诊断的临床方法

（一）鼻唇腭部二维及彩色声像图

二维超声是诊断唇腭裂畸形最基本和最重要的方法。一般采用面部相交的三个标准切面而获得鼻唇腭部的声像图，即面部冠状切、矢状切面和横切面。冠状切面是显示唇裂的最佳切面，横切面是显示牙槽骨裂和腭裂的最佳切面。彩色多普勒超声在唇腭裂诊断中受体位和胎儿呼吸的影响，不易获得声像，在唇腭裂产前诊断中价值不大。

1. 产前超声检查的鼻唇冠状切面可显示双侧鼻孔、人中、上唇、上下唇唇红、上下牙槽骨（图 2-2）。

2. 产前超声检查的面部正中矢状切面可显示前额、鼻骨、上唇、口裂、下唇、下颌及深部的骨性结构。双侧唇腭裂上颌骨向前突，在此切面上可显示；单侧唇裂在此切面上不能显示；硬腭裂可在此切面上显示。孕 18~24 周此切面较易获得（图 2-3）。

3. 产前超声检查的口鼻横切面可显示双侧鼻孔、上唇、上牙槽骨、硬腭，是诊断唇腭裂的重要切面（图 2-4）。

4. 上牙槽骨横切面可显示上唇、上牙槽骨。动态观察，轻动探头，可显示硬腭，此切面可显示唇裂、牙槽骨裂和腭裂，但由于腭部周围的牙槽骨和上颌骨等骨性结构声衰减明显，腭部显示困难。此切面对胎儿体位要求高，要求双眼向上朝向探头，在宫内较难获得（图 2-5）。

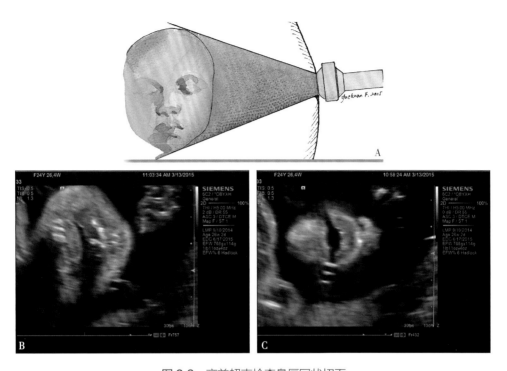

图 2-2　产前超声检查鼻唇冠状切面

A. 鼻唇冠状切面超声示意图；**B.** 孕 27 周口唇冠状切面；**C.** 孕 27 周鼻唇冠状切面

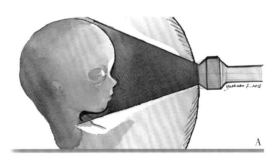

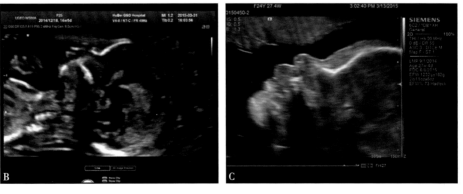

图 2-3　产前超声检查面部正中矢状切面

A. 胎儿矢状切面超声示意图；**B.** 孕 14 周面部矢状切面；**C.** 孕 27 周面部矢状切面

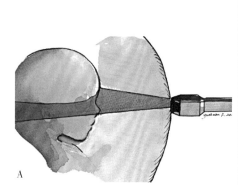
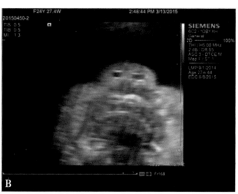

图 2-4　产前超声检查口鼻横切面

A. 胎儿横切面超声示意图；**B.** 孕 27 周口鼻横切面

5. 下颌骨矢状切面可显示上唇、下唇、舌、硬腭、软腭、口咽部。此切面对胎儿体位要求高且孕妇腹壁薄，胎儿头部过度向上仰伸，在宫内较难获得（图 2-6）。

6. 面部正中矢状切面的彩色多普勒检查可显示鼻腔和口腔吸入羊水形成的两条平行彩色带，一条为从鼻部到口咽部，另一条为从口腔到口咽部，两者同一方向为同一种颜色，在腭部不相交。如两条血流带在腭部相交，则是诊断腭裂的线索之一（图 2-7），此切面受胎动及母体呼吸的影响，不易获得。

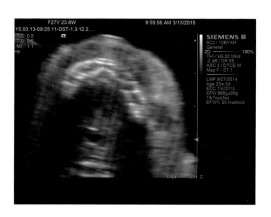

图 2-5　孕 23 周上牙槽骨横切面

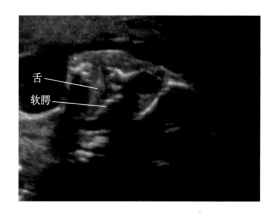

舌
软腭

图 2-6　下颌骨矢状切面

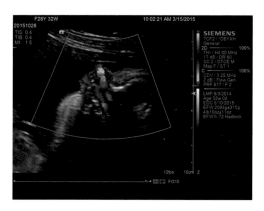

图 2-7　腭部彩色多普勒检查

（二）鼻唇部三维彩超声像图

三维超声已广泛应用于唇腭裂的产前诊断中，其种类很多，目前比较推崇的有两种：一种为三维超声表面重建成像，一种为三维多层面超声技术。三维超声虽然直观、形象，但比二维超声有更多的伪像，受孕妇腹壁厚度及胎儿体位、羊水多少等因素影响较大，目前临床上多用于对二维超声检查的补充。

三维超声表面重建成像是通过不同灰阶的分割，对所需结构表面轮廓进行提取，再通过调整相交垂直的矢状切面、冠状切面、横切面即 X、Y、Z 三个轴面，直至显示胎儿的三维图像。该图像能直观清晰地显示面部表面特征的立体结构以及空间位置（图2-8）。

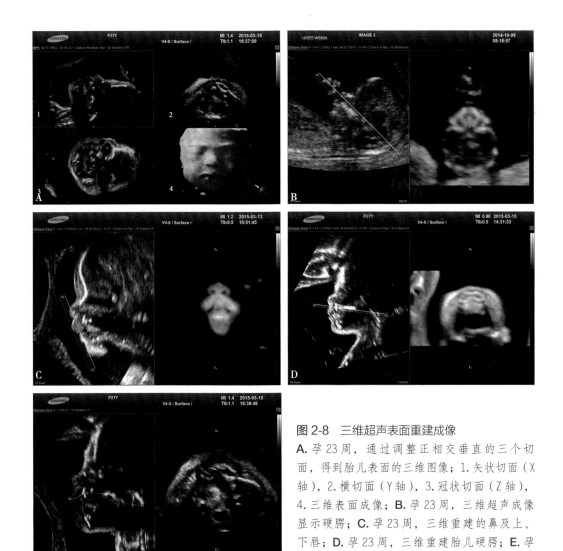

图2-8　三维超声表面重建成像

A. 孕23周，通过调整正相交垂直的三个切面，得到胎儿表面的三维图像；1.矢状切面（X轴），2.横切面（Y轴），3.冠状切面（Z轴），4.三维表面成像；B. 孕23周，三维超声成像显示硬腭；C. 孕23周，三维重建的鼻及上、下唇；D. 孕23周，三维重建胎儿硬腭；E. 孕23周，三维重建胎儿软腭

　　三维多层面超声技术可以通过空间的旋转获得唇腭部矢状切面、冠状切面及横切面不同层厚的图像，类似于 CT、MRI 的断层扫描，可以显示有意义区不同层面的图像，对二维超声难以确诊的腭裂诊断有帮助（图 2-9）。

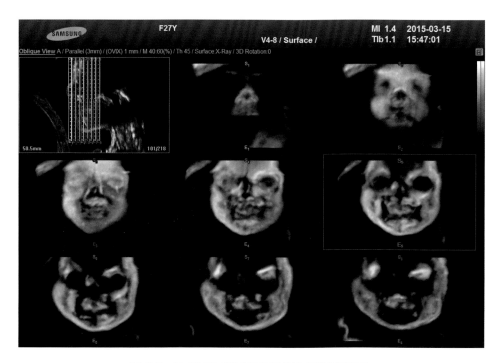

图 2-9　孕 22 周三维多层面面部冠状超声切面

（三）MRI 影像检查

　　对怀疑有腭裂的胎儿，超声难以确诊时，可进行 MRI 检查。MRI 视野大，可取得较标准的矢状切面、冠状切面及横切面影像。MRI 影像受孕妇腹壁厚度、胎儿体位、羊水量及孕周过大等因素影响较小，有一定的临床应用价值（图 2-10）。

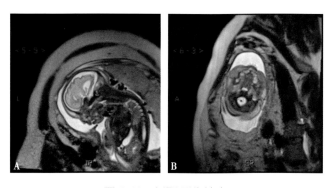

图 2-10　MRI 影像检查

A. 孕 23 周胎儿正常矢状切面显示鼻骨、上、下唇、腭部；**B.** 孕 23 周胎儿正常上牙槽骨切面

四、唇腭裂产前诊断及分类

唇腭裂有许多类型，临床上主要根据裂隙的部位和裂隙的程度进行分类。目前，还没有唇腭裂产前诊断的标准分类法，临床上是根据相应的超声、MRI的影像特点进行诊断和分类。

（一）唇裂

主要切面为鼻唇的冠状切面和横切面。表现为一侧或双侧上唇连续性中断，中断处为无回声暗带，裂端粗大。Ⅰ度唇裂范围局限于唇红部，多切面动态观察，可见上唇唇弓线连续性中断，并可见无回声暗带（图2-11）。Ⅱ度唇裂范围在红唇和白唇区域内，鼻孔未完全裂开（图2-12，图2-13）。Ⅲ度唇裂鼻孔不对称，裂侧鼻孔塌陷、下移，鼻底裂隙与唇部裂隙相连（图2-14）。

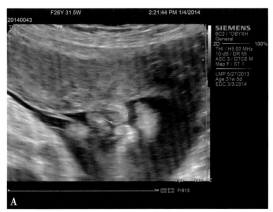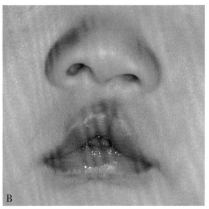

图2-11 孕32周口唇横切面（**A**）显示为轻度唇裂及出生后3个月照片（**B**）显示为左侧Ⅰ度唇裂

（二）单侧唇裂合并牙槽突裂或腭裂

二维超声除上述唇裂表现外，还有上颌骨牙槽突回声连续性中断，正常弧线消失。完全腭裂时牙槽突、硬腭及软腭连续性中断，为无回声暗带。彩色多普勒显示从鼻腔到口咽部和从口腔到口咽部彩色带在腭部相通。三维超声图像显示裂隙自上牙槽裂向后延伸至上腭（图2-15）。

（三）双侧唇裂合并牙槽突裂或腭裂

二维超声横切面可见双侧上唇、牙槽突连续性中断，在鼻的下方可显示一明显向前突出的强回声块，为前颌骨，矢状切面观察，前颌骨前突更明显。牙槽突及腭部连续性中断，鼻腔和口腔相通，动态观察可见舌从口腔伸入到鼻腔内（图2-16）。

（四）单纯性腭裂的诊断

产前超声难以显示单纯性腭裂征象，此型腭裂产前超声常漏诊。早孕期可通过鼻后三角显示，中孕期可经矢状切面或经下颌骨矢状切面显示。三维多层面超声技术对单纯不完

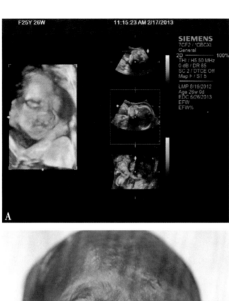

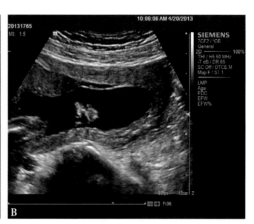

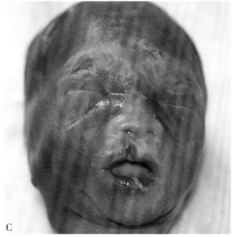

图 2-12　孕 23 周三维超声（**A**）、横切面超声（**B**）及引产后标本（**C**）显示为右侧不完全唇裂

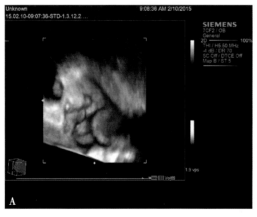

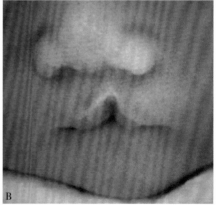

图 2-13　孕 30 周表面三维成像（**A**）出生后照片（**B**）显示为左侧不完全唇裂

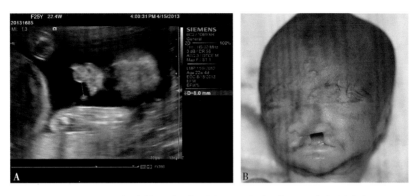

图 2-14 孕 23 周超声检查（A）引产后标本（B）显示为左侧完全唇裂

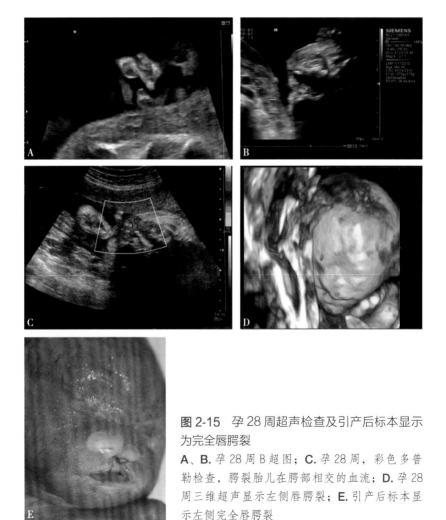

图 2-15 孕 28 周超声检查及引产后标本显示为完全唇腭裂

A、B. 孕 28 周 B 超图；C. 孕 28 周，彩色多普勒检查，腭裂胎儿在腭部相交的血流；D. 孕 28 周三维超声显示左侧唇腭裂；E. 引产后标本显示左侧完全唇腭裂

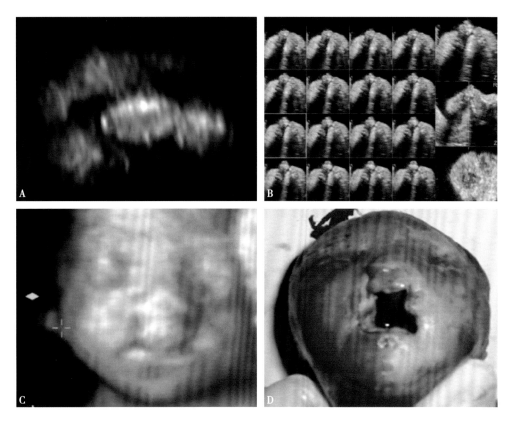

图 2-16　孕 28.6 周超声检查（**A**、**B**、**C**）及引产后标本（**D**）显示为双侧唇腭裂

全腭裂诊断有帮助，可显示腭部连续性中断。

（五）MRI 检查对唇腭裂的诊断

MRI 检查对腭裂诊断有一定的优势。唇裂 MRI 显示为唇部软组织连续性中断，断端之间有一定间隙，间隙内填充羊水，羊水呈长 T_2 信号，与等长或稍短的 T_2 信号软组织影像形成明显的信号差异，以轴位 T_2 观察最佳（图 2-17）。

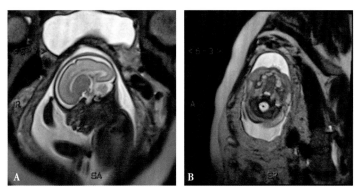

图 2-17　MRI 检查的唇裂诊断

孕 24 周，矢状切面（**A**）、横切面（**B**）显示为右侧唇裂无腭裂

单侧或双侧唇腭裂除以上唇裂表现外，MRI检查还显示为腭部（以牙槽骨为主）的连续性中断，中断部位被长T_2信号羊水影像替代。轴位、矢状位及冠状位均可直观显示（图2-18）。

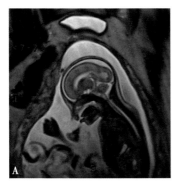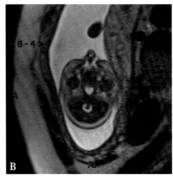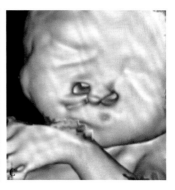

图2-18　MRI检查的双侧唇腭裂诊断

孕24周，矢状切面（**A**）、横切面（**B**）、引产后标本（**C**）显示为双侧唇腭裂

五、产前诊断的未来技术

随着超声仪器分辨力的不断提高，三维、四维技术操作更加简便，将有越来越多的产前诊断方法用于唇腭裂的产前诊断。目前有很多技术用于唇腭裂的早期诊断，但由于孕周小，机器分辨力有限，难以获得理想的成像效果。高分辨率的超声仪器仅限于部分医院临床研究，难以普及。随着人们对早孕期唇腭裂影像学诊断水平认识的提高及超声仪器的不断改进，早孕期诊断唇腭裂将成为可能。

三维超声透明模式成像经胎头扫描出标准的颜面部正中矢状切面，启动3D或4D键，进入透明模式（skeleton）调整合适的容积和大小，打开采集键，可显示鼻后三角的骨性三维图像，可观察鼻后三角的完整性，同时利用专业图像分析软件测量鼻后三角顶角的角度，这将对腭裂的早期诊断有一定的帮助。

三维超声自由解剖成像新技术是一种三维超声后处理技术。在胎儿正中矢状切面的基础上，通过口裂、颏下三角任意描记易于获取胎儿腭部横切面和冠状切面，可直观显示腭部的全景图，减少对操作者技术和经验的依赖。

胎儿磁共振检查对超声诊断胎儿唇腭裂畸形起到辅助诊断的作用，同时还能更好的对腭裂的严重程度进行评估。超声检查对于不伴有唇裂的胎儿或正常胎儿软腭裂的诊断有一定的局限性，胎儿磁共振检查能详细显示软腭裂的诊断信息。随着磁共振硬件和软件设备的不断完善和改进，快速梯度序列的出现，胎儿三维核磁共振成像（3D-MRI）技术能够直观显示唇腭裂胎儿的整体外形，对唇腭裂分型和体表合并畸形的诊断具有一定的意义。

能显示胎儿腭部精确成像的Reverse Face、Flipped Face、Oblique Face等技术也已开始引入临床，这将为产前检查提供准确的依据。

（杨小红　杜杨格）

第四节 | Sequence 4: 产前咨询与教育

- 唇腭裂的产前咨询是在产前评估、产前诊断的基础上，通过与唇腭裂治疗中心的接触与交流而获得生育、喂养和治疗建议的过程。产前咨询可以给家庭成员一段缓冲时间来接受这个现实，并有足够的时间来学习如何喂养、如何应对可能需要的手术以及如何寻求更多的可能需要的治疗。

- 产前咨询通常是患儿父母与唇腭裂治疗中心的第一次接触，耐心而详细的交流是必要的。

- 首先应该对唇腭裂疾病的发生、特点、治疗及预后做一系统的全面介绍，最好以 PPT 的方式或科教片的形式。

- 在产前诊断发现自己孩子患有唇腭裂畸形时，父母多会有失望、压力、自责等负面情绪。应告诉家属：①不要自责，应把精力和时间集中于如何照顾孩子及治疗上；②认识到自己情绪上的失望、沮丧等是完全正常的；③寻找合适的诊治医院、寻求经济支持、学习了解唇腭裂的相关知识；④要正确对待孩子，在精神层面和行为上把孩子当作正常儿童，而不是一个唇腭裂患儿。

- 鼓励父母保持积极乐观的心态，要在孩子以后的人生中帮助孩子建立自信心，为孩子树立好的榜样。

- 需要对父母详细的讲授关于唇腭裂的科普知识和唇腭裂序列治疗模式，提供喂养帮助和相关护理内容，希望父母从心理和行为能力上都能接受患儿。

- 让父母与序列治疗团队及成员进行初步的接触，了解唇腭裂初期治疗相关内容，并熟悉序列治疗时间表。

（马红芳　傅夏洲）

主要参考文献

1. Baskar J F，Stanat S C，Sulik K K，et al. Murine cytomegalovirus-induced congenital defects and fetal maldevelopment. J Infect Dis，1983，148（5）：836-843

2. Bear J C. Additional data on spontaneous abortion and facial cleft malformations. Clin Genet，1983，24（6）：407-412

3. Correa A，Gilboa S M，Besser L M，et al. Diabetes mellitus and birth defects. Am J Obstet Gynecol，2008，199（3）：e231-239

4. Dixon M J，Marazita M L，Beaty T H，et al. Cleft lip and palate: understanding genetic and environmental influences. Nat Rev Genet，2011，12（3）：167-178

5. Farrall M，Holder S. Familial recurrence-pattern analysis of cleft lip with or without cleft palate. Am J Hum Genet，1992，50（2）：270

6. Grosen D，Chevrier C，Skytthe A，et al. A cohort study of recurrence patterns among more than 54 000 relatives of oral cleft cases in Denmark: support for the multifactorial threshold model of inheritance. J Med Genet，2010，47（3）：162-168

7. Hernández-Díaz S，Werler M M，Walker A M，et al. Folic acid antagonists during pregnancy and the risk of birth defects. N Engl J Med，2000，343（22）：1608-1614

8. Honein M A，Rasmussen S A，Reefhuis J，et al. Maternal smoking and environmental tobacco smoke exposure and the risk of orofacial clefts. Epidemiology，2007，18（2）：226-233

9. Johnson C Y，Honein M A，Hobbs C A，et al. Prenatal diagnosis of orofacial clefts，National Birth Defects Prevention Study，1998–2004. Prenat Diagn，2009，29（9）：833-839

10. Lie R T，Wilcox A J，Skjaerven R. A population-based study of the risk of recurrence of birth defects. N Engl J Med，1994，331（1）：1-4

11. Lorente C，Cordier S，Goujard，et al. Tobacco and alcohol use during pregnancy and risk of oral clefts. Occupational Exposure and Congenital Malformation Working Group. Am J Public Health，2000，90（3）：415

12. Maarse W，Bergé S J，Pistorius L，et al. Diagnostic accuracy of transabdominal ultrasound in detecting prenatal cleft lip and palate：a systematic review.Ultrasound Obstet Gynecol，2010，35（4）：495-502

13. Mailáth-Pokorny M，Worda C，Krampl-Bettelheim E.，et al. What does magnetic resonance imaging add to the prenatal ultrasound diagnosis of facial clefts? Ultrasound Obstet Gynecol，2010，36（4）：445-451

14. Martínez Ten P，Pérez Pedregosa J，Santacruz B，et al. Three-dimensional ultrasound diagnosis of cleft palate：'reverse face'，'flipped face' or 'oblique face' —which method is best? Ultrasound Obstet Gynecol，2009，33（4）：399-406

15. Picciano M F，McGuire M K.Dietary Supplements During Pregnancy：Need，Efficacy and Safety，Handbook of nutrition and pregnancy. Springer，2007，p191-214

16. Sepulveda W，Wong A E，Martinez-Ten P，et al. Retronasal triangle：a sonographic landmark for the screening of cleft palate in the first trimester. Ultrasound Obstet Gynecol，2010，35（1）：7-13

17. Spritz R A. The genetics and epigenetics of orofacial clefts. Curr Opin Pediatr，2002. 13（6）：556-560

18. Taipale P，Ammálá M，Salonen R，et al. Learning curve in ultrasonographic screening for selected fetal structural anomalies in early pregnancy. Obstet Gynecol，2003，101（2）：273-278

19. Timmerman E，Pajkrt E，Maas S M，et al. Enlarged nuchal translucency in chromosomally normal fetuses：strong association with orofacial clefts. Ultrasound Obstet Gynecol，2010，36（4）：427-432

20. Tonni G，Grisolia G. Fetal uvula：navigating and lightening the soft palate using HD live. Arch Gynecol，2013，288（2）：239-244

21. Tonni G，Panteghini M，Pattacini P，et al. Integrating 3D sonography with targeted MRI in the prenatal diagnosis of posterior cleft palate plus cleft lip. J Diagn Med Sonogr，2006，22（6）：367-372

22. Werler M M，Ahrens K A，Bosco J LF，et al. Use of antiepileptic medications in pregnancy in relation to risks of birth defects. Ann Epidemiol，2011，21（11）：842-850

23. Werler M M，Shapiro S，Mitchell A A. Periconceptional folic acid exposure and risk of occurrent neural tube defects. JAMA，1993，269（10）：1257-1261

24. Werner H，Lopes J，Tonni G，et al. Physical model from 3D ultrasound and magnetic resonance imaging scan data reconstruction of lumbosacral myelomeningocele in a fetus with Chiari Ⅱ malformation. Childs Nerv Syst，2015，31（4）：511-513

25. Wilcox A J，Lie R T，Solvoll K，et al. Folic acid supplements and risk of facial clefts：national population based case-control study. BMJ，2007，334（7591）：464

26. Wilhelm L，Borgers H. The 'equals sign'：a novel marker in the diagnosis of fetal isolated cleft palate. Ultrasound Obstet Gynecol，2010，36（4）：439-444

27. 毕静如，李胜利，陈琮瑛，等 . 三平面正交超声扫查诊断胎儿唇腭裂的价值 . 中国妇幼保健，2005，20（16）：2082-2083

28. Mark I Evans，Mark P Johnson，Yuval Yaron. 产前诊断 . 段涛，胡娅莉，吕时铭，译 . 北京：人民卫生出版社，2010

29. 何光智，张辉，杨建恩，等．三维超声自由解剖成像新技术在胎儿腭显示中的应用．中华医学超声杂志（电子版），2013，10（10）：31-36

30. 李胜利．胎儿畸形产前超声诊断学．北京：人民军医出版社，2004

31. 李胜利，欧阳淑媛，陈琼瑛，等．胎儿颜面部的产前超声研究．中华超声影像学杂志，2003，12（6）：355-358

32. 李元仙．三维超声在胎儿畸形产前筛查中的应用价值．医学影像学杂志，2010，20（4）：607-609

33. 庞颖，夏黎明，孙子燕，等．3D MRI 诊断胎儿体表畸形的研究．磁共振成像，2012，3（3）：194-199

34. 王丽敏，马小燕，江玮，等．胎儿鼻后三角在妊娠早期筛查颜面部畸形中的应用价值．临床超声医学杂志，2014，16（6）：369-372

35. 朱霞，陈欣林，杨小红，等．三维超声新技术在胎儿检查中的应用研究．中华医学超声杂志（电子版），2009，6（6）：28-31

第三章

婴儿期（0~1岁）唇腭裂序列治疗

　　自出生到满1周岁之前称为婴儿期。婴儿期为婴儿出生后机体、运动能力和认知能力生长发育最迅速的时期。在这个阶段，婴儿体内来自母体的抗体逐渐减少，自身免疫功能尚未成熟，易患感染性疾病，但同时也是唇腭裂序列治疗正式开始后最为关键的两个一期手术（唇裂修复术、腭裂修复术）的最佳年龄阶段，因此维持正常的营养和发育，以及规范的唇腭裂序列治疗计划和启动尤为重要。

关键词中英文对照索引

（按正文出现顺序排序）

第一节　Sequence 5: 病例资料档案的建立

- 规范的资料收集以及临床协调员的作用是唇腭裂治疗中心需要重视和完善的内容。这些资料是制订序列治疗计划、治疗效果评定和临床研究的重要基础。
- 协调员应有较强的文书处理能力和较强的资料管理能力。不仅需要管理和安排多学科会诊的流程、病历记录及治疗计划的实施，同时需要协调多学科专家间的工作联系以及提醒监督患者在整个序列治疗过程中的紧密配合。
- 对每份病例资料应该进行统一的编号，治疗中心应有专用的唇腭裂数据库和资料库，以便对患者的诊疗情况进行详细的记录并保管。属于每位患者的病例资料如会诊报告、治疗及复诊记录、CT、3DMD、照片、模型、听力资料以及超声报告等均应保存于统一编号的子文件夹中。
- 病例资料档案包括：一般资料、相片资料、数据资料、影像资料、模型资料及音像资料等。
- 各阶段相关内容的治疗记录及参与会诊的专家意见记录，可用录音笔记录，协调员进行文字整理，专家签名并保存。

一、一般资料

一般资料包括初次就诊时个人及家庭信息和出生缺陷的记录（表 3-1，表 3-2）。这是患者的原始资料，如果可能，表格设计应尽量详细。

二、相片资料

照片是唇腭裂治疗前、后分析及疗效评估的最常用和最重要的记录资料。近年来随着立体摄影技术和 3D 模型扫描技术的应用，使得影像数据的采集更为精准，保存更为便捷，但照片依然是经典的不可替代的评价材料。

为了客观地比较，统一标准的患者拍照姿势极为重要。拍摄要求包括环境的亮度、背景、人物大小、相机的种类、镜头的选择、曝光时间的长短都要统一，尽量避免产生分歧的所有附加因素。一般尽量做到以下几点：①采用纯色、不反光背景；②相机使用环闪，避免产生阴影；③面部标准位照片镜头以 85mm/F1.2 或 F1.4 定焦为佳；④牙列标准位照片以 60mm 或 100mm/F2.8 Micro 微距镜头为佳；⑤固定镜头与头部的标准距离。

（一）面部标准位照片

患者平坐，处于放松姿态，双眼始终平视前方，两侧头发向后以便完全暴露双侧耳朵。Frankfort 连线为患者两侧耳屏点的连线，面部体表的眶下点、耳屏点、耳轮缘点均在 Frankfort 连线上。利用 Frankfort 连线限定了头部在此平面上任意轴向拍摄时的旋转运动，并结合面部除鼻腔以外的体表解剖结构，从而固定拍摄过程中头部的位置。

1. **面部正位像**　嘱患者双眼平视镜头，上下唇自然闭合，Frankfort 连线均位于取景器中心水平线上，中心垂直线经过面部中轴线，两侧耳廓显露相等，鼻子置于画面中央，调整焦距及曝光量并拍摄（图 3-1A）。

表 3-1　唇腭裂患儿一般资料登记表

唇腭裂患儿一般资料登记表
General Information Registration Form of Cleft Lip and Palate

| 分类 | |
| 编号 | |

姓　名：_____　性别：____　出生时间：_____　身份证号：_____

父亲姓名：_____　联系电话：_____　母亲姓名：_____　联系电话：_____

家庭住址：_____　邮编：_____

唇腭裂中心联系电话：_____　联系人：_____　制表日期：_____

统一编码：☐☐☐☐☐☐☐☐☐☐

诊断：_____　综合征型 ☐　　非综合征型 ☐

单侧不全唇裂☐　单侧完全唇裂☐　双侧不全唇裂☐　双侧完全唇裂☐　双侧混合型唇裂☐　软腭裂☐　不全腭裂☐　单侧完全腭裂☐　双侧完全唇腭裂☐

其他并发症：

面裂畸形 ☐　　小颌畸形 ☐　　唇瘘 ☐　　心脏病 ☐　　尿道畸形 ☐　　外耳畸形 ☐　　副耳 ☐

多指（趾）或并指（趾）☐　　缺指（趾）☐　　先天愚型面容 ☐　　眶距增宽 ☐　　颌骨囊肿 ☐

遗传： 有 ☐　无 ☐

（有唇腭裂者涂黑）

遗传文字描述：
_____
_____
_____

营养发育状况：

早产：是 ☐ 否 ☐　　体重：　kg　　身高：　mm　　营养：良好 ☐　中等 ☐　差 ☐

囟门：鼓起 ☐　凹陷 ☐　早闭 ☐　迟闭 ☐　过大 ☐　过小 ☐

其他疾病：

_____

_____

医师签名：

年　　月　　日

表 3-2　唇腭裂患儿出生缺陷记录卡

医疗机构唇腭裂先天畸形患儿登记卡
Registration Form of Congenital Cleft lip and Palate Deformities in Medical Institutions

分类	
编号	

统一编码：□□□□□□□□□□□

表　号：卫统 44 表
制表机关：国家卫计委
批准机关：国家统计局
批准文号：国统制［2010］5 号

省（市、自治区）　　区县　　医院（保健院、所）　　□□□□□□□□□

产妇情况
住院号：　　　　姓名：　　　　民族：　　　　实足年龄：
通讯地址及邮编：　　　　　　　　　　　　　　　孕次：　　产次：
常住址：□　　　　1. 城镇　　2. 乡村
家庭年人均收入（元）：□　　1. ＜1000　2. 1000~　3. 2000 ~　4. 4000 ~　5. 8000 及以上
文化程度：　　　　□　1. 文盲　2. 小学　3. 初中　4. 高中、中专　5. 大专及以上

缺陷儿情况
出生日期：　　年 月 日
胎龄：　　　周　体重：　　克
胎数：1. 单胎□　2. 双胎□　3. 多胎□
若双胎或多胎，请圈
1. 同卵□　2. 异卵□

性别：□ 1. 男　2. 女　3. 不明
转归：□ 1. 活产 2. 死胎 3. 死产 4. 7天内死亡
诊断为出生缺陷后治疗性引产：□ 1. 是　2. 否
诊断依据：□1. 临床　2. 超声　3. 尸解　4. 生化
检查（AFP hCG、其他）5. 染色体　6. 其他
畸形确诊时间：□ 1. 产前（孕 周）2. 产后7天内

出生缺陷诊断
01 无脑畸形……………………………□
02 脊柱裂………………………………□
03 脑彭出………………………………□
04 先天性脑积水………………………□
05 腭裂…………………………………□
06 唇裂…………………………………□
07 唇裂合并腭裂………………………□
08 小耳（包括无耳）…………………□
09 外耳其他畸形（小耳、无耳除外）□
10 食道闭锁或狭窄……………………□
11 直肠肛门闭锁或狭窄（包括无肛）□
12 尿道下裂……………………………□
13 膀胱外翻……………………………□
14 马蹄内翻足　左　右………………□

15 多指（趾）　左　右………………………□
16 并指（趾）　左　右………………………□
17 肢体短缩〔包括缺指（趾）、裂手（足）〕
　　　　上肢　左　右…………………………□
　　　　下肢　左　右…………………………□
18 先天性膈疝…………………………………□
19 脐膨出………………………………………□
20 腹裂…………………………………………□
21 联体双胎……………………………………□
22 唐氏综合征（21-三体综合征）……………□
23 先天性心脏病（类型）……………………□
24 其他（写明病名或详细描述）……………□

孕早期情况

患 病	服 药	接触其他有害因素
发烧（＞38℃） 病毒感染（类型：　　） 糖尿病 其他：	磺胺类（名称：　　） 抗生素（名称：　　） 避孕药（名称：　　） 镇静药（名称：　　） 其他：	饮酒（剂量：　　） 农药（名称：　　） 射线（类型：　　） 化学制剂（名称：　　） 其他：

家庭史
产妇异常生育史：1. 死胎　例　　　　2. 自然流产　例
　　　　　　　　3. 缺陷儿　例　　（缺陷名：　　　　）
家庭遗传史：缺陷名　　　　　　　与缺陷儿亲缘关系
　　　　　　缺陷名　　　　　　　与缺陷儿亲缘关系
　　　　　　缺陷名　　　　　　　与缺陷儿亲缘关系
近亲婚配史：1. 不是　2. 是（关系　　　　）

填 表 人：　　　　职称：　　　　填表日期：　年 月 日
医院审表人：　　　职称：　　　　审表日期：　年 月 日
省级审表人：　　　职称：　　　　审表日期：　年 月 日

填报说明：本卡由出生缺陷监测医院填报。统计范围为在出生缺陷监测医院内住院分娩且被确诊为出生缺陷的患儿。

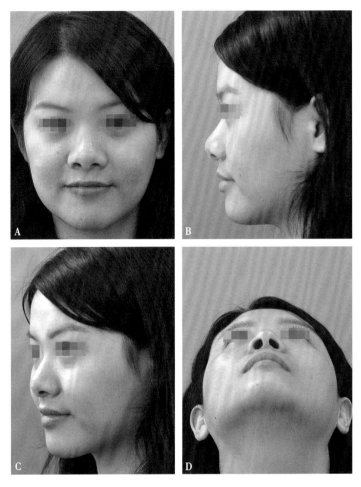

图 3-1　面部标准位照片

A. 面部正位像；**B.** 面部侧位像；**C.** 面部半侧位像；**D.** 面部鼻底位像

2. **面部侧位像**　嘱患者平视前方，保持头部姿势不变平行左右转动 90°，Frankfort 连线均位于取景器中心水平线上，以对侧眉头及上睑结构刚好被显像侧的眉头及上睑遮住为度，上下唇处于自然闭合状态，保持相机位置与正面像不变，聚焦于耳屏处，调整曝光量并拍摄（图 3-1B）。

3. **面部半侧位像**　嘱患者保持头部姿势不变平行左右转动 45°，双眼平视前方，Frankfort 连线位于取景器中心水平线上，上下唇自然闭合，上唇缘轮廓与对侧颊轮廓线相切，保持相机位置与正面像不变，聚焦于颧骨处，调整曝光量并拍摄（图 3-1C）。

4. **面部鼻底位像**　Frankfort 连线均位于取景器中心水平线上，使患者尽量头后仰，直至从取景器中观察到鼻尖与两眉头上缘连线中点相重叠，保持相机位置与正面像不变，聚焦于鼻尖处，调整曝光量并拍摄（图 3-1D）。

（二）牙列标准位照片

1. **口内正面像** 椅位调整为靠背与水平面成30°~45°；根据口型大小，选择相应大小的拉钩，拉钩平行于𬌗平面，两侧牵拉力度对称，充分暴露牙齿与周围软硬组织，牙龈高度及轮廓不被遮掩；相机位于拍摄对象的正前方，在切牙区对焦，选取适当景深，使得尽可能多的牙齿位于焦距内；嘱患者牙列咬合于牙尖交错位；轻微调整相机使得上颌中线位于图像中央（纵向），𬌗平面与镜头线位于同一水平线上（横向），使左右颊黏膜间隙均等。调整曝光量并拍摄（图3-2A）。

2. **口内前牙区侧面像** 椅位调整为靠背与地面平行，牙椅中高位；拉钩基本参照口内正面像要求，双侧拉钩柄尽量靠后，暴露尖牙；相机位于拍摄对象的正侧方，嘱患者闭合牙列，保持镜头水平线与咬合面平行，在上下中切牙咬合处对焦，调整曝光量并拍摄（图3-2B）。

3. **口内后牙区侧面像** 参照口内正面像拍摄的基本椅位及拉钩要求；嘱患者侧方平行偏斜适当角度，拍摄侧拉钩更换为同等大小的侧方拉钩，稍加用力暴露尽可能多的磨牙区组织；嘱患者闭合牙列，处于最大牙尖交错位；相机位于拍摄对象的正前方，在尖牙处对焦，选取适当景深，使得尽可能多的牙齿位于焦距内。要求画面除了能清楚反映出尖牙、第一磨牙的咬合关系外，患者上中切牙的切端、左右上颌第一磨牙所形成的假想平面应与镜头水平线平行且与画面上下缘距离相等。调整曝光量并拍摄（图3-2C）。

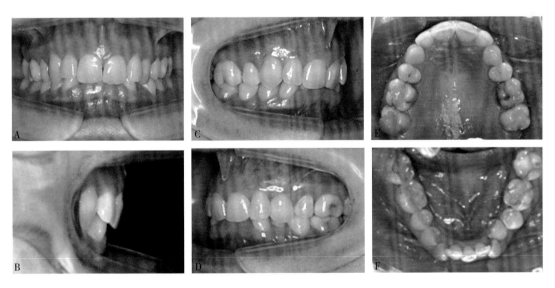

图3-2 牙列标准位照片

A. 口内正面像；**B.** 口内前牙区侧面像；**C.** 口内右侧后牙区侧面像；**D.** 口内左侧后牙区侧面像；**E.** 口内上颌𬌗面像；**F.** 口内下颌𬌗面像

4. **口内上颌𬌗面像** 参照口内正面像拍摄的基本椅位及拉钩要求；更换为半角拉钩，患者自己牵拉上颌两侧口角，两侧拉钩对称，充分牵拉；助手站立患者左侧，左手持反光板，右手持气枪吹反光板雾气，反光板与𬌗平面呈45°角，双侧对称暴露；相机垂直反光板中央，聚焦于前磨牙处。要求上颌𬌗面应位于画面中央，上中切牙在画面两侧边缘距离相等，画面的视觉效果相当于相机垂直𬌗面拍摄一样。调整曝光量并拍摄（图3-2D）。

5. **口内下颌𬌗面像** 椅位和患者体位不变；更改拉钩方向牵拉下颌口角，嘱患者大张口并舌后卷；助手站立患者左侧，右手持反光板，左手持气枪吹反光板雾气，反光板与𬌗平面呈45°角，双侧对称暴露；相机垂直反光板中央，聚焦于前磨牙处。要求下颌𬌗面应位于画面中央，下中切牙在画面两侧边缘距离相等，画面的视觉效果相当于相机垂直𬌗面拍摄一样。调整曝光量并拍摄（图3-2E）。

三、3DMD 资料

患者平坐，位于标准拍照位，处于放松姿态，双眼始终平视前方，两侧头发向后以完全暴露双侧耳朵。3DMD系统所自动生成的照片为7张，包含如下体位：down、front、left oblique、right oblique、left profile、right profile、up，其大致体位与相机照片相似（图3-3），其优点是可在图像中获得系列相关数据。

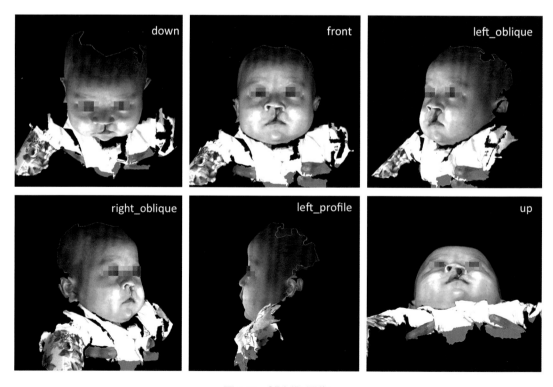

图 3-3 3DMD 图像

四、数据资料

一般包括鼻唇数据资料（图 3-4，表 3-3）和口内牙槽数据资料（图 3-5，表 3-4）。这些数据资料多在活体或在石膏模型上进行测量，有条件的可以在 3DMD 和牙模型 3D 扫描数据上获得。

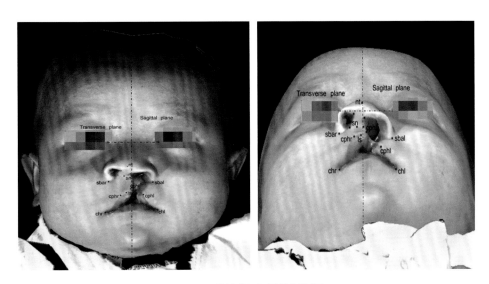

图 3-4　3DMD 鼻唇数据测量

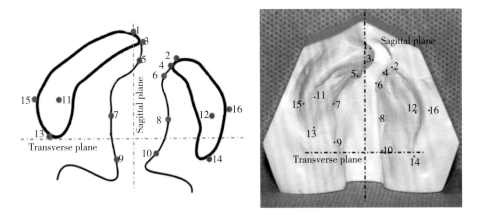

图 3-5　牙槽数据测量

表 3-3 鼻唇测量记录表

唇裂术前鼻唇畸形测量记录表
Presurgical Registration Form of Cleft Lip Nasal Deformity Anthropometry

| 分类 | |
| 编号 | |

姓　名：＿＿＿＿＿＿ 性别：＿＿＿ 出生时间：＿＿＿＿＿ 身份证号：＿＿＿＿＿＿＿

父亲姓名：＿＿＿＿＿ 联系电话：＿＿＿＿＿ 母亲姓名：＿＿＿＿＿ 联系电话：＿＿＿＿

家庭住址：＿＿＿＿＿＿＿＿＿＿＿＿＿＿＿＿＿＿＿＿＿＿＿ 邮编：＿＿＿＿＿

统一编码：□□□□□□□□□□□

标记点	名称	标记点	名称	标记点	名称
1	患侧内眦	14	鼻小柱顶部健侧点	27	健侧鼻孔最低点
2	健侧内眦	15	健侧鼻翼外缘中点	28	健侧鼻孔最上点
3	鼻根	16	患侧鼻翼基底内侧点	29	健侧鼻孔最外点
4	鼻尖	17	健侧鼻翼基底点	30	患侧口角
5	患侧鼻翼外切点	18	健侧鼻翼基底外侧点	31	患侧唇峰
6	患侧鼻翼基底外侧点	19	健侧鼻翼外切点	32	患侧唇红最突点
7	患侧鼻翼基底点	20	患侧鼻孔最外点	33	牙槽嵴最突点
8	患侧鼻翼基底内侧点	21	患侧鼻孔最上点	34	健侧唇红最突点
9	患侧鼻翼外缘中点	22	患侧鼻孔最低点	35	裂隙缘健侧唇峰
10	鼻小柱顶部患侧点	23	患侧鼻孔最内点	36	人中切迹点
11	鼻小柱基底患侧点	24	患侧鼻底裂隙缘患侧点	37	健侧唇峰
12	鼻小柱基底点	25	患侧鼻底裂隙缘健侧点	38	健侧口角
13	鼻小柱基底健侧点	26	健侧鼻孔最内点		

内容	测量点	测量说明	测量值
健侧唇宽	37~38	健侧唇峰点到同侧口角的距离	mm
裂侧唇宽	31~30	患侧唇峰点到同侧口角的距离	mm
健侧唇高	17~37	健侧鼻翼基部点到唇峰点的距离	mm
裂侧唇高	16~31	患侧鼻翼基部点到唇峰点的距离	mm
健侧内侧臂	36~37	人中切迹点到健侧唇峰点的距离	mm
裂侧内侧臂	36~35	人中切迹点到患侧唇峰点的距离	mm
唇峰落差	35~37	两侧唇峰点之间的水平落差	mm
唇部裂隙宽度	31~35	两侧唇峰点之间的距离	mm
健侧鼻底宽度	12~17	鼻小柱基部中点到健侧鼻翼基部点的距离	mm
裂侧鼻底宽度	12~7	鼻小柱基部中点到患侧鼻翼基部点的距离	mm
鼻尖突度	4~12	鼻尖点到鼻小柱基部中点的距离	mm
裂侧鼻小柱高度	11~10	裂隙侧鼻小柱基部到鼻小柱转折处的高度	mm
健侧鼻小柱高度	13~14	健侧鼻小柱基部到鼻小柱转折处的高度	mm
口角宽度	30~38	两侧口角之间的距离	mm

记录：

＿＿＿＿＿＿＿＿＿＿＿＿＿＿＿＿＿＿＿＿＿＿＿＿＿＿＿＿＿＿＿＿＿＿＿＿＿

＿＿＿＿＿＿＿＿＿＿＿＿＿＿＿＿＿＿＿＿＿＿＿＿＿＿＿＿＿＿＿＿＿＿＿＿＿

医师签名：＿＿＿＿＿＿＿＿

表3-4 牙槽测量记录表

牙槽测量记录表
Anthropometry Chart of Alveolar Cleft

分类	
编号	

姓　名：_____ 性别：____ 出生时间：_____ 身份证号：_____
父亲姓名：_____ 联系电话：_____ 母亲姓名：_____ 联系电话：_____
家庭住址：_____ 邮编：_____

统一编码：□□□□□□□□□□□□

标记点	名称	标记点	名称
1	健侧骨段的前端点	9	健侧悬雍垂基部点
2	患侧骨段的前端点	10	患侧悬雍垂基部点
3	健侧裂隙缘最突点	11	健侧腭板最外侧点
4	患侧裂隙缘最突点	12	患侧腭板最外侧点
5	健侧腭峭前点	13	健侧上颌结节点
6	患侧腭峭前点	14	患侧上颌结节点
7	健侧硬软腭交界点	15	健侧腭部最外侧点
8	患侧硬软腭交界点	16	患侧腭部最外侧点

内容	测量点	测量说明	测量值
牙槽突裂隙	1~2	裂隙缘牙槽突最边缘之间的距离	mm
硬腭裂	3~4	硬腭前份裂隙缘之间的距离	mm
硬软腭交界处裂隙	7~8	硬软腭交界处裂隙缘之间的距离	mm
软腭裂隙	9~10	悬雍垂基部裂隙缘之间的距离	mm
健侧软腭长度	7~9	健侧硬软腭交界处到悬雍垂基部的距离	mm
患侧软腭长度	8~10	患侧硬软腭交界处到悬雍垂基部的距离	mm
健侧腭板宽度	7~15	健侧硬软腭交界处到腭最远端的距离	mm
患侧腭板宽度	8~16	患侧硬软腭交界处到腭最远端的距离	mm
咽腔深度		悬雍垂基部到咽后壁的水平距离	mm
软腭与咽腔位置关系		软腭悬雍垂基部与咽后壁的位置关系	Ⅰ□ Ⅱ□ Ⅲ□ Ⅳ□
犁骨位置		犁骨与硬腭的位置关系	高拱□ 低平□ 圆钝□ 尖□
腭盖		腭穹窿的形态	高拱□ 低平□ 圆钝□ 尖□
软腭动度		软腭的收缩能力	好□ 中□ 差□
咽后壁动度		咽后壁的收缩能力	好□ 中□ 差□
悬雍垂发育情况		悬雍垂的形态	好□ 中□ 差□

记录：
_____
_____

医师签名：_____

五、影像资料

包括产前诊断的胎儿彩超，治疗前、后及不同复诊时期的全口牙位曲面体层 X 线片（俗称全景片）、X 线头影测量片、螺旋 CT、CBCT 等，需要强调的是不同时期的复诊影像资料应及时归类存档，避免丢失。

六、模型资料

各年龄段和各治疗阶段的系列牙颌石膏模型、面部石膏模型及时存档。如有条件最好储存 3D 模型扫描数据图，这样更方便保存。

七、音像资料

语音评估和治疗各个阶段的音频资料及录像资料应该及时存档，完善保存。

（傅豫川）

第二节　Sequence 6：多学科首次会诊

- 在建立初期唇腭裂患儿基本档案的基础上进行多学科首次会诊。
- 多学科的首次会诊最好在出生后数周内尽早进行。
- 由临床协调员或秘书准备、组织和安排。
- 多学科专家至少应该包括外科医师、耳鼻咽喉科医师、口腔正畸科医师、儿科医师、语音病理学家、心理咨询师等。患儿父母最好能同时参加。
- 会诊时首先向患儿家长介绍序列治疗组成员，以及各位成员在患者的序列治疗中担任的角色和作用。鼓励家长积极地与团队成员之间进行沟通交流。
- 建立固定的长期联系方式。要求患者家属填写固定联系电话、长期居住地址、备用联系人及联系方式，并告知唇腭裂治疗中心的联系方式，有信息更新时及时与协调员联系，以免丢失信息，造成失访。
- 多学科会诊的任务：健康评估、畸形评估、制订序列治疗计划和时间表。
- 首次评估应包括体重、发育状况、喂养难度、反应能力、精神状态、合并畸形、父母经济状况、心理问题、孕期情况、唇腭裂畸形特点的专科评估测量等。
- 明确病情，分析唇腭部的畸形特点和诊断，确认合并畸形及全身健康状况，根据不同的诊断内容制订个体的具体治疗计划。
- 进行家庭教育，促进父母心理方面的适应性。包括接纳孩子，建立治疗的信心和勇气，并避免负面情绪影响到患儿，造成潜在的危害和影响。
- 提供喂养指导和监测生长发育情况。新生儿需要密切随访，周期性地监测体重、进食和生长发育状况，预测可能出现的并发症，特别是对孩子的营养、呼吸状态、裂隙特点和全身其他畸形进行监测。
- 填写和整理会诊记录和相关表格。
- 制订治疗计划和治疗时间表。

唇腭裂序列治疗团队包括多学科的专家，但首次会诊的专家至少应该包括外科医师、耳鼻咽喉科医师、口腔正畸科医师、儿科医师、语音病理学家、心理咨询师等。

多学科会诊具体表现在：①会诊过程需要各个专业的不同学科专家共同合作完成，在会诊过程中具有显著的专业特性和专注点；②不同畸形类型的患者或同一类型的患者都存在不同的临床诊治需求，在会诊过程中需要体现医疗模式的分层次处理，并且各个学科之间需要相互配合和支持；③会诊过程中，各学科间需要极大地交互参与，之后的每次会诊需要解决患者当前问题以及接下来的问题，并且需要对前期治疗过程进行相应的评价与反馈；④序列治疗的具体操作过程融合了多学科间的信息交互，通过学科架构的模式调整，在信息互动的基础上不断完善和修正治疗程序；⑤由于多学科相互的协同作用，极大地增加了信息间的流通，对患者可能存在的问题进行有效的评价，合理运用资源，节约人力、物力和财力，最大程度的服务患者及其家庭。

各唇腭裂治疗中心应制订一系列的相关表格，如《唇腭裂出生缺陷登记表》《唇腭裂多学科会诊表》《唇腭裂健康评估表》《唇腭裂畸形评估表》《唇腭裂营养发育状况评估表》《患儿父母心理状况问卷》等。

根据畸形的种类、严重程度及不同的畸形特点制订治疗计划是多学科会诊的重要基础和目的。在之后的整个序列治疗过程中，治疗团队既要监控治疗效果，又要对治疗数据进行阶段性的评估，多学科会诊在患者整个的序列治疗过程中是多次进行的一项工作。

（傅豫川　钦传奇）

第三节　Sequence 7: 序列治疗时间表的制订

■ 唇腭裂序列治疗的整个程序由各个基本环节共同组成。在这个序列治疗程序中，每个患者应该在合适的时候接受恰当的治疗，由于患者的畸形状况各有不同，所以需要拟定个体化的治疗计划。

■ 有的患者在出生前超声检查之后前来就诊，有的患者出生后发现了唇腭裂前来就诊，甚至有些患者在接受了其他非序列个别治疗之后才进入序列治疗程序。而唇腭裂序列治疗的临床实施，则从首次多学科会诊后才真正开始。

■ 唇腭裂序列治疗时间表是在多学科会诊基础上制订的。应根据患儿的具体情况（包括全身情况和局部的畸形状况）制订适合该患儿的治疗内容和治疗时间。

■ 患者的评估及治疗顺序应该与患儿总的生长发育状况、医疗以及心理健康需求相一致。

■ 协调员应向患儿家属详细解读治疗时间表，并建立联系，提醒和督促患者及时就诊。

■ 对初次就诊时已错过最佳治疗时机的患者，应即刻进行会诊，制订相应的治疗计划，对于治疗时间表则需要进行适当的调整和补充，以尽快进入序列治疗的环节。

一、唇腭裂序列治疗时间表的内容及争议

唇腭裂序列治疗时间表（time table）是从唇腭裂患儿出生到整个治疗计划完成过程

表 3-5　唇腭裂序列治疗时间表

治疗内容	年龄
早期诊断	胎儿期
咨询与科普教育	胎儿期
父母的心理干预	胎儿期
多学科会诊	出生
序列治疗时间表的制定	出生
唇腭裂孩子的喂养与照顾	0~1 岁
听力学检查	0~3 个月
术前正畸	0~6 个月
Pierre Robin序列征的医疗干预	0~18 个月
唇粘连术（lip adhesion procedure）	0~2 个月
单侧唇裂修复术	3~6 个月
双侧唇裂修复术	6~12 个月
犁骨瓣成形术（VFP）	唇裂修复术同期进行
龈黏骨膜瓣成形术（GPP）	唇裂修复术同期进行
腭裂修复术	8~18 个月
听力的检查与治疗	0~6 岁
软功能运动的训练	1~2 岁
腭裂手术效果的评估	2~3 岁
腭裂二期修复术（如必要）	2~3 岁
幼儿期语音发育的干预	1~3 岁
咽成形术（如必要）	4 岁
评价咽成形术的效果以及对睡眠呼吸的影响	4 岁
上颌骨段扩弓正畸治疗（如必要）	3~4 岁
反颌前牵正畸治疗（如必要）	4~6 岁
语音评估	3~4 岁
语音治疗（如必要）	4~7 岁
学龄前期唇鼻继发畸形整复术（如必要）	5~6 岁
学龄前期的心理干预	5~7 岁
语音评估每半年复诊 1 次并接受相应的语音治疗	4~9 岁
评估腺样体萎缩对腭咽闭合的影响	9 岁左右
学龄期心理干预	7~11 岁
牙槽突裂术前正畸	9~11 岁
牙槽突裂修补术	9~11 岁
牙槽突裂植骨术	9~11 岁
恒牙列期正畸治疗	13~16 岁
青春期唇鼻继发畸形整复术	14~16 岁
正颌外科术前正畸（如必要）	15~17 岁
青春期腭咽闭合功能评估	15~17 岁
正颌外科手术（如必要）	16~18 岁
评价正颌手术前后的腭咽闭合状态	16~18 岁
唇鼻继发畸形二期整复术	16~18 岁
成人期心理干预	成人期
序列治疗效果的终极评估	成人期

中，每项必须的治疗内容在患儿不同的年龄阶段的具体时间安排。目前由于早期诊断技术的进步，唇腭裂诊断已不像以往需在出生后才能确诊，因此，唇腭裂序列治疗时间表的内容也可相应提前到胎儿期。

由于多年来唇腭裂治疗的很多观点一直存在着争议，各治疗中心根据自己治疗的观点和技术，其内容各有取舍，治疗时机也有差异，因此，各唇腭裂治疗中心的治疗内容和时间表是不一样的，也无法统一。这里仅将对目前临床上所涉及的主要治疗内容按照时间做一归纳（表3-5），有些内容可能与一些医师的观点相悖，有些内容可能已被主流观点所否认，但作为参考书的完整性，笔者尽量不做取舍。具体的治疗时间表要根据各治疗中心的技术、特点、理念、条件和经验进行制订。

二、唇腭裂序列治疗时间表的制订

对于病例个案的治疗时间表是在多学科医师会诊讨论基础上，根据该患者的畸形情况和特点所制订的具体治疗时间表。该表格除了治疗内容外，还应该包括就诊的时间、地点、主治医师及联系方式等。唇腭裂治疗中心、各接诊医师、患儿父母各保存一份，建立联系，以保证序列治疗计划的按时实施和完成。

治疗时间表的修订应贯穿整个序列治疗的各个阶段，其决策应该在多学科会诊的基础上进行，并可邀请家长和患者共同参与。

（傅豫川）

第四节 Sequence 8：喂养及营养发育监测

■ 生长发育是婴儿期最基本的生命特征，包括体格发育、内脏器官系统的发育、神经发育及心理发育等。其监测结果可反映患儿生长发育趋势，发现可能影响患儿生长发育的危险因素，及时采取干预措施，减少并发症的发生。

■ 由于唇腭裂患儿生理解剖结构的异常，喂养过程中表现为吮吸费力，呛咳，进食量少，喂养时间延长，患儿进食时消耗能量大，容易引起吸入性肺炎，体重增加缓慢等。

■ 为了使婴儿能够尽快通过进食补充营养、增强体质，喂养照顾及营养发育监测显得至关重要。

■ 喂养是促进唇腭裂患儿体质发育的最佳也是唯一的途径。消除饥饿，增强体质是唇腭裂患儿喂养的目的和原则。

■ 喂养包括：母乳喂养、奶瓶喂养、母乳/奶瓶混合喂养及滴管喂养，甚至鼻饲进食。喂养的关键在于增加饮食的摄入量，维持婴儿正常体重的增长，减少吸入性肺炎发生的概率。

■ 营养发育监测在出生后应每周进行1次，体重变化是婴幼儿营养发育最直接的指标。如有异常应及时就诊，由专科护士进行喂养方面的指导，密切关注患儿的进食时间、进食量及进食后的反应等情况。

腭裂患儿喂养困难的原因主要有：①结构缺陷，由于口鼻腔相通所导致的有效吮吸负压不足和吮吸困难；②不良习惯，舌体后缩导致婴儿在吮吸奶头时位置靠后，以及由于裂隙存在而不能有效地包裹奶头致吮吸困难；③功能不足，软腭长度不足及鼻通气不良所导致的吮吸、吞咽困难；同时由于软腭运动功能的不足，致吞咽过程不协调引起呛咳，导致喂养困难。

喂养是促进唇腭裂患儿体质发育的最佳也是唯一的途径，根据马斯洛需求层次理论，消除饥饿、增强体质是唇腭裂患儿喂养的目的和原则。首先应该鼓励母乳喂养，对母乳量少甚至缺如的母亲则应该奶粉喂养。喂养的途径通常建议直接母乳或是奶嘴喂养，建议较少使用汤匙喂养，因为患儿未进行吮吸而缺少了安全需求层次的部分，不利于其心理发育。

对唇腭裂患儿进行奶瓶喂养要注意以下几个方面：

1. 在喂养时做到耐心、精心。

2. 可选用腭裂专用奶嘴或在奶嘴尖上做一小十字切口，使奶容易流动。选用软奶瓶，在喂奶时稍用力挤压，有利于调整奶液的流量与流速，使其能达到平均的流速，使婴儿可轻易适应液体的流量，减少吞咽的空气。

3. 喂养时应斜抱婴儿，与地面呈 35°~45° 角，这种角度既利于奶液因重力的作用流向奶嘴，也可避免因横抱进食时奶液易从短而直的咽鼓管逆行流入中耳而引起中耳炎。以上身直立、头胸部稍后仰的姿势进食，使其有效发挥正常的咳嗽反射功能，防止吸入性肺炎的发生。

4. 喂奶的奶嘴应使其置于非裂隙侧的颊部内侧而非咽喉处，轻柔的按压瓶身，配合着婴儿的吮吸奶嘴动作，使奶液易于达到舌部，吞咽反射自然而然产生，这样就可达到匀速而有效的喂养。

5. 喂养时婴儿常会把空气吸入胃里，不但会造成婴儿假饱感导致进食量不足，也会引起胃内容物返流、溢奶、腹胀等，增加肺部感染和中耳感染的概率。喂养过程中和喂养之后，家长应把婴儿竖着抱起，轻拍背部，让其打嗝及时排出胃中空气。一般一次喂奶，拍背排气需要重复 4~5 次。

6. 喂养时间应限制在 15~20 分钟，以免患儿产生疲劳。

7. 每次进食过后喂患儿少量温开水以达到清洁口腔的目的。也可用清水棉签清洁口腔及裂口处，认真做好口腔护理，有效预防口腔感染。

（傅豫川）

第五节　Sequence 9：婴儿期的心理干预

■　心理评估与心理干预应由专业的心理咨询师或受过心理专业培训的护士完成。

■　唇腭裂患儿的心理状况在很大程度上与患儿家庭成员（尤其父母）的心理状况密切相关，孩子在初期接触这个世界的时候，父母的心情对孩子的影响尤为重要，因此早期心理干预应从患者父母开始。

- 早期心理干预特别强调家庭的支持以及家庭成员间的相互支持。

- 对于产前诊断发现胎儿患有唇腭裂的孕妇及其家庭成员，应由专业的心理咨询师对其进行心理访谈（必要时进行心理测验），评估其心理健康状况，筛查是否出现应激反应以及确定是否需要进行针对性的心理干预。

- 唇腭裂患儿出生之初，需评估患儿父母及其他家庭成员是否出现创伤后应激障碍以及母亲（产妇）有无产后抑郁症发生，并根据其严重程度进行针对性的心理干预或药物治疗。

- 婴幼儿期唇腭裂患儿的心理评估可采用婴儿气质量表对患儿进行气质类型测评。指导患儿父母及其抚育者要注意及时满足患儿的生理需要，多抚摸、拥抱、亲吻孩子，与婴儿积极互动，建立良好的亲子关系，进而形成安全型的婴儿依恋关系。

（房　维）

第六节　Sequence 10：术前正畸治疗

- 经产前超声检查已诊断为唇腭裂者，应引导父母尽早接受治疗中心的咨询和宣教，这有助于父母了解术前医疗干预及术前正畸的概念和治疗过程，以免耽误或错过术前正畸的最佳时期。

- 就诊时应携带关于身体健康的出院证明（如小孩的发育情况、精神状态、合并畸形等），避免正畸治疗中出现紧急情况而导致危险的发生。

- 对于完全唇腭裂患儿，建议接受 PNAM 的术前正畸治疗进行干预。

- 在患儿第一次就诊时，医师就应指导父母学会使用唇部胶带粘贴。唇部粘贴胶带是术前鼻 - 牙槽塑形技术（PNAM）的必须手段，能产生一种非手术"唇部粘连"的效果，使唇部裂隙程度逐渐减小。

- 模型制取：根据婴儿上颌弓大小选择合适托盘，或用印模膏制作个性化托盘。取印模时需注意上呼吸道通畅情况，以免引起窒息。建议采取上身倒立位或仰卧位，将托盘插入患儿口内制取印模，待材料凝固后再将托盘轻轻取出，检查并清除口内残留的印模材料，再用石膏灌模获得准确的模型。

- 装置的制作和设计：①用蜡填平石膏模型上的倒凹和裂隙；②用丙烯酸树脂根据上颌模型制作腭护板，腭护板要有 2~3mm 的厚度以便于后期调整，前端健患侧基托需制成连续性牙弓外形，唇颊系带处的板边缘要做足够的缓冲；③在腭护板患侧前端以直径 1.0 mm 的不锈钢丝弯制金属支架制成鼻撑，双侧唇腭裂患者需要在两侧裂隙处分别弯制金属支架制成双鼻撑，鼻撑末端以自凝树脂制作支撑穹隆鼻腔面的球状体。

- 装置的戴入和调整：戴入前应仔细检查腭护板边缘，特别是在前庭和后缘处修整可能会刺激软组织的锐边和粗糙表面。戴入时可使用专用粘接剂增加腭护板的黏附力。戴好腭护板之后调整鼻撑的位置和高度，力量适中，以鼻部皮肤轻微变白为宜。最后用防过敏的婴儿胶布粘贴固定于上唇裂隙两侧的唇颊皮肤。

- 嘱咐父母让患儿全天配戴矫治器，并每天取下清洗 2~3 次。

- 每周复查 1 次，调整腭护板。调整腭护板时，磨改裂隙侧基托组织面，以利其外旋；加厚非裂隙侧基托组织面，以利其内旋。逐次增加鼻撑的厚度及高度，以形成良好的鼻翼外形。

- 并发症及解决方法：①胶布长期接触压迫，患儿颊部皮肤常引起皮疹及溃疡。因此，更换胶布前可用温水打湿胶布，轻柔缓慢地揭下，以减小对皮肤的刺激，最好使用"人造皮肤"保护膜，以减少胶布对皮肤的直接刺激。②腭护板的压迫及摩擦容易导致口腔内局部溃疡，每次复诊都应该认真检查患儿的口腔，要及时对腭护板进行适当的修整去除刺激点。③若鼻撑加力太大会使鼻部皮肤黏膜破溃，鼻撑边缘的切迹放置位置不合适也可使这些部位产生溃疡。④要获得良好的矫治效果有赖于患者矫治器的全天配戴，这难免为感染性微生物提供了生存环境，可能会引发念珠菌感染；如果发生了念珠菌感染，可用制霉菌素或者两性霉素进行治疗，但是治疗期间仍需要配戴矫治器。⑤随着年龄增长，患儿会倾向于用手或者舌头排斥矫治器，这也会影响矫治效果。可给患儿配戴手部制动器，或者修改腭护板，以增加固位。

■ 对于唇隐裂和一些轻度不全唇裂的患儿，其鼻翼塌陷，可以在出生后就开始配戴鼻模，矫正鼻畸形。鼻模能够支撑鼻翼塌陷的一边，坚持配戴，能够塑形鼻翼软骨，矫正鼻翼塌陷。

一、术前正畸的历史回顾

婴幼儿期术前矫形技术（presurgical orthopedics）的概念在唇腭裂治疗史上已有几百年历史，国内临床上习惯称为术前正畸治疗，早期的技术观点是后退前颌骨及缩小唇部裂隙。早在 1561 年，Franco 就提出了采用头帽作为支抗牵引前颌骨后退的技术（图 3-6）。1689 年，Hoffmann 提出采用面部捆绑的方法来缩小裂隙并防止术后复裂（图 3-7）。

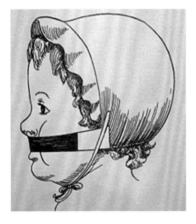

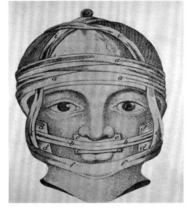

图 3-6　Franco（1561）采用头帽加向后牵引使前颌骨后退

图 3-7　Hoffmann（1689）采用面部捆绑的方法来缩小裂隙

现代唇腭裂术前正畸概念是由 McNeil 于 1950 年提出，他认为唇裂修复术后上颌内缩是不可避免的，因此，应在唇裂手术前开始矫形治疗并保持骨段的位置。他采用的术前正畸装置有整块腭护板和分块腭护板两种形式。之后的 40 年里又相继出现了多种技术，但都未包含矫正鼻软骨畸形，直到 1993 年由 Grayson 等提出的术前鼻-牙槽塑形技术（PNAM）才弥补了这一不足。PNAM 能同时矫正牙槽突、唇部和鼻部的畸形，其最大的改进是增加了鼻撑。这种矫治器不需要完整的鼻底作支持、能控制鼻撑的方向、同时塑形牙槽突和鼻软骨（图 3-8）。

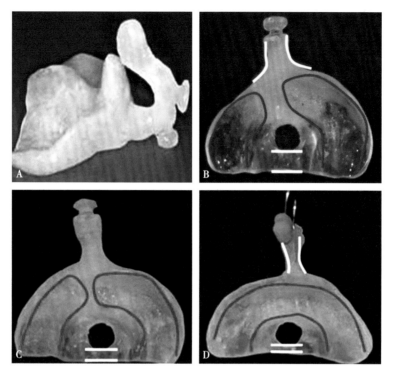

图 3-8　Grayson 的术前鼻 - 牙槽塑形技术

二、术前正畸的意义

在过去的 50 年里，出现了多种术前正畸技术，目的是为唇裂修复术创造条件，提高手术效果（图 3-9，图 3-10）。虽然对于术前正畸的远期效果仍需进一步观察，但 PNAM 的确是唇腭裂序列治疗中一种很好的补充和辅助。

（一）对鼻畸形的矫治意义

唇裂患儿鼻翼软骨形态不像正常儿童那样是拱形的，多为扁平状，表现为鼻翼塌陷，而在出生早期，鼻翼软骨是有可塑性的。利用这一生理特点，通过术前矫形可使原来扁平的鼻翼软骨变成具有正常曲度的拱形。这点尤为重要，因为鼻翼软骨的曲度对鼻部形态的影响重大，而以后通过二期整复手术来改变鼻翼软骨的曲度是非常困难的。术前鼻 - 牙槽塑形技术可显著改善鼻部的对称性，延长鼻小柱，抬高鼻翼，改善鼻外观，且矫治时机进行越早，治疗效果越显著、越持久。

Bennun 等（1999）发现，早期进行鼻部矫正的患者，6 年后患者鼻翼形态良好，鼻孔能保持长久的对称，未出现鼻翼软骨的扭曲塌陷。Maull 等（1999）对比了使用鼻撑和不使用鼻撑的术前正畸，发现使用 PNAM 矫治后，鼻的对称性明显改善，治疗效果可维持到儿童期（5 岁左右）；而未使用鼻撑的患者，到 5 岁左右鼻畸形仍无改善。Liou 等（2004）对 25 例经过 PNAM 治疗，并完成一期唇裂修复术的单侧完全唇腭裂患儿做了为期 3 年的跟踪随访，结果发现，患者鼻部的对称性在术前正畸以后有明显改善，在唇裂术后得到进

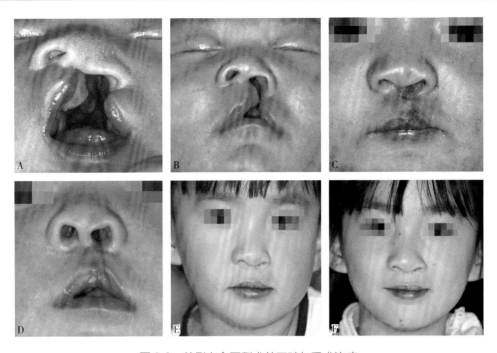

图 3-9　单侧完全唇裂术前正畸与手术治疗
A. 出生 3 天，正畸治疗前；**B.** 出生 3 个月，正畸治疗后；**C.** 出生 3 个月，唇裂修复术后；
D. 术后 1 个月；**E.** 术后 4 年（5 岁）；**F.** 术后 5 年（6 岁）

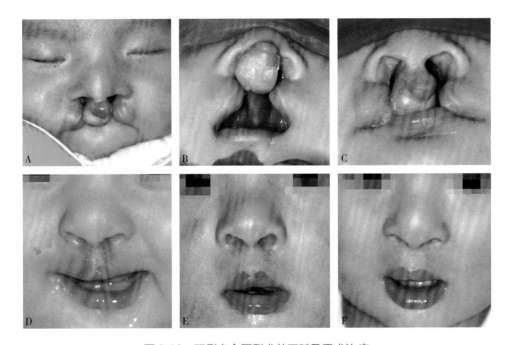

图 3-10　双侧完全唇裂术前正畸及手术治疗
A. 2 个月，正畸治疗前；**B.** 2 个月，正畸治疗后；**C.** 4 个月，正畸治疗后；**D.** 6 个月，唇裂
修复术后；**E.** 术后半年（1 岁）；**F.** 术后 2 年（2 岁）

一步改善，但术后 1 年，患侧鼻翼出现塌陷，对称性受到破坏，之后趋于稳定。他们认为，塌陷的原因在于术后 1 年健、患侧发育的差异，因此建议在进行术前鼻 - 牙槽塑形治疗时尽可能缩窄牙槽突裂隙，术中对鼻垂直向做过度矫正，术后使用鼻模维持鼻形态。

（二）对唇部及牙槽部的矫治意义

术前牙槽塑形可将分开的上颌牙槽骨段引导至正常的位置，当裂隙宽度缩窄靠拢后就有可能形成一个完整骨桥。Hotz（1987）、Santiago 等（1998）的研究发现，术前牙槽塑形可使二期牙槽突植骨率下降至少 60%，并且这一治疗过程不会影响面部生长发育。吮吸对腭护板产生的压力使健侧的牙槽突向患侧靠拢，胶布的粘贴提供外部压力，使上唇和牙槽裂互相靠近，减小鼻底宽度，从而减小上唇在术前和术后的张力，最终可减少瘢痕的形成。

（三）对上颌骨发育的影响

Robertson 等（1983）的研究发现，接受术前正畸的实验组在 10 年后比未接受术前正畸的对照组有更好的面部发育。Grabowski 等（2006）对接受过术前正畸的患者进行长期随访至乳牙列完成期，甚至到青年期（17.3 岁），他们认为在术前正畸的辅助治疗下，经过功能性恢复和恰当的手术，即使唇腭裂患者也能获得良好的生理性的上颌生长。临床观察，接受过术前正畸的病例中虽未发现影响患儿上颌骨发育现象，但长期效果仍有待进一步观察研究。

（四）对早期语音发育的意义

语音前期的发育迟缓是婴儿在腭部裂隙未封闭的口腔环境中无法进行正常发音的必然结果。口鼻腔的相通使发音扭曲（鼻音化），硬腭的缺失使婴儿丧失了一块重要的"语音练习区域"，使舌前部的发音受到了影响。Trost-Cardamone 等（1998）提出了是否可以通过给腭裂婴儿配戴腭护板来促进其语音以及音韵发育的设想，因为腭护板能为婴儿在 Vocal Play 阶段和 babbling 阶段提供一个重要的舌可以接触的构音表面。也有不少学者对腭护板的使用进行了研究，但是腭护板的使用可以确实促进辅音的发育方面的数据却甚少。Dorf 等（1985）报道关于 11 位早期配戴腭护板的患儿的语音研究结果，在这些患儿中，腭护板配戴失败以及手术时间较晚的患儿表现出代偿性发音，而配戴腭护板至腭成形术前的患儿则表现出正常的语音发育。Konst 等（1999）报道了在咿呀学语阶段配戴腭护板对辅音发育的影响，结果表明腭护板的配戴可以促进舌尖音的发育。但是在 Hardin-Joneset 等（2002）的研究中却没有得到相同的结果。Konst 等（2000）的研究结果显示，腭护板的配戴对 2~3 岁患儿语音理解度的提高是有益处的，但这些研究对患儿腭裂术后的构音发育均未报道具体的结果。Suzuki 等（2006）的研究表明，持续使用腭护板至腭裂术前对患儿的语音发育有促进作用，且腭护板的配戴能够阻碍异常的舌体运动，减少腭化构音的出现概率。

综上所述，腭裂术前的干预处理可以促进婴儿语音发育，但是以上文献均未提示腭护板配戴过程中的具体问题（如患者依从性问题，腭护板是否需要更换等问题），而汉语语系的唇腭裂患儿会表现出怎样的发育态势，也无文献报道。

（五）对其他方面的影响

除上述之外，PNAM能阻止舌体习惯性伸入裂隙，避免了对上颌骨发育的不利影响。PNAM可在术前使上唇及鼻部组织获得更好的位置，软组织张力减小，从而减少唇裂术后的瘢痕形成，降低了口鼻瘘及鼻唇畸形发生率。PNAM能使牙槽骨更好的对位，缩小腭部裂隙，为牙齿的萌出提供更好的条件。PNAM另外一个优点是使患者家属主动参与唇腭裂患儿的治疗，增进父母与孩子的感情。

三、关于术前正畸的争议

到目前为止，术前正畸治疗仍存在争议。术前正畸对减轻唇腭裂一期修复术的难度是有帮助的，尤其是对严重的、颌骨异常前突的双侧唇腭裂患儿。争议的焦点是术前正畸对患儿未来的牙颌发育是否有意义，以及频繁复诊的需要和因此而造成的经济负担与治疗获益相比是否值得。

目前多数的观点是，对于完全唇裂，尤其是双侧完全唇裂应接受术前矫形治疗。完全性唇腭裂患儿面中部组织缺损及上颌骨连续性中断，造成面中部肌附着部位及功能异常，这种异常使患儿自出生后就受到外界因素的影响，很快发生组织移位。单侧或双侧唇腭裂移位表现不同，但无论双侧还是单侧都存在裂隙，舌体自然地位于裂隙中，由于舌肌向前上方异常运动，致使牙槽部裂隙逐渐增宽，腭部更加高拱，鼻畸形亦更为严重。为了尽早改变面中部肌的异常牵引和舌体的异常运动，患者在新生儿期行正畸治疗是有意义的。但欧洲一些学者在回顾性比较研究后认为唇裂术前矫形治疗对上颌骨的发育没有显著性差异。

（袁文钧　张晓鲁）

第七节　Sequence 11：Pierre Robin 序列征的早期治疗

- 皮罗序列征（Pierre Robin sequence，PRS）是以小颌畸形、舌后坠，以及上述畸形引起的上呼吸道机械性气道梗阻和喂养困难为特征的一种疾病。

- 初步评估的内容包括：①营养评估；②气道梗阻状况评估；③喂养状况评估；④全身状况评估；⑤基因检查等。

- 根据初步评估结果对患儿病情进行分级，目前常用的分级方法是 Cole 分级法。对于 ColeⅠ级和ColeⅡ级患儿进行宣教后建立随访档案，予以动态观察；对于 ColeⅢ级患儿则需要进行进一步的评估。

- 进一步评估的内容主要包括：①患儿是否具有气管插管指征？②患儿是否需要留置胃管进食？③是否存在舌根水平以下的梗阻如喉软化等？根据进一步的评估结果进行非手术的气道和喂养干预，如放置鼻咽气道、留置胃管、CPAP 治疗等，对于严重的患儿甚至需要气管插管以机械辅助通气治疗。

◼ 皮罗序列征患者家属在初次就诊时就应被告知予以患儿侧卧或俯卧睡眠。在营养师的帮助下，为患儿制订喂养方案并对喂养方法进行指导。喂养时采用少量多次，滴管或汤勺喂养的方法。

◼ 皮罗序列征患儿的重度影响是在婴儿期，因为年龄较小，并处于生长发育中，因此皮罗序列征的治疗应充分考虑到患儿的具体情况。应优先采用非手术治疗，并对治疗效果进行动态的评估，尽量避免手术治疗。

◼ 在采用非手术的气道和喂养干预后再次对患儿的呼吸和喂养状况进行评估。如评估结果良好则继续相关治疗，并对患儿体重增长状况进行定期随访，否则需要考虑手术治疗。由于气管插管以及鼻咽通气管不能长期放置，因此如患儿度过危险期后不能脱离人工气道自主呼吸，也需要考虑手术治疗。

◼ 在手术治疗前，需要进行电子鼻咽镜的检查，对患儿气道梗阻的部位进行确认，评估是否存在舌根水平以下的气道梗阻，对于严重的喉软化患者，需耳鼻咽喉科医师协助治疗。

◼ 如经过严密评估，需要进行双下颌骨牵引成骨治疗的患儿，应尽量减少其手术创伤，对截骨线的设计及牵引器的摆放应预先考虑，尽量缩短手术时间。

◼ 对于不影响呼吸的皮罗序列征患儿其腭裂手术时间一般不需推后，可按照非综合征腭裂患儿的治疗程序在1岁以内完成。但是在术前需要进行多导睡眠监测以及电子鼻咽镜检查，如患儿多导睡眠监测结果为轻度，并且电子鼻咽镜检查未见严重的喉软化等症状，则手术可顺利进行。

◼ 皮罗序列征患儿的腭裂手术方法选择应尽量避免过度的延长软腭，应在关闭裂隙的基础上重建提肌吊带即可。舌系带过短的患儿不宜与腭裂修复术同期矫正，避免舌后坠影响呼吸。

由于皮罗序列征在唇腭裂治疗中的特殊性，故特别将皮罗序列征纳入唇腭裂序列治疗的 Sequence 系统并独立论述。

皮罗序列征（PRS）是由法国医师 Pierre Robin 于1923年提出并命名的一种先天性疾病。临床特征通常被描述为小颌畸形、舌后坠，以及由上述畸形引发的上呼吸道机械性气道梗阻和喂养困难，约58%~90%的患儿伴有腭裂（图3-11）。皮罗序列征本身并不是单一的综合征，而是由一系列具有因果关系的疾病组成，因此目前多称为"序列征"。

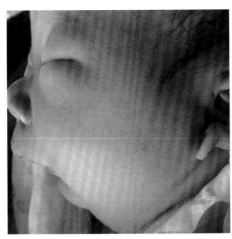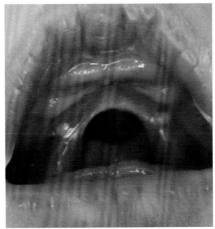

图 3-11　Pierre Robin 序列征

一、皮罗序列征的临床特点

1. **小颌畸形** 发育不良的下颌骨无论在垂直方向还是前后向都是短小的，同时，发育不良的下颌骨也导致颏点的后缩。

2. **舌后坠** 舌体的形状和位置与下颌骨的形态密切相关。由于下颌骨发育不足，口腔空间较小，舌体的位置相对靠向咽腔，但舌体大小并没发生变化，因此舌体占用了过多的咽部空间，继而导致口咽气道的梗阻。

3. **气道梗阻** 皮罗序列征的气道梗阻常表现为不同程度的上呼吸道吸气性梗阻，可出现明显的三凹征，影响患儿的睡眠。需要注意的是，并不是所有的皮罗序列征患儿的睡眠呼吸困难都会出现打鼾的症状，所以不应仅仅以打鼾与否来判断患儿的睡眠呼吸状况。皮罗序列征还有可能合并中枢性呼吸暂停、咽部松弛、喉软化和食管运动障碍等，继而加重气道梗阻症状。

4. **喂养困难** 呼吸窘迫、吮吸功能差、吞咽功能差，三者协同作用，导致皮罗序列征婴幼儿的喂养困难。反复的呼吸道堵塞使得患儿无法正常睡眠，而睡眠减少使患儿的代谢增加，热量需求增加。皮罗序列征婴幼儿往往进食缓慢，而且由于进食不断打嗝和食物返流，影响了患儿的食欲，最终可能导致厌食。因无法及时补充消耗的热量，限制了体重增加。

5. **U 形腭裂** 通常皮罗序列征患儿典型的腭裂为不完全性腭裂，呈宽的 U 形或者马蹄形，而不是单纯性腭裂常见的 V 形。皮罗序列征是否一定会伴发腭裂，一直存在争议。有学者报道，皮罗序列征患儿的腭裂发生率为 58%~90%，有些患儿虽然没有腭裂，但却存在其他的腭部畸形。

二、皮罗序列征的评估与分级

（一）皮罗序列征的评估

评估主要是针对其呼吸道梗阻状况、喂养状况及全身营养状况三个方面。

1. **气道评估** 鼻咽纤维镜或者支气管纤维镜的检查可以帮助医师确定梗阻的位置，CT 平扫 + 气道重建、多导睡眠监测（polysomnography）等手段可以进行客观的评估（图 3-12）。

2. **喂养状况评估** 常用的指标包括低于生理需要量的进食；单次喂养时间超过 20~30 分钟；疲劳、呛咳且堵塞等事件的发生频率等。电视透视下吞咽功能测试以及吞咽时的纤维内镜检查在喂养状况评价中有一定的意义。

3. **营养状况评估** 最直接的评估指标是患儿的体重。

4. **其他评估** 食管功能的评估、胃食管反流的检查以及基因检查等对该序列征的严重程度判断也有帮助。

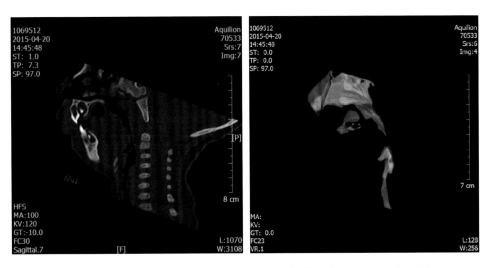

图 3-12　CT 平扫 + 气道重建可见舌后坠，气道重建可见口咽气道中断

（二）皮罗序列征的分级

根据对呼吸状况和气道状况进行评价的结果，可对皮罗序列征患儿的病情进行分级。1988 年 Couly 等首次提出了皮罗序列征的分级方法，该方法被 Caouette-Laberge 等和 Cole 等分别于 1994 年和 2008 年进行了改进。Cole 分类方法是根据患儿呼吸状况和喂养状况进行的分级。

I 级：在平卧状态下无气道梗阻，偶有舌后坠，喂养状况良好。

II 级：仰卧时间歇出现轻度的气道梗阻，侧卧时梗阻消失；持续的舌后坠；喂养时会出现呼吸困难。

III 级：仰卧时表现为中度到重度的气道梗阻，侧卧时仍间歇有气道梗阻；持续的舌后坠；不能够经口喂食。

三、皮罗序列征的治疗

由于发病对象为新生儿，所以在对皮罗序列征患儿进行治疗时，需要充分考虑患儿的身体状况以及治疗手段对其生长发育的影响。治疗方法的选择应遵循从无创到有创，从微创到高创的原则。在制订治疗措施前，需要进行谨慎和完善的评估，并对患儿的生长发育进行动态的检测。必须指出的是，皮罗序列征的治疗目的是以改善患儿呼吸和进食状况，促进患儿生长发育为主，而不是以改善牙颌畸形为目的。皮罗序列征患儿常存在病情反复的情况，因此长期的、动态的随访必不可少。

（一）非手术治疗

皮罗序列征中 70% 的病例都属于 Cole 分类 I 级，俯卧和侧卧睡眠即可解决呼吸睡眠暂停的问题。采用合适的喂养方法，很多患儿也可以正常的喂养，并且不需要做其他任何处理。

对于 Cole 分类 II 级的患儿，侧卧和俯卧后仍存在上呼吸道梗阻症状的患者，需对患者进行睡眠监测。如呼吸睡眠暂停为轻度的患者可以不需特殊处理，予以患儿鼻饲胃管，密切观察患儿体重变化即可。如呼吸睡眠暂停为重度，可放置鼻咽通气管来改善呼吸。

鼻咽通气管的长期放置可以解决很多患儿的气道问题。但是鼻咽气道建立以后的护理较为繁琐，虽然妥善的固定头部或面部可以限制鼻咽通气管的移动，但是仍有错位和脱管的危险。患儿在住院期间由专科护士护理，因此可以基本解决上述问题，但当患儿出院后在家庭中常会出现护理不周而导致置管失败的情况。因此不宜长期安放鼻咽通气管，但鼻咽通气管可以在手术前短期放置以改善患儿的营养状况，提高患儿对手术治疗的耐受。

其他的非手术治疗手段还包括 CPAP 治疗以及腭护板的制作等。Daniel 等（2014）对 39 例采用 CPAP 治疗的皮罗序列征患者进行了临床研究，证明 CPAP 治疗对于一些皮罗序列征患儿是有效的。腭护板的应用主要是对伴有腭裂的皮罗序列征患儿的喂养状况进行改善，可起到一定的效果。

（二）手术治疗

如果非手术的气道管理不能缓解气道堵塞和改善喂养困难症状，则需要手术治疗。目前常用的手术方法有唇舌粘连、下颌骨牵张成骨术及气管切开术等。以往，气管切开术是治疗皮罗序列征的重要手段之一，由于长期气管置管导致多种并发症如气管狭窄等，使人们逐渐放弃了这种方法。但是对于一部分极重度的患者，插管困难、梗阻严重，仍需进行气管切开。

唇舌粘连是由 Shukowsky 于 1911 年首次提出的一种解决呼吸梗阻的方法，20 世纪中期被 Douglas 推广，其间也有学者提出了一些改良方案。常用的唇舌粘连手术方法是在舌腹部及下颌前庭沟处制备矩形瓣，以肌肉的贯穿缝合和矩形瓣的瓦合式缝合进行唇舌粘连，并且通过在舌后部缝合一根保留缝线，上面固定一个纽扣，缝线穿过舌根、贯穿舌体、固定于颏下皮肤表面（图 3-13）。

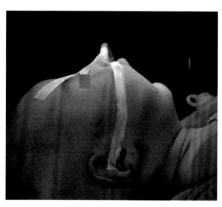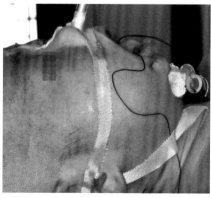

图 3-13　唇舌粘连术

关于解除唇舌粘连最适当的时机尚有争议，一些医师主张在腭裂修复中同时行唇舌粘连松解术，可减少患儿的麻醉次数。另外一些医师则认为，术前的多导睡眠图及内镜检查有助于预测唇舌粘连松解后患儿保持呼吸道通畅的能力，在腭裂修复术前解除唇舌粘连，有助于预测一旦腭裂关闭后呼吸道能否保持通畅。此外，随着上、下颌骨的同步发育和神经系统的不断成熟，以及舌、食管运动显示出正常化，就可以准备解除唇舌粘连问题。很少有唇舌粘连松解后还需要行气管切开术或下颌骨牵引来解除呼吸道堵塞的情况。Argamaso（1992）对患儿应用内镜和（或）多导睡眠图监测进行全面的术前术后评估，唇舌粘连术可使80%~100%的患儿气道堵塞得到缓解。

唇舌粘连术是否会限制患儿在进食时舌的正常运动，从而妨碍食物的正常输送呢？研究发现，事实上舌体悬吊后大多数患儿随着气道堵塞的缓解，喂养也随之改善。有些学者担心将舌固连在一个非解剖位置会导致患儿的语音发育有所延迟，但是目前的研究表明在舌体悬吊术后，可能出现暂时的语音延迟，当粘连解除后，语言功能会迅速恢复，达到正常。唇舌粘连术最大的缺点是粘连处容易裂开，另外对于有些病例唇舌粘连术并不能有效地解除上呼吸道阻塞，而且这种唇舌粘连术后通气不稳定的情况在伴发其他综合征的皮罗序列征患儿中更为常见，因此，一些医师喜欢首选气管切开术或下颌骨牵引成骨术。目前已发现接受长期气管切开术的儿童在接受和表达语言方面有明显的滞后。

下颌骨牵引成骨术是由McCarthy于1989年首先提出的，目前已成为一种治疗皮罗序列征导致的气道梗阻的有效方法。下颌骨牵引成骨术后，随着下颌骨长度的延长，口底肌肉牵拉着舌根向前移动，从而解除由于舌后坠引起的气道梗阻，改善患儿的睡眠呼吸状况以及吞咽功能（图3-14）。Rachmiel等（2014）认为，下颌骨牵引成骨术的适应证是梗阻部位靠近舌根水平，体位改变以及其他保守治疗无法充分改善其睡眠呼吸状况，或者无法脱离机器辅助呼吸的患儿。

需要指出的是，由于下颌骨牵引成骨术的手术风险较高，有诸多可能的并发症发生，如恒牙损伤、牵引器脱落、意外骨折、下牙槽神经损伤、骨不连、感染以及术后瘢痕等。另外，下颌骨牵引成骨术对下颌骨发育的影响尚不明确。因此，采取这种方法治疗皮罗序

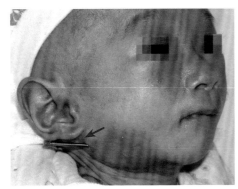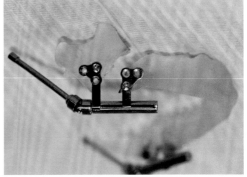

图3-14 下颌骨牵引成骨术

列征患儿之前，需要进行完善的评估以明确手术指征。在手术治疗前通常需要行支气管纤维镜检查、睡眠监测和 CT 扫描、计算机辅助气道重建等。支气管纤维镜检查可以明确活动状态下的气道狭窄部位，也可以发现牵引成骨术治疗的禁忌证，包括会厌软骨松弛及横勹肌的下垂，口咽部的环形缩窄，喉软骨软化症等。多导睡眠图也是评价呼吸道堵塞严重程度的重要客观指标，反复出现血氧饱和度低于 80% 是需要治疗的重要指征。当前应用快速 CT 扫描，计算机辅助气道重建可以得到 3D 的气道图像，对评价呼吸道内部结构非常重要。Flores 等（2014）认为，经过团队评估，约有 8% 的皮罗序列征患者需要手术。

手术方法的选择目前尚缺乏客观的指征。有研究显示下颌骨牵引成骨术在改善气道和喂养方面优于唇舌粘连术，但是下颌骨牵引成骨术的手术创伤、手术风险和费用又明显高于唇舌粘连术。在美国有学者调查显示，不同的治疗中心会根据医师的个人经验来选择采用唇舌粘连术还是下颌骨牵引成骨术，甚至是气管切开术。

（崔颖秋　王洪涛）

第八节　Sequence 12：麻醉前评估及小儿麻醉

- 唇腭裂手术邻近气道操作，为提高安全性，目前唇腭裂的系列手术均采用气管内插管全麻。

- 组建一个具有丰富经验的包括外科医师、麻醉医师、护理人员在内的评估团队。团队成员应熟悉术前准备，详细深刻的理解唇腭裂相关解剖、生理和并发畸形对麻醉的影响。详细了解患儿的全身情况，评估麻醉风险，预知潜在的并发症及处理方法，最大限度地减少患者的手术风险。

- 全面回顾病史，包括一般情况、生命体征、现病史及既往史，有针对性的进行体格检查，以及与患者及其家属充分沟通。

- 术前评估除了对一般情况评估外，还需特别注意气道的发育异常及是否存在相关的综合征。唇腭裂患儿合并先天性心脏病也是个不容忽视的问题，所以术前心内科医师会诊或超声心动图的检查是很有必要的。

- 插管方式的确定，气管套管的大小，可能的暴露不良等，均应详细的记录和评估。

- 估计所需要的麻醉时间，对于可能超过 3 小时的手术，应做好风险预案，包括液体维持、抗生素的管理、麻醉后体温的控制等。

- 早产低体重患儿、急性上呼吸道感染的患儿、先天性心脏病患儿、罹患综合征的患儿、呼吸道畸形的患儿等，属于较大麻醉风险的规避和预警范畴。

- 罹患上呼吸道感染的患儿，应该推迟到感染痊愈 2~3 周以后，气道反应性恢复正常再行手术。

- 吸入诱导和静脉诱导都可用于唇腭裂患儿，但所有预计气管插管困难的患儿，都宜选择吸入诱导。

- 用于唇腭裂修复术最好是异型气管导管，或者是钢丝气管导管。异型气管导管可正好置于腭裂开口器的压舌板下，也可牢牢固定于唇裂修复术时的下唇中央，既有利于导管的固定，又不干扰手术，因此广泛用于唇腭裂修复手术。

- 唇腭裂修复术的麻醉维持可以选择吸入麻醉，也可选择静脉麻醉，或者静脉 - 吸入复合全麻。目前婴幼儿采用紧闭式循环通气模式已普遍应用于临床，因此可采用此种模式控制呼吸，既可以保证充分氧供，又可以防止二氧化碳蓄积所致的血管扩张，从而减少术中出血。

■ 全麻苏醒应力求平稳，以减少患儿躁动和出血。气管拔管前，麻醉医师应详细检查口腔、舌体、悬雍垂，必要时可用软喉镜来检查口咽部，充分吸引积血及清除口内残留敷料后再行拔管。

■ 术后对患儿呼吸道梗阻及出血的监测是非常重要的，也是降低麻醉意外的一个重要环节。

一般认为，约有70%唇腭裂患者仅表现为单纯的唇腭裂畸形，但唇腭裂同时合并其他畸形或综合征型唇腭裂也并不少见。往往是唇腭裂畸形越严重，合并其他畸形的概率就越大，其中以颜面、四肢、脊柱和心血管系统畸形较多见。这些患儿接受手术治疗时，会给麻醉医师带来很大的挑战，因为这些综合征特有的头颈部解剖异常或者心血管畸形会造成中度到重度的气道管理和循环管理困难，麻醉医师必须对这些解剖和生理功能障碍非常熟悉，才能在围术期管理中做到胸有成竹，有的放矢。

一、唇腭裂患儿的一般情况

（一）营养状况

新生唇腭裂患儿因吮吸和吞咽障碍难以喂养，通常会导致患儿营养不良以及贫血。在医疗和护理资源比较丰富的国家，可以通过改进喂养工具和喂养流程来解决，帮助父母和监督父母进行合理专业的喂养可以增加患儿的体重和健康。贫血可以通过口服铁剂来治疗。即便如此，仍然有不少患儿在准备接受手术时体重仍不足或贫血，虽然Gunawardana等（1999）认为，患儿的血红蛋白不低于8~10g/dl，其围术期并发症的发生率不会增加，但正常范围的血红蛋白含量有利于维持患儿较高的氧储备，提高耐受有可能发生的缺氧的能力。

（二）呼吸道感染

由于先天性的解剖异常，上呼吸道屏障被破坏，唇腭裂患儿很容易罹患上呼吸道感染和耳道感染，如果继续发展，还会并发下呼吸道感染。唇腭裂患儿发生急性上呼吸道感染的概率较高，一旦发生，则应推迟手术，这是因为上呼吸道感染患儿接受唇腭裂修复术时发生呼吸道并发症的概率要远远高于非上呼吸道感染患者。

（三）合并畸形

唇腭裂患儿可能合并其他先天性畸形。Duarte等（1999）报道，唇腭裂患儿并发其他畸形的发生率为27.5%，其中最多见的是面部畸形和心血管系统畸形。Barbosa等（2003）报道唇腭裂患儿合并先天性心脏病的概率为9.5%，相较于一般婴儿中不到1%的患病概率要高出许多，属于某些综合征的患儿罹患先天性心脏病的概率（21.4%）明显大于非综合征患儿（8.5%）。先天性心脏病类型最常见的是单纯的室间隔缺损、房间隔缺损或者二尖瓣脱垂，不过也有些合并青紫型先天性心脏病。David等（2007）总结归纳了腭裂患儿合并其他畸形的一些综合征，并列出了麻醉时需要注意的问题，这给麻醉医师处理这类患儿的麻醉提供了参考和帮助（表3-6）。

表 3-6　腭裂相关综合征的特点及麻醉关注点

综合征	疾病特点	麻醉关注点
先天性多发性关节挛缩症	肢体挛缩，关节僵硬，10%伴有先天性心脏病	张口受限导致插管困难，预防性应用抗生素，小心安置和转运
Beare-Stevenson 综合征	颅缝早闭，脑积水，后鼻孔闭锁，面中份发育不全，眼球突出，眼距过宽	气管狭窄，颈椎畸形，通气困难（后鼻孔闭锁），插管困难，保护颈部
Beckwith-Wiedemann 综合征	先天性脐疝，巨舌，巨人症，低血糖症	输注葡萄糖并监测血糖水平，腭裂修复的同时需行舌体缩小术
CATCH 22（腭心面综合征）	心脏畸形，面容畸形，胸腺发育不全，低钙血症	困难气道，预防性应用抗生素，处理低钙血症
Cornelia de Lange 综合征	生长发育迟缓，四肢短小，小颌畸形，智力低下，15%伴有先天性心脏病	插管困难，预防性应用抗生素
Down（唐氏）综合征	身材矮小，智力低下，巨舌症，颈椎不稳定，声门下狭窄，50%伴有先天性心脏病	插管困难，保护颈椎，注意气管导管型号，预防性应用抗生素
EEC 综合征	先天性缺指（趾），外胚层发育不良，少汗症，慢性呼吸道感染	营养不良，贫血，体温控制问题，插管困难，小心安置转运，慎用阿托品
Kabuki（歌舞伎）综合征	颜面及骨骼畸形，肌张力异常，先天性心脏病，内脏及泌尿生殖系畸形，易感染	插管困难，谨慎使用肌松药，预防性应用抗生素，严格无菌操作
King 综合征	先天性心肌病，恶性高热体质	预防恶性高热
Miller 综合征	下颌骨畸形，肢体异常，肾脏畸形	困难气道
多发性翼状胬肉综合征	舌系带短缩，颈蹼	随年龄增长困难气道加重，恶性高热相关
Nager 综合征	颧骨发育不良，小颌畸形，先天性心脏病，桡骨发育异常，拇指缺失，脊椎异常	张口受限，严重困难气道，保护颈椎，预防性应用抗生素
耳-腭-指综合征	颅骨畸形，听力丧失，脊椎缺陷	可能脑干受压，导致术后呼吸抑制
13 三体综合征	小头，智力障碍，小颌畸形，先天性心脏病	困难气道，预防性应用抗生素
Pierre-Robin 序列征	小颌畸形，舌后缀，呼吸困难	困难气道，术后通气障碍
Seckel 综合征	鸟样面容，侏儒症，小头畸形，可能有声门狭窄	困难气道，监测术后通气情况
Smith-Lemli-Opitz 综合征	生长发育不良，小头畸形，精神发育障碍，先天性心脏病，肾脏畸形，肌张力减退，胃食管反流，胸腺发育不全，容易感染	可能困难气道，术中肌强直，体温控制问题，预防性应用抗生素
Stickler 综合征	面中份发育不全，小颌后缩畸形，满月脸	困难气道（面罩通气和插管都困难）
Walker-Warburg 综合征	小颌畸形，肌张力减退，智力障碍	困难气道，术后通气不足
18 三体综合征	肺发育不全，巨颌，先天性心脏病	困难气道，通气障碍，预防性应用抗生素

二、唇腭裂患儿的麻醉前评估

与成人不同，包括唇腭裂患儿在内，婴幼儿在气道解剖上都有一些共同特点，主要表现为：①头大颈短，颈部肌肉发育不全，易发生上呼吸道梗阻；②鼻腔狭窄，且易被分泌物、水肿的黏膜、血液所阻塞或者被不适宜的面罩所阻塞，出现上呼吸道梗阻；③口小舌大，咽部相对狭小、垂直，易患增殖体肥大和扁桃体炎；④喉头位置较高，最狭窄的部位在环状软骨水平，能通过声门的气管导管不一定能通过最狭窄处；⑤气管分叉位置较高，双侧主支气管与气管的成角基本相等，行气管内插管过深时，进入左侧或右侧主支气管的概率接近；⑥肺组织发育尚未完善，且纵隔在胸腔内占据较大空间，限制了吸气时肺脏的扩张，因此呼吸储备能力有限，但肺间质发育良好，血管组织丰富，毛细血管与淋巴组织间隙较成人宽，造成含气量少而含血较多，故易于感染；⑦胸廓相对狭小呈桶状，肋间肌不发达，呼吸主要靠膈肌上下运动，易受腹胀影响。

唇腭裂患儿除了具备这些共同特点外，还存在明显的呼吸道解剖异常以及合并其他畸形的可能性。术前评估除了对一般情况评估外，还需特别注意其是否存在相关的综合征，因为这些对于麻醉医师是非常重要的。Pierre Robin 序列征、Goldenhar 综合征以及 Treacher-Collins 综合征患儿均存在下颌发育不全，这类患儿在常规麻醉诱导下都可能会出现极为严重的气管插管困难，甚至面罩通气困难，以及术后的呼吸道梗阻。有些患儿存在颈椎异常，如 Klippel-Feil 综合征，因头部运动受限，可能出现气管插管困难。有些患儿可能存在颈椎不稳定，如唐氏综合征，应避免神经损伤。Mallempati 评分常用于对成人气管插管困难程度进行评估，但对于婴幼儿则可靠性较差。不能简单地以患儿以往的麻醉经历来评估是否存在着气管插管困难，因为随着患儿的生长发育，情况会有所改变，比如单纯腭裂患儿气管插管难度会随着年龄的增长而变得容易，而 Goldenhar 综合征患儿则逐渐变得困难。

唇腭裂患儿合并先天性心脏病也是不容忽视的问题，尤其是单纯腭裂患儿和综合征型患儿。不是每个患儿在就诊前都有是否患有先天性心脏病的病历记录，所以术前心内科医师会诊或超声心动图的检查是很有必要的。合并先天性心脏病的患儿即使已接受过缺损修复术，术前一般都应该预防性应用抗生素。合并发绀型先天性心脏病、亚急性细菌性心内膜炎、心脏瓣膜病的患儿应在专科治疗痊愈后方能进行全麻手术。

唇腭裂婴幼儿总是频繁地罹患上呼吸道感染，外科手术会增加发生呼吸道并发症的风险，尤其是严重畸形的患儿更是如此。因此，罹患上呼吸道感染的患儿，应推迟到患儿痊愈 2~3 周以后，气道反应性恢复正常再行手术。

三、唇腭裂修复术的麻醉管理

唇腭裂手术邻近气道操作，为提高安全性，目前这类手术均采用气管内插管全麻。

（一）麻醉诱导

吸入诱导和静脉诱导均可用于唇腭裂患儿，但所有预计气管插管困难的患儿宜选择吸入诱导，且只有在确认维持面罩通气无困难后才能使用肌松药。七氟醚是目前小儿诱导时使用最多的吸入麻醉药，如果合用笑气则诱导速度加快。异丙酚则是静脉麻醉诱导最常用的药物，对于麻醉前预测没有插管困难的患儿可以选择异丙酚辅以肌松药诱导麻醉。

（二）气管插管

用于唇腭裂修复术最好是异型气管导管，或者是钢丝气管导管。异型气管导管可正好置于腭裂开口器的压舌板下，也可牢牢固定于唇裂修复术时的下唇中央，既有利于导管的固定，又不干扰手术，因此广泛用于唇腭裂修复手术。

唇裂手术时，固定和放置气管导管应注意避免扭曲唇裂部组织影响手术操作，如果遇到裂隙很宽的患儿，可以包裹一块湿纱布置于裂隙处，既方便插管，又可以防止置入喉镜时损伤黏膜。

腭裂手术时，喉镜凸缘叶常会嵌入裂缝中，使喉镜在喉部移动困难，并可能对咽喉组织造成损伤、出血。采用低凸缘的弯镜片，如 Robert-Shaw 或 Oxford 镜片有助于解决这一问题。但多数情况下，在口咽腔有足够空间的小儿中，使用标准的直型 Miller 镜片已能满足需要。对于唐氏综合征、Nager 综合征等可能有颈椎不稳定的患儿，插管时应高度警惕，避免神经损伤。气管插管后应注意头部屈曲可导致导管尖端误入一侧支气管，而头部后伸可导致导管尖端滑出声门或漏气。腭裂手术时置入开口器时也应该严密监测通气，及时发现导管扭结或移位。

困难的气管插管多见于某些综合征的患儿，例如 Pierre Robin 综合征，小下颌和高喉头等。这些患儿在喉镜下常常无法窥见会厌和声带而造成插管困难。较大的舌体嵌于腭部裂隙中还有导致气道完全阻塞的可能，而已有慢性气道阻塞的患儿在插管过程中对缺氧的耐受力极差，将会在短时间内导致去氧饱和的发生。遇到这类患儿，麻醉诱导前应准备好所有应对小儿困难气道的工具，如鼻咽通气导管、口咽通气导管、喉罩、喉管、环甲膜穿刺包等。插管时最好维持患儿自主呼吸和足够的麻醉深度。吸入诱导后，静脉给予利多卡因或小剂量的异丙酚可以有效预防插管时的呛咳和屏气。对于特别严重的小颌畸形，普通喉镜下窥喉几乎是不可能的，推荐早期置入喉罩引导插管或采用视频喉镜窥喉以及纤维支气管镜引导插管。如果术前评估不足，诱导后出现面罩通气困难，应迅速置入喉罩或喉管，甚至环甲膜穿刺来控制气道。近年来，用于婴幼儿的视频喉镜及纤维支气管镜已应用于临床，使我们在麻醉诱导插管方法上有了更多的选择余地，但并不意味着可以放松警惕，任何时候对于困难气道的评估和必备应急工具的准备都是必须的。

（三）麻醉维持

唇腭裂修复术的麻醉维持可以选择吸入麻醉，也可选择静脉麻醉，或者静-吸入复合全麻。无论是哪一种麻醉维持方法，都应该保证患儿苏醒迅速并清醒拔管。因此，七氟醚吸入麻醉或者异丙酚、瑞芬太尼复合静脉麻醉是比较常用的两种麻醉维持方法。Steinmetz等（2007）的研究表明，相对于吸入麻醉而言，静脉麻醉的患儿有着较慢的心率和较高的血压以及较短的拔管时间。随着麻醉机技术以及吸入麻醉的发展，目前婴幼儿采用紧闭式循环通气模式已经没有顾虑，并普遍应用于临床。因此，唇腭裂修复术中也不必保留自主呼吸，宜采用控制呼吸，既可以保证充分氧供，又可以防止二氧化碳蓄积所致的血管扩张，从而减少术中出血。

（四）气管拔管

唇腭裂修复术，尤其是腭裂修复术，全麻苏醒应力求平稳，停药时应给予阿片类镇痛药物，避免因痛觉迅速恢复导致患儿躁动，增加口内出血的风险。气管拔管前，麻醉医师应详细检查口腔、舌体、悬雍垂，必要时可用软喉镜来检查口咽部，充分吸引积血以及清除口内残留敷料。腭裂修复术时，长时间置入开口器有时会导致舌体肿胀，这对于困难气道如 Pierre Robin 序列征患儿来讲是非常危险的，因此这类患儿应推迟拔管或转入 ICU 直至肿胀消除，不再有气道梗阻危险为止。

四、术后管理

唇腭裂手术毗邻呼吸道，而且手术后创面组织水肿、舌后坠等易造成急性气道梗阻的发生。因此，一些外科医师会在手术结束后在舌体上缝线以便在术后呼吸困难时早期牵拉舌体以保证呼吸道通畅。当然，也可以置入柔软且大小合适的鼻咽通气导管来解决舌根后坠以及腭裂修复术后组织肿胀所致的呼吸道梗阻。为避免损坏修复创面，应尽可能地减少口内吸引和放置口咽通气道。

手术后对于患儿呼吸道梗阻以及出血的监测是非常重要的，尤其是对于困难气道患儿，一旦发生紧急情况，必须马上解除梗阻或再次气管插管。

此外，良好的术后镇痛对于减少唇腭裂患儿的术后并发症也是很有益处的，除了静脉给予阿片类药物，唇裂术中辅以双侧眶下神经阻滞麻醉、腭裂采用术中局部浸润麻醉，术后辅以阿片类药物、非甾类抗炎药物等多模式镇痛方法也可起到很好的镇痛效果。

（张铁军　黄丽丽）

第九节　Sequence 13：唇裂术前评估

- 通过术前评估获得唇裂及唇裂鼻畸形准确的原始数据。
- 唇裂的畸形特点及畸形程度决定了手术的设计。
- 唇裂畸形的术前评估一般直接进行活体测量，测量工具包括直尺、量角器、分规、游标卡尺等。精确数据的获得也可在全麻后的手术前进行。
- 测量内容包括上唇宽度、上唇高度、唇部面积、唇部裂隙宽度、外侧臂长度、内侧臂长度、红唇厚度、鼻底裂隙宽度、鼻底宽度、鼻小柱高度、鼻小柱宽度等。
- 填写并完成唇裂术前畸形情况评估表（表 3-7）。

表 3-7　唇裂术前畸形情况评估表

唇裂术前畸形情况评估表
Cleft Lip Deformity Assessment Before Surgery Table

分类	
编号	

姓　名：＿＿＿＿＿＿　性别：＿＿＿　出生时间：＿＿＿＿＿＿　身份证号：＿＿＿＿＿＿＿＿

父亲姓名：＿＿＿＿＿　联系电话：＿＿＿＿＿　母亲姓名：＿＿＿＿＿　联系电话：＿＿＿＿＿

家庭住址：＿＿＿＿＿＿＿＿＿＿＿＿＿＿＿＿＿＿＿＿＿＿　邮编：＿＿＿＿＿＿

统一编码：□□□□□□□□□□□

测量内容	测量值	测量内容	测量值	测量内容	测量值	测量内容	测量值
健侧唇宽	mm	健侧内侧臂	mm	健侧鼻底宽度	mm	健侧鼻小柱高度	mm
裂侧唇宽	mm	裂侧内侧臂	mm	裂侧鼻底宽度	mm	口角宽度	mm
健侧唇高	mm	唇峰落差	mm	鼻尖突度	mm		
裂侧唇高	mm	唇部裂隙宽度	mm	裂侧鼻小柱高度	mm		

鼻部：

鼻尖不居中	□	鼻翼塌陷	□	鼻底缺失	□
鼻小柱过短	□	鼻翼外侧脚向外延展	□	鼻堤低凹	□
鼻小柱偏斜	□	鼻孔大小不对称	□	鼻中隔偏曲	□
鼻翼软骨扁平	□	鼻孔轴线不对称	□	下鼻甲肥大	□

唇部：

单侧裂开	□	红唇、白唇裂	□	唇部裂隙宽度＞12mm	□
双侧裂开	□	红唇、白唇、鼻底裂	□	鼻底裂隙宽度＞8mm	□
红唇裂	□	唇峰错位＞5mm	□	前唇过小	□

颌骨：

上颌骨发育不全	□	裂隙两侧骨段矢状错位＞5mm	□	前颌骨前突或扭曲	□

绘图描述：

医师签名：　　　　　　　　年　月　日

（傅豫川　钦传奇）

第十节　Sequence 14：唇裂修复术

- 外科手术是科学与艺术的结合，而科学与艺术的境界是没有止境的。这句话在唇裂修复术中体现得更为明显。熟练掌握唇裂修复术基本操作及其技术要点是至关重要的。

- 因为唇裂修复术是颌面部最为精细的整复手术之一，所以手术器械及材料都要求有较高的品质，如手术刀、手术剪、手术镊及缝针、缝线等。通常，唇裂修复术操作应在 2~3 倍的手术显微镜下进行。

- 唇裂修复术麻醉方法的选择应以安全和保证呼吸道通畅为原则。一般均应当在气管内插管的全麻下进行。

- 标记点的标定是依据解剖学及人类测量学并结合术式设计来确定的一些固定的基准点。合理的设计与精确的定点决定着唇裂最终的整复效果。每例唇裂患者的畸形特点都是不相同的，应对每个病例进行认真的分析思考，并根据术者选择的术式来设计定点。但一些固定的基准点对所有术式都是一致的。

- 单侧唇裂的健侧唇峰点、人中切迹点是固定的基准点，关键是健侧裂缘唇峰点和裂侧唇峰点的准确设计。裂侧唇峰点的位置是最难辨认的标志点，在大多数情况下，这个点是红唇开始变最宽的位置，必要时可依据红唇的宽度来判断这个点的位置，这个点通常在红线与白线交汇点外侧 3~4mm 处，但是也会随组织欠缺而发生变化。特殊情况下，也可以把这个点向外侧移动 1~2mm 来增加患侧唇高，但两侧外侧臂的误差不能超过 3mm。

- 双侧唇裂的设计定点以及对手术效果的影响主要是前唇的设计。前唇的设计定点是固定的，两唇峰距人中切迹的距离根据不同年龄在 3~5mm 范围，前唇的宽度向上逐渐缩窄，至鼻小柱基底宽度约为 3~4mm。侧唇部分，唇峰点位于红唇最厚处，唇峰点到口角的距离通常为 13~15mm。侧唇的切口位于白唇线上方，形成白线 - 唇缘瓣用作前唇唇弓的重建。

- 在切开之前术区局部注射 1 ：200 000 浓度的肾上腺素盐水，少量多点注射。注射完毕后，最好等待 7~10 分钟再开始手术，以减少术中渗血。

- 按照所选择的术式设计，用 67# 唇裂专用刀切开（也可用 11# 尖刀或 15# 小圆刀）切开。切开过程中，表皮与真皮层的术创垂直是唇裂手术最基本的要求，也是最不容易掌握的技术，尤其在弧形切开的操作中。在某种程度上，切开的操作决定了术后瘢痕的程度。

- 口轮匝肌的解剖：在皮下用 67# 刀片或 15# 小圆刀片将皮肤与肌肉分离约 2mm，再用小圆头组织剪继续剥离，有经验的医师也可以用手术刀直接锐性分离，脱套式解剖。

- 用唇裂剥离器或小圆头组织剪从患侧裂缘切口的前庭入路彻底松解梨状孔边缘，以及周围骨膜和表情肌的畸形附着。

- 用鼻翼角型组织剪或小圆头组织剪从患侧前庭和鼻小柱入路将鼻翼软骨与其上的皮肤做潜行分离，松解鼻翼软骨的畸形附着，范围包括鼻背软骨的部分下缘。

- 肌肉重建：肌肉用 5-0 可吸收缝线缝合。第一针缝合裂隙两侧的唇峰点，缝合这两点后，用组织拉钩将唇弓牵引至水平位，然后再逐针将缝合肌肉的其他缝线缝在适当位置。肌肉的缝合不一定只是一层，有些情况可能会缝合多层来稳定肌肉的复位，因为唇部整复效果的关键是肌肉的复位是否理想和精确。

- 鼻底的重建：鼻底应包括前鼻孔底部的鼻堤和鼻堤后份鼻前庭内的鼻腔底壁。固有鼻前庭内的鼻腔底壁封闭可利用患侧裂缘的 L 瓣与对侧鼻腔黏膜缝合进行修复，其口腔面以 C-M 瓣修复。

鼻堤是由内侧的星状结节和外侧的堤状隆起共同组成，尽量保留星状结节的自然结构并再造堤状隆起重建鼻堤。

■　一期鼻成形的缝合固定：术中需要悬吊或固定的部位包括：①同侧鼻翼软骨上缘和鼻背软骨的下缘；②两侧鼻翼内侧脚；③鼻翼外侧脚及鼻前庭凹；④鼻翼软骨穹隆内侧顶部与对侧鼻背软骨。由于是盲缝，难以精确的定位。在缺乏经验的情况下，也可选择性地缝合固位，即刻配戴硅胶鼻模，在鼻模对称性的调控下令其自行调整复位。

■　缝合：唇裂修复术的缝合过程也是一个整形再造的过程。要求对位准确，接触良好，彻底消灭死腔。皮肤缝合的原则是"细针细线密缝合"，因为进针越浅、针距越小、创距越小，则瘢痕越小。一般临床上用 5-0 的可吸收缝线缝合湿性黏膜层和肌层，用 6-0 或 7-0 的不可吸收缝线缝合皮肤及红唇黏膜。另外，尽早（术后 5~6 天）彻底地拆除缝线，可减少缝线刺激导致的瘢痕产生。

■　手术结束后，可局部涂抹抗生素药膏暴露，也可盖以小的敷贴。

外科手术是修复唇裂畸形的必须手段，初期唇裂修复术的方法与技术关系到序列治疗的最终结果。一期唇裂修复的目的是关闭鼻底及上唇部裂隙，重建正常的解剖结构，恢复鼻唇部自然美观的外形，为正常的吮吸、呼吸、语言功能创建良好的基础。术式本身只能作为一种思维的参考，真正唇裂整复术的涵义是根据不同的患者、不同的畸形，应用术者的思维与技术，再设计并完成的过程。所以，作为一名优秀的唇腭裂外科医师，仅有专业理论的扎实和技术操作的娴熟是不够的，更重要的是他的美学修养和艺术鉴赏能力。

一、唇裂修复术的年龄

Wilhelmsen 和 Musgrave（1966）在回顾彼德堡大学 15 年内修复的 500 例唇裂病例之后，提出了著名的唇裂修复时间的"四 10 原则"，即患儿体重不少于 10lb（约 4.536kg）；血红蛋白不低于 10g/100ml；白细胞计数不能高于 $10^4/mm^3$；患儿年龄不得早于 10 周。

国内目前多主张单侧唇裂的手术时间在出生后 3 个月，双侧唇裂在出生后 6 个月进行。关于唇隐裂的手术年龄，多数医师主张延迟手术，因为口轮匝肌没有中断，不会影响面中份的发育，而精细的手术操作需要明确清晰的结构标志。

二、单侧唇裂修复术

单侧唇裂修复术大致可分为四大类：直线缝合法、三角瓣法、矩形瓣法和旋转推进瓣法。前面三种方法尽管在临床上已不常用，但不可否认其在唇裂手术历史上的巨大贡献和所蕴藏的潜力。其中直线缝合法最能够模拟患侧的人中嵴，或许皮肤直线缝合的设计思路会成为将来人们更为热衷探讨的一种整复模式。

（一）Millard 法

Millard 于 1955 年在瑞典的第一届世界整形外科大会上报道了旋转推进术，包括 A、B、C 三个组织瓣的应用。A 瓣是中线旋转瓣，以旋转下降患侧唇峰；B 瓣是侧方推进瓣，以填补 A 瓣旋转后遗留的组织缺损；C 瓣是蒂位于鼻小柱基部的小三角瓣，以矫正鼻小柱和修复鼻底。这是"旋转 - 推进原则（rotation advancement principle）"最早使用的方法。

Millard 认为，单侧唇裂的裂隙虽呈底在下的三角形，但实际组织缺损是位于裂隙上部。因为在胚胎发育时期，裂隙两侧的唇部组织都有生长停顿现象，本来应位于上唇下份的组织，由于生长停顿而滞留于鼻小柱附近，以致该处唇组织出现一种扭转的结果。施行整复手术时，应将向上扭转的上唇组织松解下来，使三角形缺损由上唇下方移到原来的缺损部位，即所谓旋转（rotation），然后再用一个三角形组织瓣补充上唇上部的组织缺损，即所谓推进（advancement）（图 3-15）。

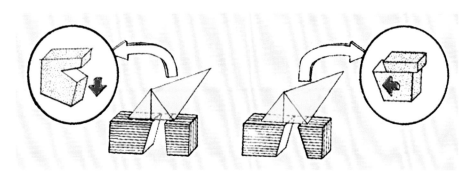

图 3-15 旋转 - 推进原则示意图

Millard 博士从"old repairs"（Millard Ⅰ式，1958）到"extension of the rotation-advancement principle"（Millard Ⅱ式，1968），再到单侧唇腭裂的系列整复体系（Millard Ⅲ式，1977），为"旋转 - 推进理论"的完善和推广投入了毕生的精力（图 3-16）。Millard 法有以下特点：①手术灵活性较大，要求术者有娴熟的专业技能和丰富的临床经验，即"cut as you go"；②由于在鼻底部做瓣的转移，因此对鼻底的修复能力较强；③反转切口（back cut）的应用使唇峰点的下降在一定的设计轨迹中有一个灵活的可调度，使之对不同的患者和不同的畸形均有一个可调的适应性；④不全唇裂、完全唇裂及唇粘连术后之唇裂各有不同的设计思路（Millard Ⅲ式涵盖的内容），但均遵循"旋转 - 推进原则"。

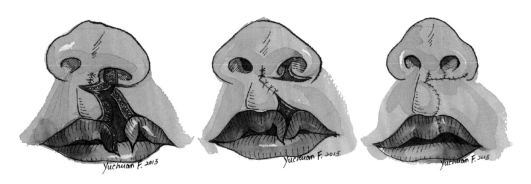

图 3-16 Millard 法唇裂修复术示意图

（二）Mohler 法

早在 1987 年，Mohler 就提出了基于 Millard "旋转 - 推进原则"的单侧唇裂改良手术。Mohler 法在设计上继承了旋转推进法的优点，在鼻小柱下半部设计了回转切口，因而起到延长唇瓣切口线的作用，所以唇瓣边长和旋转的角度更加充分，使得健侧裂缘唇峰点也更容易下降。同时唇瓣切口线的上部相对 Millard 法更向外侧移动，使得缝合后的切口线与正常的人中嵴更为接近，手术整体效果更为理想（图 3-17）。改良后的 Mohler 法具有如下的特点：①将旋转切口调整至更垂直的位置上，有利于最大程度地保留白唇上半部的皮肤组织，使得缝合后的皮肤瘢痕与健侧正常人中嵴更为对称；②在健侧红唇缘斜度不大的情况下，健侧裂缘唇峰点的旋转比较到位，两侧唇峰点容易等高；③增强了鼻底的封闭，提高了红唇部缝合的精细程度；④最大程度上保留了上唇组织，有利于上唇的后期发育；⑤患侧鼻翼基底部基本不做水平切口，减少了患侧唇鼻底处瘢痕的形成，因为 B 瓣移动距离变小，皮肤缝合时的张力也相应减小。

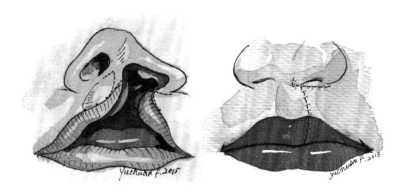

图 3-17 Mohler 法唇裂修复术示意图

（三）Mulliken 法

美国哈佛大学的 J.B.Mulliken 教授在 Millard 法的基础上进行了一些小的改进，并结合术前正畸、牙龈黏骨膜成形术和唇粘连术，在 15 年间共修复单侧完全唇裂 105 例，手术效果普遍良好。①唇粘连时，在上颌骨的前面做骨膜上潜行分离，以便患侧上唇有更大的移动度，便于缝合；②在将 A 瓣向下旋转和将 C 瓣向上旋转时，反转切口的末端常有一定的张力，此时可在反转切口的末端，向上做一个短小的松解切口，解除该处的张力，此切口与反转切口呈 90°角；③将 C 瓣向上移动并缝合固定在新的位置，借以增加患侧鼻小柱的长度，并再造患侧鼻堤的星状结节（图 3-18）。

（四）Noordhoff 法

Noordhoff 在应用"旋转 - 推进原则"修复唇裂时，做了多方面的小的改进，这些合理的改进在中国台湾长庚纪念医院颅颜中心的手术病例和临床研究中得到了充分的证实。①设计的弧形切口不延伸至鼻小柱，且不做反转回切，充分利用皮肤的弹性及延展性使健

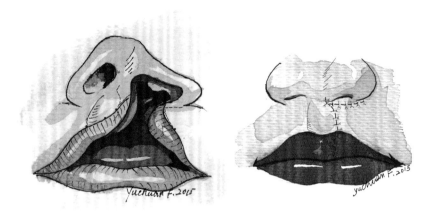

图 3-18 Mulliken 法唇裂修复术示意图

侧裂缘唇峰点下降。唇弓旋转确实不够时，利用小的下三角瓣加以改正，达到两侧唇高一致的目的。②患侧唇切口由患侧裂缘唇峰点沿裂隙向上直达鼻翼基底部。不提倡鼻翼下缘的横切口和绕鼻翼软骨外侧脚的弧形切口，减少了切口长度，避免了患侧鼻孔下缘及鼻翼下缘的瘢痕。③ C 瓣对应口轮匝肌瓣的应用，也是本术式的特点之一。可将 C 瓣向外上旋转与鼻翼基底的口轮匝肌缝合，也可将 C 瓣向下内旋转至人中嵴的位置以加强人中嵴。④提出了红线的概念，厘清了红唇与口腔黏膜的解剖学差异，并据此提出了采用患侧的红唇组织（干性黏膜）插入健侧，弥补了健侧红唇组织的不足，重建了红唇及红线的完整性，避免了湿性黏膜暴露结痂、唇缘不整等继发畸形的红唇修复法（图 3-19）。

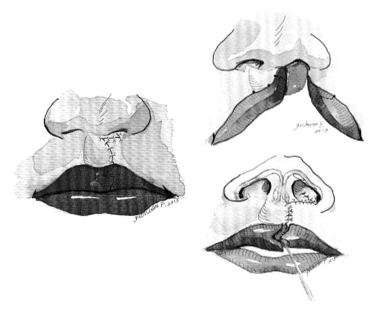

图 3-19 Noordhoff 法红唇整复术示意图

三、双侧唇裂修复术

双侧唇裂修复术的方法有很多，归纳起来有两种基本术式原则。一种是以前唇底部作为手术中心用侧唇皮肤和红唇组织修复的前唇加长法；另一种是以前唇唇缘作为手术中心用侧唇红唇组织修复的前唇原长法。双侧唇裂修复术就像单侧唇裂修复术一样，要遵循一定的原则，其包括以下几个方面：

1. **术式的选择** 上唇高度应由前唇的白唇长度来决定，一期手术不主张前唇加长修复术，因为随着上唇的生长发育，会出现上唇横向过窄而纵向过长的现象，另外易发生"纽扣"畸形。目前基本术式是前唇原长法（图 3-20）。

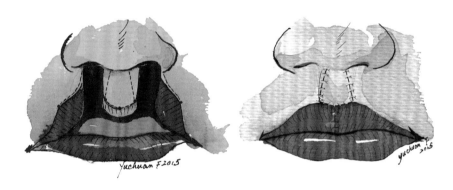

图 3-20 双侧唇裂修复术的前唇原长法示意图

2. **设计定点** 前唇形态应形成类似人中的正梯形。下方定点唇峰和人中切迹，两唇峰点距人中切迹点的距离根据不同年龄在 3~5mm 范围内。上方定点应在鼻小柱两侧之根部，宽度约为 3~4mm。鼻小柱侧面的组织设计为两个叉形瓣，横向往外延伸至皮肤与黏膜交界处，整复鼻堤。侧唇的唇峰点位于红唇最厚处，唇峰点到口角的距离通常为 13~15mm。侧唇的切口位于白唇线上方，形成白线 - 唇缘瓣，用作唇弓的重建。

3. **前唇血供的考虑** 广泛的分离前唇是必要的，但常常又会影响前唇的血供。正常情况下，上唇动脉的中隔支在鼻小柱基部与鼻外侧动脉的鼻中隔分支吻合，为前唇的主要血供。双侧完全唇裂由于裂隙使上唇动脉中断，不能达到前唇，前唇的血供主要来源于上唇动脉的鼻中隔支和与它吻合的鼻外侧动脉的鼻背支及筛前动脉。学者们认为，鼻小柱基底部组织的保留是前唇血供的关键。

4. **关于前唇黏膜的考虑** Mulliken、Cutting 等（1992）认为前唇处的红唇组织来源于颊黏膜，不是正常的唇部黏膜，色泽及光亮度与正常红唇均不一致，与前唇连续的红唇黏膜最好完全去除。

5. **前庭沟的加深** 双侧唇裂术后远期均表现前牙区的前庭沟较浅，一期手术时，应将前唇和前颌骨黏膜剥离并水平褥式缝合覆盖骨面，以建立前庭沟的深度。前唇内衬黏膜用侧唇黏膜修复。

6. 口轮匝肌的重建　双侧唇裂口轮匝肌是中断的，在完全唇裂的前唇内肌肉组织是缺如的。术中应利用两侧唇的肌肉在前唇内吻合。在前唇瓣上部分离至前鼻棘处，两侧唇的上部肌肉与前鼻棘的骨膜缝合，这对决定前唇在前颌骨的正确位置并防止前唇过长是很重要的一步。

7. 红唇的整复　红唇的整复多用两外侧红唇的侧唇旋转瓣来进行重建，黏膜下肌肉组织是重建红唇形态和唇珠的基础。Cutting 等（1989）认为，用两外侧红唇的旋转下降瓣来重建中央红唇及唇珠可获得很好的效果，利用的组织是真正的唇黏膜而不是颊黏膜。

四、唇隐裂修复术

Yuzuriha 和 Mulliken（2008）将单侧隐性唇裂按照畸形程度分为 Minor-form、Microform 和 Mini-Microform 三类。分类的依据是双侧唇峰至鼻小柱底部中点的高度差。高度差 >3mm 者为 Minor-form 唇隐裂；高度差 <3mm 者为 Microform 唇隐裂；高度差 =0 者为 Mini-Microform 唇隐裂。

一般来说，Minor-form 唇隐裂可采用旋转 - 推进并联合红唇部单臂 Z 成形术进行整复，切口及手术范围较不全唇裂可适当减小。Microform 唇隐裂采用单臂 Z 成形术，并使用真皮组织移植再造人中。需要强调的是，在进行设计单臂 Z 成形术时，下降健侧裂缘唇峰的横切口应尽量靠近白线，最好不要超过 1mm，使得术后瘢痕更为隐蔽。Mini-Microform 唇隐裂，因为双侧唇峰位于同一平面，可以直接采用梭形切口进行关闭。

对于 Microform 和 Mini-Microform 唇隐裂，鼻畸形相对明显的患儿，可采用鼻底部梭形切口或 V-Y 推进法修复鼻畸形，而口轮匝肌的重建，可以通过前庭黏膜肌肉切口径路进行整复，也可待患者长大后，确认有人中嵴凹陷的具体情况后再行手术修复。

五、唇裂鼻畸形一期整复术

关于唇裂鼻畸形整复时间的选择一直存在着争议。多年来，学者们考虑到鼻部发育的问题，通常认为唇裂鼻畸形的整复应在二期进行。但是鼻部畸形长期存在而延迟修复，使得一些学者和患者都难以接受。主张唇裂鼻畸形同期整复术的学者通过长期随访观察，广泛分离鼻翼软骨甚至悬吊并固定，鼻发育生长并未受到影响，形态维持较好，减少了二次行鼻畸形矫正的概率和范围。1985 年 Anderl 报道了 200 例在婴儿期与唇裂同时做鼻矫正的病例，其中 80% 的患者在 10 ± 1 岁时可达到满意的效果。另外，婴儿期的免疫力强、术后瘢痕相对小。对学龄前和学龄期的儿童心理影响小。

唇裂鼻畸形一期整复术目的是获得正常的对称鼻部形态，调整唇裂异常肌肉应力分布对鼻翼软骨的影响，尽量减少对患儿及其父母的心理创伤。目前学术界所提出的各种整复唇裂鼻畸形的手术方法，尚没有哪一种方式能使所有鼻畸形的治疗都获得满意的结果，更难于统一标准术式，唯有熟知多种不同的手段和方法，针对各种不同的病例灵活应用，方有可能获得较好的治疗效果（图 3-21）。

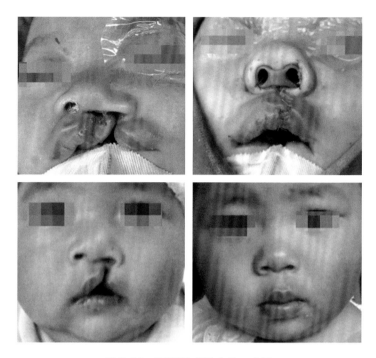

图 3-21 同期鼻成形术前、术后

唇裂鼻畸形一期整复的基本原则是分离松解异位的鼻翼软骨，缝合或悬吊其至正常位置。同时应该考虑延长患侧鼻小柱，矫正鼻穹隆，消除鼻前庭皱褶，以及重建鼻堤。

1. **鼻翼软骨的矫正**　鼻翼软骨错位是导致唇裂鼻畸形发生的主要原因之一。一期鼻翼软骨矫正的主要手段是通过鼻小柱径路和鼻翼外侧脚径路对鼻软骨做广泛的潜行分离，将错位的鼻翼软骨充分游离后缝合固定在正确的位置上，或配戴鼻模自行调整，使两侧鼻部对称（图 3-22）。

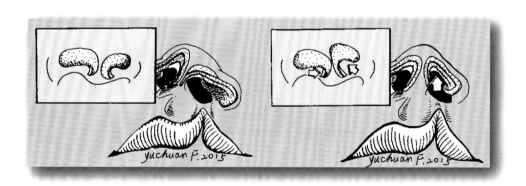

图 3-22　鼻翼软骨的矫正示意图

2. 鼻小柱的延长和鼻穹隆的增高　鼻小柱的长度常被塌陷的鼻穹隆所掩盖，在矫正鼻小柱长度的同时应考虑鼻穹隆的形态和对称性，在矫正鼻穹隆的基础上进行鼻小柱的延长。

单侧唇裂鼻穹隆的矫正可以通过松弛鼻翼内侧脚并悬吊恢复鼻翼内侧脚的高度，在此基础上通过鼻缘切口再行鼻缘软组织的调整（图3-23）。单侧唇裂鼻小柱的延长可于患侧膜性鼻中隔处切开内侧脚的脚板与C瓣相连使之可以旋转，用拉钩拉起鼻穹隆恢复鼻小柱的正常高度，最后多针褥式缝合固定延长后的鼻小柱。双侧唇裂鼻小柱的延长主要有三种方法。McComb的方法是在鼻尖处行V形切口，去除鼻翼软骨间纤维脂肪性组织，拉拢并悬吊双侧鼻翼软骨内侧脚，V-Y成形延长鼻小柱。Cutting的方法是翻开鼻小柱鼻尖复合组织瓣，分离鼻翼软骨及鼻尖部，在鼻小柱外3mm标记出鼻尖点，以4-0 PDS线在标记点上方2mm处进针，两侧对位，完成水平褥式缝合。还有一种方法就是将前唇过宽的皮肤向上推进一期重建鼻小柱。

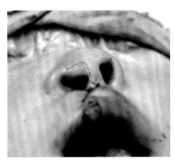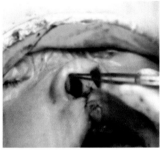

图3-23　鼻穹隆的再造

3. 鼻翼外侧脚的复位　在完全唇裂中，鼻翼外侧脚的位置外移，但移行的方向是向内、向上，裂隙导致的外侧脚外移后将形成一增大的鼻面角，致鼻翼扁平。复位鼻翼外侧脚包括两个内容：首先在鼻前庭内皮肤黏膜交界线上做一软组织的松弛切口矫正鼻翼外侧脚的移行方向，松弛切口内用裂缘的L瓣进行补充。然后，在充分松解游离鼻翼软骨外侧脚和鼻翼基部与上颌骨的附着之后，在深层将鼻翼肌做部分解剖并与鼻棘及基部缝合，浅层将鼻翼外侧脚移行的堤状隆起与鼻小柱边缘的星状结节对位缝合。

4. 鼻堤的再造　鼻堤的重建是在鼻底封闭的前提下进行的。因此，鼻底的封闭包括两个部分：一是鼻堤内侧鼻腔前庭底部缺损的封闭；二是外侧鼻堤的重建。

一期鼻畸形矫正的目的是将患侧鼻翼软骨恢复到正常位置，但是临床观察一期鼻畸形整复后鼻部形态的对称不能持续较长的时间，上提的鼻翼软骨在几个月后会发生不同程度的下陷。其原因可能由于组织瘢痕的收缩或变形软骨的弹性与记忆性；还有一种可能是健、患两侧不同的生长模式。因此，尽管行唇裂鼻畸形一期整复，但并不意味一定能形成很完美的鼻部形态，随着生长发育可能会有变化，从而要行二次鼻修复术。Sayler等报道约 35% 的患者需要行轻微的二期矫正。为补偿术后发生的软骨坍塌，有学者提出过矫正的方法，这样形成的鼻小柱长度和鼻穹隆高度会略长于正常侧。

六、唇裂修复术的现代观点

早期的唇裂修复术只是白唇和红唇的重建，之后逐渐涉及同期鼻畸形矫正，前庭沟加深，牙槽突裂的封闭，以及硬腭前份的修复。即便是白唇和红唇的重建，也强调了更精细的结构和现代观念。

1. **白唇的整复**　白唇的整复已不单纯是恢复正常的高度和宽度，而应该进一步考虑其宏观的比例和细微形态。宏观的比例要求修复后的上唇要与整个面部，包括上方的鼻部、下方的下唇和两侧的颊部自然协调。细微形态主要是人中凹及人中嵴的问题。另外，上唇侧面观的下 1/4 或 1/3 部要微微向前翘起，显出颤颤欲启的生动形态。为了达到唇部理想的三维形态，唇裂整复术时还应注意鼻面沟、鼻唇沟和唇部突度的恢复，同时应注意两侧的对称性。

2. **唇弓的整复**　唇弓是形态美好的上唇所必须的结构。唇弓的整复主要包括以下几点：①尽量使用正常唇弓线的结构而不是再造；②唇弓两侧的内侧臂和外侧臂要求相等，但患侧唇红的形态是多种多样的，以最厚处定点的误差一般为 3~7mm，所以定点应做适当调整，两外侧臂的误差允许在 3mm 以内；③唇峰内侧角的角度非常重要，我们常看到即使两侧唇峰高度在同一水平，依然显得很不自然，这是由于两唇峰的内侧角不一致，正常的唇峰内侧角是弧线形的钝角，至少我们不能将唇峰内侧角做成 90° 或是锐角；④术中吻合唇弓（患侧人中嵴点）是一个关键性步骤，要求准确而精细，最好能够恢复唇弓嵴的连续性，而不是在再造的唇峰处存在一个细微的中断或凹陷。

3. **红唇的整复**　红唇是只有在唇部才存在的相当独特的上皮组织。红唇组织中没有汗腺和黏液腺，由其下丰富的微血管给予红唇饱满又富光泽的颜色。红唇的上界是白唇的皮肤，两者交界线称为白线（white skin roll）。红唇的下界是口腔黏膜，两者的交界线是唇吻线，又称红线（red line）。有人将唇吻线以上的红唇称为干性黏膜，将唇吻线以下的黏膜称为湿性黏膜。单侧唇裂患侧唇峰处的干性黏膜明显要比健侧唇峰处的要少。如果按以前直线整复红唇的方法，就无法矫正患侧唇峰处干性黏膜的欠缺和恢复唇吻线的连续性，术后仍会有一部分湿性黏膜暴露在唇吻线以外，患侧唇峰处的唇吻线会形成节梯状的中断，影响美观。所以，在唇裂整复术时应将唇吻线标记出来，整复红唇时一定要注意保留裂缘患侧的干性黏膜，使其插入裂缘健侧，恢复干性黏膜正常的厚度。

4. **鼻及鼻堤的一期整复**　唇裂整复术时同期对鼻畸形进行矫正基本达成共识，并在临床中广泛应用。除鼻翼软骨的松解复位之外，鼻底的整复应尽量修复星状结节和堤状隆起所形成的鼻堤。此外，还要注意鼻前庭底壁的修复和鼻前庭皱褶（plica vestibularis）的矫治。

5. **口轮匝肌再造**　最大程度地对错位、畸形的口轮匝肌进行解剖、复位和重建，使患者唇部不仅在静态，而且在动态时均能达到理想的手术效果。

6. 牙龈黏骨膜瓣和犁骨瓣修复术　牙龈黏骨膜瓣应用的目的主要是早期封闭牙槽突裂并诱导牙槽骨的再生。早期有学者通过行术前矫形，改变骨裂隙两端位置，结合唇裂一期修复术时的牙龈黏骨膜成形术，早期封闭牙槽突裂，据报告有 60% 的患者不需要二期做骨移植手术。但 40% 的患者术后骨量不足，与二期骨移植手术 96% 的成功率相比，显得效果不显著。而且，牙龈黏骨膜成形术后形成的瘢痕将上颌骨和牙槽两端限制在相对固定的位置，不利于以后面中份的生长和发育。因此，很多唇腭裂治疗中心并不主张唇裂修复时同期行牙龈黏骨膜成形术。犁骨瓣应用的目的主要是早期关闭腭裂的硬腭前份，为腭裂修复术创造条件。50 年前，Oslo 唇腭裂治疗中心的序列治疗程序规定，在行唇裂修复术时，同期利用犁骨瓣封闭硬腭前部的裂隙。目前很多唇腭裂治疗中心仍这样应用。Sommerlad 认为在唇裂修复术同期应用犁骨瓣封闭硬腭，可为以后行腭裂修复时不做松弛切口提供必备条件。但其对颌骨发育和语音发育方面的影响尚未有文章明确证实。

（傅豫川　李　健）

第十一节　Sequence 15：唇裂的术后护理

- 全麻术后护理：全麻术后在患儿未清醒前应平卧，将头部偏向一侧。全麻清醒 4 小时后方能进食少量流质或母乳。
- 喂养照顾：允许直接母乳喂养，无需为唇裂修复手术而断奶，剥夺孩子进食母乳的权利。非母乳喂养者，一般建议术后 2 周内以汤匙或滴管喂养，对于拒绝汤匙喂养的患儿也可奶瓶喂养，但要避免碰击伤口。
- 伤口护理：创口暴露，无需敷料包扎。每日以生理盐水和碘伏清洗和消毒伤口。如创口结痂，可用过氧化氢、生理盐水清洗，以防痂下感染。避免任何因素导致唇部受到外力碰撞造成伤口复裂、渗血等。术后 5~6 天拆除缝线。
- 预防和减轻瘢痕：①唇弓的使用对创口的无张愈合有一定意义；②使用硅胶膜贴敷，可控制瘢痕增生；③采用压迫疗法和局部按摩可促进瘢痕软化，控制瘢痕挛缩。
- 鼻塑形：坚持配戴鼻模是稳定一期唇裂鼻畸形矫治效果的必需手段。全天配戴，一般每天至少取下清洗 1~2 次，最好是在白天每隔 4 个小时取下鼻模进行清洁并休息 20~30 分钟。鼻模使用的时间越长越好，一般至少 1 年以上。

研究发现，患儿唇裂术后采用汤匙喂养、母乳喂养或奶瓶喂养对术后并发症的影响差异无统计学意义，也没有证据表明术后直接采用母乳或奶瓶喂养会增加伤口裂开的风险。术后母乳直接喂养在患儿将来的生长发育、智力发育、心理健康等方面有优势。因此，目前较为推崇唇腭裂术后采用母乳或奶瓶直接喂养方式，这样可以减少患儿哭闹，增加术后营养及母体乳汁带来的抗体，利于患儿术后恢复。

使用硅胶片贴敷瘢痕，可控制瘢痕增生。拆线之后第 2 天可开始使用，每天应不少于

12 小时。使用时，硅胶大小应大于瘢痕边缘约 0.5cm，用透气纸胶布将硅胶固定于手术创口上，不需擦药膏。每天清洗 2 次，若表面有破损或清洗困难则应换新。每片硅胶可重复使用 14~28 天，持续使用 2~4 个月。若皮肤出现皮疹、瘙痒，请暂停使用并与医师联系。硅胶不可用于有创面的伤口。

控制瘢痕挛缩多采用压迫疗法，局部按摩，促进瘢痕软化。按摩的方法是在术后一个月之后开始，用拇指按压轻揉局部，力度以拇指指甲泛白为适宜，一般每日 5~6 次，每次 2~3 分钟。使用硅胶片时仍可用手指隔着硅胶片直接按摩。

唇裂鼻畸形一期整复术后配戴鼻模进行塑形是必要的。患儿初戴时会感觉不舒服，有哭闹现象，需要有一段时间的适应期。在开始使用鼻模时，建议在鼻模上涂抹金霉素眼膏再配戴，待术后 2 周鼻子的伤口完全复原后，就可以使用婴儿油或者凡士林当作润滑剂。注意戴法是窄面朝上，宽面朝下。配戴时必须将整个鼻模戴进去，这样才能够将鼻型撑得漂亮。鼻模配戴后的固定也很重要，一般采用婴儿胶布固定。鼻模每天至少取下清洗 1~2 次，最好是在白天每隔 4 个小时取下进行清洁并休息 20~30 分钟。鼻模的主要作用是支撑和塑形鼻形状，因此大小一定要合适，太大或者太小都起不到应有的效果。合适的鼻模尺寸应是将鼻模戴入后感觉稍稍有点紧。在配戴唇裂鼻模期间，随着鼻孔的逐渐长大，需要更换鼻模尺寸。在第一次唇裂修复术后到 1 岁之间，大概需要更换 2 次左右，每次不一定是增大一号，有可能需要增大 2~3 号。

（傅豫川）

第十二节　Sequence 16：腭裂术前评估

- 通过术前评估获得腭裂畸形及腭咽结构关系的准确原始数据。
- 腭裂的畸形特点及腭咽结构关系决定了手术的设计。
- 腭裂的术前评估和数据的获得一般在患儿全麻后的手术前进行活体测量，测量工具包括直尺、量角器、分规及游标卡尺等。
- 测量内容包括牙槽突裂隙宽度、硬腭前份裂隙宽度、硬软腭交界处裂隙宽度、悬雍垂基部裂隙宽度、硬软腭交界到悬雍垂基部的距离、硬软腭交界到软腭最远端的距离、悬雍垂基部到咽后壁的距离、软腭悬雍垂基部与咽后壁的位置关系、犁骨与硬腭的位置关系、腭穹隆的形态、软腭的收缩能力、咽后壁的收缩能力及悬雍垂的形态等。
- 填写并完成腭裂术前畸形情况评估表（表 3-8）。

表 3-8 腭裂术前畸形情况评估表

腭裂术前畸形情况评估表
Cleft Palate Deformity Assessment Before Surgery Table

分类	
编号	

姓 名：＿＿＿＿＿ 性别：＿＿ 出生时间：＿＿＿＿ 身份证号：＿＿＿＿＿＿

父亲姓名：＿＿＿＿ 联系电话：＿＿＿＿ 母亲姓名：＿＿＿＿ 联系电话：＿＿＿

家庭住址：＿＿＿＿＿＿＿＿＿＿＿＿＿＿＿＿＿＿＿ 邮编：＿＿＿＿

统一编码：□□□□□□□□□□□

临床诊断：

悬雍垂裂□ 软腭裂□ 不全腭裂□ 双侧不全腭裂□ 单侧完全腭裂□ 双侧完全腭裂□

裂隙部位：居中 □ 左侧□ 右侧□	裂隙宽度（硬软腭交界处）：　　　mm

颌骨及硬腭	犁骨位置：高 □ 低 □ 不可见 □ 与左侧腭部连续 □ 与右侧腭部连续 □
	颌弓形态：正常 □ 轻度狭窄 □ 中度狭窄 □ 重度狭窄 □ 骨段间矢状错位 □
	前颌骨情况：正常 □ 前突 □ 后缩 □

颌骨及硬腭	腭穹隆形态：高拱 □ 低平□ 圆钝□
	腭黏膜下隐裂：有 □ 无 □

软 腭	软腭长度：　　　mm	悬雍垂发育及形态：良 □ 中 □ 差 □
	软腭发育：良 □ 中 □ 差 □	软腭动度：良 □ 中 □ 差 □

咽 部	咽后壁动度：良 □ 中 □ 差 □	咽侧壁动度：良 □ 中 □ 差 □
	咽后壁派氏嵴（Passvant ridge）：有□ 不明显□	
	扁桃体肿大程度：无 □ Ⅰ°肿大 □ Ⅱ°肿大 □ Ⅲ°肿大 □	

评估小结：

评估医生（签名）：
　　　年 月 日

（傅豫川 钦传奇）

第十三节 | Sequence 17：腭裂修复术

- 腭裂修复术应当在气管内插管的全麻下进行，由于手术操作邻近气管插管，因此要特别注意插管的固定。术中随时注意气管套管的刻度，防止松脱或脱出。

- 采用腭裂专用开口器打开口腔，调整压舌板的位置以充分暴露手术视野。此操作应注意避免压迫气管套管致其变形影响潮气量，避免压迫舌根过紧造成缺血性微循环障碍以致术后舌体肿胀，影响呼吸。

- 以 1：100 000~1：200 000 肾上腺素盐水在腭部浸润麻醉注射，以减少术中出血和方便剥离黏骨膜。注射时应遵循多点少量的原则，在手术切口部位和解剖操作范围内做广泛注射，而每个点仅注射约 0.1~0.5ml。注射完毕后，最好等 7~10 分钟后再开始手术。

- 用 11 # 和 /15 # 手术刀进行裂隙边缘的切开，直达悬雍垂末端，只剖开黏膜，尽量不要损伤深层的肌肉，对悬雍垂多余的黏膜要适当去除。

- 根据所选择的术式，做松弛切口或 Z 形切口并翻瓣。对牙齿没有萌出的患儿由于解剖标志不清，在行松弛切口时切勿伤及内侧的腭大血管和伴行的神经束，以及外侧的牙胚。

- 将血管神经束从黏骨膜瓣中游离出 0.8~1.5cm，以解除血管神经束对黏骨膜瓣的牵制，利于黏骨膜瓣充分移动。

- 用弯剥离器从硬腭后缘开始沿硬腭裂隙边缘向前端仔细分离，将鼻腔黏膜与硬腭分开，一直延伸到上颌骨腭侧深部的 Ernst 间隙，以保证两侧鼻腔黏膜充分松弛，可在中线无张力缝合，消灭鼻腔创面。

- 软腭内肌肉解剖及提肌吊带的重建是腭裂修复术的关键。解剖两侧腭帆提肌并将肌束从原来的前斜向转为水平向，后移至悬雍垂基部对位缝合，重建腭帆提肌吊带。双反向 Z 成形术是将两侧的肌肉瓣水平交错缝合形成软腭肌肉吊带。

- 用 5-0 或 4-0 的可吸收缝线将鼻腔黏膜、肌肉及口腔黏膜分层缝合。对于松弛切口要尽量关闭以减少裸露创面。术后一般不需要拆线。

腭裂修复术的目的是整复腭部的解剖形态；改善腭部的生理功能，重建良好的腭咽闭合功能，利于患儿正常吸吮、吞咽、语音及听力等生理功能的恢复。

一、腭裂手术年龄

腭裂修复术的手术年龄问题多年来一直存在争议，焦点问题就是语音、牙颌发育和手术安全性三个方面。早年，由于手术和麻醉技术都比较落后，手术常要进行 3~4 个小时，术中还需要输血；而麻醉是乙醚吸入或局麻加强化或氯胺酮静脉麻醉，风险很大，手术多在 5~6 岁进行。另外，考虑到早期手术会对牙颌发育有一定影响，也不主张早期手术。但多数医师认为，早期手术可获得软腭肌群较好的发育，重建良好的腭咽闭合，有助于患儿比较自然地学习说话和养成正常的发音习惯。早期手术对颌骨发育虽有一定影响，但并不是唯一的因素，即便晚做或不做手术，腭裂患者仍存在上颌骨发育不良的倾向。而颌骨发育不良可通过以后的正畸或外科治疗获得良好的矫治效果。随着麻醉技术和手术技术的不断提高，手术年龄在逐渐提前。现在观点认为，腭裂修复术的主要目的是恢复正常的腭咽闭合功能，以恢复患儿正常的语音，而手术对颌骨发育的影响不应作为延迟手术的理由。

因此，在语言前期接受腭裂修复术已是目前多数医师推崇的观点，目的是在腭裂患儿开始学说话时能够有一个正常的腭咽闭合条件。正常婴儿开始学习说话的年龄是 18 个月左右。理论上，我们应在 18 个月之前还给腭裂患儿一个正常的腭咽闭合功能。但手术之后患儿并不能即刻行使正常的腭咽闭合功能，伤口的愈合、瘢痕的软化、神经的传导以及运动的控制和协调，至少需要半年左右的恢复时间，因此，我们把腭裂手术的时间定在患儿学习说话之前的半年，即 1 岁以前。近年，Ysunza（2010）做了一项临床研究，他对出生后 6~12 个月不同手术年龄术后患儿的腭咽闭合功能的恢复做了一个比较，研究结果是手术年龄越早，腭咽闭合功能恢复的越好。但另一方面，手术年龄越小，对颌骨发育的影响就越大。于是，目前比较推崇的腭裂手术年龄是 8~12 个月，目的是既能保证良好的语音发育，又能将手术对颌骨发育的影响降到最低。

二、腭裂修复的外科技术

腭裂修复术的基本要求是封闭裂隙；主要目的是恢复正常的腭咽闭合功能，为正常的语音发育创造条件；更高的要求是手术创伤能够最小地影响上颌骨的发育。基于这些目的，腭裂修复术需要考虑的主要问题是：①如何延长软腭，使软腭的膝点恢复到正常位置；②如何再造软腭提肌吊带，使软腭能够发挥最大的收缩功能；③如何减少创伤，尽量降低手术对上颌骨发育的影响。腭裂的修复方法很多，但目前临床上常用的方法有以下几种。

（一）兰氏腭裂修复术

兰氏腭裂修复术（图 3-24）是以一位来自柏林的德国外科医师——Bernhard Rudolph Conrad Von Langenbeck 名字命名的。Von Langenbeck（1861）在他的原始文章 "Die urano-

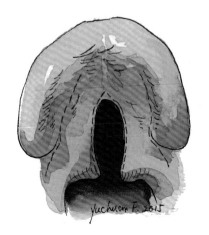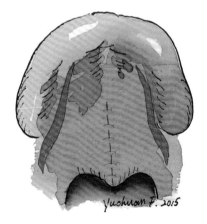

图 3-24　Von Langenbeck 腭裂修复术示意图

plastik mittelst ablosung des mucoes-periostalen gaumenuberzuges"中描述了手术的5个步骤：①切开裂隙边缘；②分离腭部肌肉；③侧方切口；④剥离腭部黏骨膜瓣；⑤缝合。Langenbeck法年代久远，但其中有许多原则性操作，如进行松弛切口、形成黏骨膜瓣等至今仍是许多腭裂手术的基础。若修复腭裂的目的只是为了消除裂隙，则此法仍不失为最可靠和最令人满意的修复方法，但由于现在对腭裂手术的要求不仅是恢复腭部的解剖形态，还要恢复其生理功能，特别是语言功能，所以此法尚有许多不足。其主要缺点是修复后的软腭没有足够的长度和灵活的动度。兰氏腭裂修复法在一个多世纪的应用过程中也得到了逐步改良，如裂隙鼻腔面的关闭、翼突钩的折断、松弛切口的走行设计、软腭肌肉位置的重建等，使之成为今日的改良兰氏修复术，在全球仍被一半以上的外科医师采用。

（二）两瓣腭裂整复术

两瓣腭裂整复术是目前临床应用较多的一种术式，这种术式是从 Wardill-Kilner-Veau 法演变而来，具有明显延长软腭的作用，适用于各种类型的腭裂，特别适用于完全腭裂和裂隙较宽的不全腭裂（图3-25）。

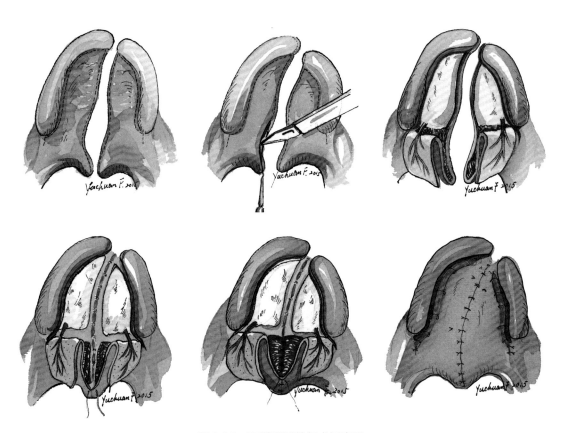

图3-25　两瓣腭裂整复术示意图

（三）软腭反向双 Z 腭裂修复术

1978 年 Furlow 在美国召开的整形会议上提出了这种软腭反向双 Z 成形术修复腭裂的方法（图 3-26），既可以延长软腭，又可以恢复肌肉的走向，并且不需要再做松弛切口。1986 年 Furlow 发表文章报道了 22 例手术的初步结果，包括语音评价效果、生长发育评价以及合并症等。Peter Randall 在同年也发表了应用 Furlow 法修复 106 例腭裂的文章，并提出了 Furlow 法的适应证、优点及局限性。特别指出了鼻腔黏膜 Z 形侧臂虽然到达咽鼓管口附近，但对于咽鼓管的功能无损害。近 30 年的大量临床及研究证明了 Furlow 法通过肌肉环的重建，以及反向双 Z 手术切口的设计确实可以延长软腭，对腭咽闭合功能的恢复具有显著的意义，但术式的设计重点在于软腭的修复，因此，此法对硬腭的修复有一定局限性。将 Z 成形原则应用到腭裂修复术中，Furlow 法无疑是腭裂修复史上一个伟大的进步。

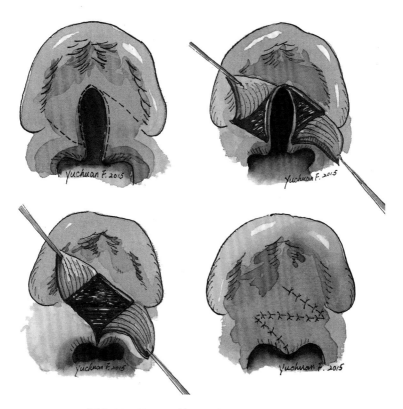

图 3-26　Furlow 软腭反向双 Z 腭裂修复术

（四）提肌重建手术

1967 年 Kriens、1968 年 Braithwaite 等提出修复腭裂应恢复腭帆提肌的正常位置。Sommerlad（2001）详细描述了他的"腭帆提肌吊带"解剖和重建的方法。将斜向前内的软腭肌纤维及其附丽的腭腱膜与鼻腔侧黏膜锐性分离，再将两侧腭帆提肌肌束从原来的前斜向转为水平向，后移至悬雍垂基部对位缝合，重建"腭帆提肌吊带"。

腭帆提肌的解剖方法：是从腭帆提肌肌束的中线一端开始，用 15# 刀片切断肌束在鼻腔黏膜的附着，然后用小组织镊提起肌束断端，用刀腹、组织剪、肌肉剥离器分离解剖腭帆提肌，分离的层面在鼻腔黏膜与腭腱膜（前份）及肌筋膜（后份）之间。腭帆提肌解剖游离至肌束的基部，保存完整的肌筋膜。肌束与软腭后缘之间遗留的三角形区域被腺体和结缔组织充填，妨碍了肌束的横向复位，应做充分分离以保证腭帆提肌的方向能无阻力地回到横行方向。解剖完毕后，可见游离出的腭帆提肌肌组呈圆柱状，牵拉肌肉，可见肌束从咽侧壁入口处进入软腭，肌肉能在入口处自由伸缩。用组织镊提起肌束向后复位，感知肌束应有的位置和方向，同时观察肌束的粗细并初步判断腭帆提肌功能的强弱。最后在软腭的中后 1/3 处对位缝合腭帆提肌，重建腭帆提肌吊带（图 3-27）。

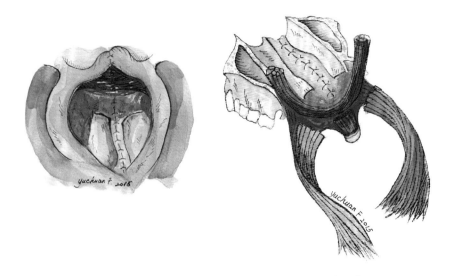

图 3-27　Sommerlad 腭帆提肌吊带解剖和重建示意图

　　腭裂手术修复方法有很多种，如何选择取决于裂隙的类型和畸形程度，也受术者自身观点和习惯的影响。无论选择哪种术式，将异位的软腭肌肉解剖复位，重建"腭帆提肌吊带"对恢复良好的腭咽闭合功能有着至关重要的作用。黏骨膜瓣的剥离、术后骨面的裸露以及瘢痕组织的形成都会抑制上颌发育，尤其是腭部横行的瘢痕对上颌骨生长最为不利。理想的腭裂修复方法应是既能获得良好的软腭运动及腭咽闭合功能，同时又不会过多地影响上颌骨的发育。

（傅豫川　金辉喜）

第十四节　Sequence 18：腭裂的术后护理

　　■　全麻术后在患儿未清醒前应平卧，将头部偏向一侧。全麻清醒 4 小时后方能进食少量流质或母乳。观察腭部伤口有无渗血，若有活动性出血，应及时采取措施。

- 呼吸是否通畅、是否有呕吐、有无喉头水肿等均是腭裂术后应重点观察的内容。若口腔内有吸收性明胶海绵或碘仿纱条等敷料，应避免其脱落而导致患儿恶心、呕吐，引发窒息等。

- 术后的喂养应引起足够的重视。腭裂术后的患儿常由于手术禁食时间过长导致饥饿和手术创伤引起的疼痛，而出现频繁的哭闹，容易发生术后发热，同时由于剧烈的腭部运动，造成创口张力增大，增加出血、裂开、感染、腭瘘及术后瘢痕的风险。所以，要通过按时定量喂养使患儿平静下来。

- 术后2周内一般汤匙或滴管喂养，可直接母乳喂养。术后2周流质，之后再2周的半流质，术后1个月可以正常喂养。每次进食后要给患儿喝清水，保持口腔清洁。

- 腭裂一般不用拆除缝线，可自行脱落。

- 手术后1个月可为患儿做局部按摩。按摩方法：是将示指腹部放在软腭处反复揉按，偶尔的恶心呕吐反射也是对患儿软腭肌功能的训练。

- 手术后1个月开始进行软腭肌功能和腭咽闭合功能的训练。主要是在游戏中训练患儿吹气的意识和能力。

（傅豫川）

第十五节　Sequence 19：听力的检查与治疗

- 检查前清除外耳道耵聍等分泌物，电耳镜检查可见正常鼓膜呈半透明乳白色，标志清楚。

- 中耳功能的生理性测定：①耳声发射；②鼓室声导抗；③声反射（AR）阈值测定；④多频稳态听觉诱发反应（ASSR）；⑤行为测听。

- 听性脑干反应（ABR）检查：使用听觉诱发电位仪，患儿口服10%水合氯醛（0.5ml/kg）镇静催眠，待入睡后在电屏蔽隔声室内检查。以ABR波V反应阈值作为听力损失程度的分级标准：反应阈在36~50dBnHL为轻度；51~70dBnHL为中度；71~90dBnHL为重度；≥91dBnHL为极重度。

- 声导抗测试：采用中耳分析仪，在患儿处于安静或睡眠状态时进行声导抗检查，测试鼓室功能曲线和镫骨肌声反射阈。测试参数为226Hz探测音。鼓室图Liden-Jerger分型中的A型曲线作为鼓室导抗图的正常标准；As型曲线表示鼓膜明显增厚、耳硬化等中耳传音系统活动度受限；B型曲线表示鼓室积液或中耳明显粘连；C型曲线表示咽鼓管功能障碍。

- 根据腭裂患儿症状、鼓膜象表现和听力检查结果，对于怀疑中耳炎者，需行诊断性鼓膜穿刺术，抽出积液临床上即可确诊为分泌性中耳炎。

- 如检查结果为咽鼓管阻塞，中耳功能障碍（鼓室图C型），可采取保守治疗，鼻腔滴药，减轻咽鼓管咽口黏膜水肿及咽部炎症，等待腭裂修复手术之后再行动态观察。如检查结果为分泌性中耳炎（鼓室图B型），应尽早在鼓室置入PE管，除维持引流外，关键是有助于鼓室通气，代偿咽鼓管失去的正常功能。

- 婴儿期进行软腭肌功能训练，有助于咽鼓管功能的改善。腭裂术中要减小损伤，避免过多的瘢痕，注意腭帆张肌功能的恢复。

- 腭裂患者尽量避免用耳毒性药物，如链霉素、卡那霉素、新霉素、庆大霉素等氨基糖苷类抗生素及水杨酸盐类止痛药，这些药物通过血液循环进入内耳，可损伤听觉系统，使患者的听功能进一步下降。

- 唇裂或腭裂手术后要密切监测患者中耳功能，疾病能否控制取决于咽鼓管的状态和功能。

　　腭裂患者常伴有中耳疾患和听力下降。根据国外文献报道，腭裂传导性听力下降的发病率为27%~60%，但研究对象的年龄和检测手段不同，其结果也有很大差异。这需要更加系统化和多样本、多中心的合作研究来明确短期和长期唇腭裂患者听力的筛查、治疗和评估疗效的结果，以制订较为正确的治疗方案、标准程序和评估标准。

　　腭裂患儿分泌性中耳炎和听力减退的发病率高，主要是由于咽鼓管功能障碍造成的。咽鼓管是正常情况下中耳腔与外界大气的唯一通道，其最基本的生理功能是维持鼓膜内外气压平衡。咽鼓管一旦被阻塞，中耳便成了一个密闭腔，鼓室内的气体被吸收过量而得不到补充，则形成中耳负压。相对的流体静压增高，组织受刺激后，引起水肿，毛细管扩张，黏液腺分泌液及血清漏出，淋巴液外流，便形成了中耳积液。

　　腭裂患儿通过吞咽、语言等主动地使咽鼓管开放的能力很差，不具有平衡中耳腔正负压力的能力，由于咽鼓管咽口的开放主要由腭帆张肌的收缩引起，但腭裂患儿的腭帆张肌不能有效地发挥其功能，这就是腭裂患儿咽鼓管阻塞的原因。另外，免疫反应也是造成分泌性中耳炎的重要因素。

　　中耳功能的重要性是腭裂序列治疗中容易被忽视的部分。大多数患儿家属认为"患儿对他们所发出的声音有反应，而且反应还很灵敏"即是患儿中耳功能无异常的标志，这是一个误区。在临床实践中，很多错过治疗时机的患儿来医院就诊时发现听力已受到极大影响，而此时又是学习语音的一个关键时期。因此，要提醒家长和序列团队的其他成员，应建议患者家属尽早到医院就诊筛查听力和按时复诊。

　　在婴儿腭裂群体中，当鼓室导抗图表现为B型或C型曲线，镫骨肌声反射未引出，同时ABR听阈增加，Ⅰ、Ⅲ、Ⅴ波潜伏期延长，而各波间期无明显延长时，要高度警惕分泌性中耳炎的发生。虽诊断性鼓膜穿刺术可以确诊，但婴幼儿无法配合。故应结合患儿病史、临床表现、听力学检查和耳颞部CT等结果来综合判断。

　　婴幼儿时期特别是3周岁以前正是学习语言的关键时期，此期间即使是轻度听力损失，也能够导致小儿言语障碍，甚至智力发育迟缓，造成其心理和行为交往缺陷。所以，对于听力障碍的腭裂患儿来说，干预重点在于"早期"，即在确诊分泌性中耳炎并存在听力损伤以后，给予相应的早期干预措施。据国外文献报道，多数腭裂患儿可能持续存在中耳积液，采用鼓室置管术出现并发症的风险很小。因此，对于伴有分泌性中耳炎的腭裂患儿，在早期行腭裂整复术同时进行鼓室置管术，可最大程度地降低听力损失导致的不良后果。

（钦传奇）

第十六节　Sequence 20: 婴儿语音前期的干预

　　■　告知父母，腭裂对婴儿语音以及语言发育可能造成的影响。在刚出生时，除了关注患儿的外形和喂养之外，同时也要求父母关注患儿的语音及语言发育，应让父母认识到家庭早期干预的重要性，并向父母提供促进婴儿语音前期发育的方法和建议，同时让父母理解这样做的原因以及预期的结果。

■ 语音前期的干预措施：①等待患儿发出声音的时候，父母就可以去模仿患儿的发音，重复并强化；②一旦患儿开始参与父母的声音互动，就可以把一个新的声母加入患儿的咿呀学语中；③从容易发出的音入手；④家长与患儿互动时，使用不同的声音和词语引起患儿的注意，不能期望患儿能及时地给予回馈和模仿；⑤逐步尝试将一些高元音加入到和患儿的互动中；⑥参与到与幼儿期孩子的对话中并非易事，通过放大音量和使用夸张的表情和语调来吸引孩子的注意；⑦利用"打招呼"的机会鼓励患儿发音；⑧如果患儿不能立即模仿发音，可以从鼓励患儿从肢体运动中开始；⑨一旦患儿开始模仿肢体的动作，就要鼓励患儿模仿不同的面部表情（如高兴、伤心、淘气），在模仿活动中逐步加入不同的唇舌活动，如吹东西、亲吻妈妈的动作；⑩在动作中加入声音，如亲吻妈妈的动作配合声音并且鼓励患儿的模仿行为。

■ 当进入到咿呀学语阶段后，咕噜声（growls、Cooing&Gooing阶段的发音）应逐渐减少，但是腭裂婴儿比起同龄非腭裂婴儿会呈现更多频率以及更长时间的咕噜声。家长应该注意，此类咕噜声不应被家长当成一种"可爱的行为"去强化。

■ 让患儿模仿的并不是标准的成年人的发音。在语言前期，游戏的目的是培养患儿模仿声音的行为，并促进声母以及音节结构的出现和扩展。当患儿发出的声音，并不是父母要求的声音时，不必在意或是纠正。

■ 强调并让父母遵守腭裂患儿每6个月复诊一次的语音习惯和流程，并认识序列治疗的概念以及语言治疗复诊程序的要求和必要性。

一、语音前期的涵义

在人的生命历程中，发出第一个有意义的字的能力一般在1岁左右才能出现。然而在整个婴儿期，机体发育和周边环境已为发音做了大量的准备工作。我们通常将这一准备时期称为语言前期。虽然在这个阶段还很难对患儿进行实际意义上的语音治疗，但早期对语音发育进行监控和适当干预仍然是序列治疗的工作内容。

语音前期在婴幼儿的语言发育中有着重要的地位，它分为以下四个阶段：①0~2个月为phonation阶段，主要表现为婴儿的哭声、咳嗽声、打嗝声等；②2~4个月称为Cooing&Gooing阶段，婴儿开始探索各种声音，声音的多样性增加；③4~6个月为Vocal play阶段，出现一些类元音的声音；④6个月以后为"咿呀学语"阶段，这也是获得辅音发展的重要阶段，这一时期常常可以听到具有语音音节结构的声音。

二、腭部结构缺陷对唇腭裂患儿语音前期发展的影响

多数唇腭裂患儿在3个月接受唇裂手术，腭裂手术通常要到8个月以后，有时会延迟到1岁半甚至更晚的时间。这意味着至少整个语音前期患儿必须在缺少软硬腭隔开的口鼻腔环境中练习发声，这种解剖缺陷所造成的影响表现为：①缺少使用硬腭作为主要的构音位置，而代替以非舌腭接触的方式；②口鼻腔相通不仅影响患儿形成正常声音所需的口腔

压力，而且干扰或阻碍患儿学习如何控制口腔气流，导致他在"咿呀学语"阶段不再练习早期的塞音；③腭裂患儿常患有慢性中耳疾病并伴传导性听力损失，影响患儿正确判听自己和其他人的发音。这些因素，无论是单一还是综合，均会影响患儿发出声音的选择，并最终影响语音的发育。

三、唇腭裂患儿语音前期的语音发育特点

腭裂婴儿"咿呀学语"阶段的开始往往晚于同龄婴儿，且在"咿呀学语"阶段中能够产生的不同声母的种类也明显少于同龄婴儿。很多的研究报道均已指出，与同龄的非腭裂婴儿相比较，腭裂婴儿在声母广度的发展中受到了限制，具体来说，发出的声母总数减少，口腔塞音的总数较少，口腔塞音和压力性声母减少，并可能发出更多的喉塞音和鼻化辅音。对于大多数的唇腭裂患者来说，唇腭裂婴儿在声母发育中的受限将会持续到腭裂术后的幼儿期。同时，唇腭裂患儿在词汇发育方面也落后于同龄儿童。

（马思维）

主要参考文献

1. Langenbeck，Bernhard.Die uranoplastik mittelst ablosung des mucos-periostalen gaumenuberzuges. Arch KlinChir，1861，2：205-287

2. Bartels M，Althoff R R，Boomsma D I. Anesthesia and cognitive performance in children: no evidence for a causal relationship. Twin Res Hum Genet，2009，12（3）：246-253

3. Braithwaite F，Maurice D G. The importance of the levator palati muscle in cleft palate closure. Br J Plast Surg，1968，21（21）：60-62

4. Calzolari E，Pierini A，Astolfi G，et al. Associated anomalies in multi - malformed infants with cleft lip and palate：An epidemiologic study of nearly 6 million births in 23 EUROCAT registries. Am J Med Genet A，2007，143（6）：528-537

5. Cutting C，Grayson B，Brecht L，et al. Presurgical columellar elongation and primary retrograde nasal reconstruction in one-stage bilateral cleft lip and nose repair. Plast Reconstr Surg，1998，101（3）：630-639

6. Flores R L，Tholpady S S，Shawkat S，et al. The surgical correction of Pierre Robin sequence：mandibular distraction osteogenesis versus tongue-lip adhesion. Plast Reconstr Surg，2014，133（6）：1433-1439

7. Flynn T，Persson C，Moller C，et al. A Longitudinal Study of Hearing and Middle Ear Status of Individuals With Cleft Palate With and Without Additional Malformations/Syndromes. Cleft Palate Craniofac J，2014，51（5）：e94-e101

8. Furlow Jr，L T. Cleft palate repair by double opposing Z-plasty. Plast Reconstr Surg，1986，78（6）：724-736

9. Hotz M，Perko M，Gnoinski W. Early orthopaedic stabilization of the praemaxilla in complete bilateral cleft lip and palate in combination with the Celesnik lip repair. Scand J Plast Reconstr Surg Hand Surg，1987，21（1）：45-51

10. Hultman C S，Friedstat J S. The ACAPS and SESPRS surveys to identify the most influential innovators and innovations in plastic surgery: no line on the horizon. Ann Plast Surg，2014，72（6）：202-207

11. Kilner T P. The management of the patient with cleft lip and/or palate. Am J Surg，1958，95（2）：204-210

12. Konst E M，Rietveld T，Peters H F，et al. Phonological development of toddlers with unilateral cleft lip and palate who were treated with and without infant orthopedics：a randomized clinical trial. Cleft Palate Craniofac J，2003，40（1）：32-39

13. Loepke A W，McCann J C，Kurth C D，et al. The physiologic effects of isoflurane anesthesia in neonatal mice. Anesth Analg，2006，102（1）：75-80

14. McGauley J M，Goss J，Boakye EA，et al. Polysomnogram Parameters of Children with and without Robin Sequence Undergoing Cleft Surgery are Not Significantly Different. Plast Reconstr Surg，2015，135（5S）：45

15. McNeil C K. Orthodontic procedures in the treatment of congenital cleft palate. Dental record，1950，70（5）：126-132

16. Millard Jr，D R. A radical rotation in single harelip. Am J Surg，1958，95（2）：318-322

17. Millard Jr，D R. Refinements in rotation-advancement cleft lip technique. Plast Reconstr Surg，1964，33（1）：26-38

18. Mohler L R. Unilateral cleft lip repair. Plast Reconstr Surg，1987，80（4）：511-516.

19. Mulliken J B. Repair of Bilateral Complete Cleft lip and nasal Deformity-State of the art.Cleft Palate Craniofac J，2000，37（4）：342-347

20. Noordhoff M S. Reconstruction of vermilion in unilateral and bilateral cleft lips. Plast Reconstr Surg，1984，73（1）：52-61

21. Rachmiel A，Emodi O，Rachmiel D，et al. Internal mandibular distraction to relieve airway obstruction in children with severe micrognathia. Int J Oral Maxillofac Surg，2014，43（10）：1176-1181

22. Reid J. A review of feeding interventions for infants with cleft palate. Cleft Palate Craniofac J，2004，41（3）：268-278

23. Robertson N R. Facial form of patients with cleft lip and palate. The long-term influence of presurgical oral orthopaedics. Br Dent J，1983，155（2）：59-61

24. Santiago P E，Grayson B H，Cutting C B，et al. Reduced need for alveolar bone grafting by presurgical orthopedics and primary gingivoperiosteoplasty. Cleft Palate Craniofac J，1998，35（1）：77-80

25. Sari Z，Uysal T，Karaman A I，et al. Does orthodontic treatment affect patients' and parents' anxiety levels? Eur J Orthod，2005，27（2）：155-159

26. Skuladottir H，Sivertsen A，Assmus J，et al. Hearing Outcomes in Patients With Cleft Lip/Palate. Cleft Palate Craniofac J，2015，52（2）：e23-e31

27. Sommerlad B C. A technique for cleft palate repair. Plast Reconstr Surg，2003，112（6）：1542-1548

28. Steinmetz J，Holm-Knudsen R，Sorensen M K，et al. Hemodynamic differences between propofol-remifentanil and sevoflurane anesthesia for repair of cleft lip and palate in infants. Pediatr Anesth，2007，17（1）：32-37

29. Suzuki K，Yamazaki Y，Sezaki K，et al. The effect of preoperative use of an orthopedic plate on articulatory function in children with cleft lip and palate. Cleft Palate Craniofac J，2006，43（4）：406-414

30. Wardill W. The technique of operation for cleft palate. Br J Surg，1937，25（97）：117-130

31. Wilder R T，Flick R P，katusic S K，et al. Early exposure to anesthesia and learning disabilities in a population-based birth cohort. Anesthesiology，2009，110（4）：796-804

32. Wilhelmsen H R，Musgrave R H. Complications of cleft lip surgery. Cleft Palate J，1966，3（4）：223-231

33. Ysunza A，Pamplona M C，Quiroz J，et al. Maxillary growth in patients with complete cleft lip and palate，operated on around 4~6 months of age. Int J Pediatr Otorhinolaryngol，2010，74（5）：482-485

34. Yuzuriha S，Mulliken J B. Minor-form，microform，and mini-microform cleft lip：anatomical features，operative techniques，and revisions. Plast Reconstr Surg，2008，122（5）：1485-1493

第四章

幼儿期（1~3 岁）唇腭裂序列治疗

自 1~3 周岁为幼儿期。此期小儿生长发育速度减慢，但智能发育较为突出。同时，接触社会事物渐多，语言、思维的发育日渐增速，但对危险的识别能力不足，自身防护能力较弱，易受各种不良因素影响导致性格行为的偏离。故在这一时期应加强防护，不要因为鼻唇形态异常和语音不清而受到心理的伤害，对性格的偏离应及时干预和康复治疗。语音是唇腭裂患儿重点恢复的功能之一，而幼儿期正是语音发育的主要阶段，关注腭裂手术之后的腭咽闭合功能的恢复尤为重要。对于腭裂修复效果不佳者应及时采取补救措施。另外，对幼儿期语言发育的干预也应引起足够的重视。

关键词中英文对照索引

（按正文出现顺序排序）

幼儿期	infancy
中耳治疗	treatment of middle ear
腭裂	cleftpalate
主观评估	subjective evaluation
客观评估	objective evaluation
腭裂二期整复术	two cleft palate repair
腭瘘	palatal Fistula
口鼻前庭瘘	nasal vestibular fistula
原发继发腭交界瘘	primary secondary palate junction fistula
硬腭瘘	palatal fistula
软硬腭交界瘘	the junction of the hard and soft palate fistula
软腭瘘和悬雍垂瘘	soft palate fistula and uvula fistula
目标音	target sounds
口腔运动治疗	oral motor excises（OMEs）
持续正压通气治疗	continuous Positive Air Pressure Therapy（CPAP）
语音广度	phonetic inventory
音素广度	phonemic inventory
治疗师 - 家长治疗模式	the therapist-parents treatment mode

第一节 Sequence 21：听力的再次评估与治疗

- 对经过腭裂手术同期治疗的或未同期治疗的听力障碍患儿，均应继续监测和评估中耳的功能状态，通常的复诊时间为腭裂术后半年。
- 对术前明确存在中耳病变的患者，发生听力损失、语言发育迟缓、慢性中耳疾病的危险性大大增加，此类患者的复诊频率应加大。
- 根据腭裂患儿症状、鼓膜象表现和听力检查结果，对于需要继续治疗的患儿应及时跟进。
- 中耳置管后应注意并发症的监测和处理。
- 随着年龄增加，患儿咽鼓管结构和功能逐渐趋于成熟，使得中耳功能改善明显。但对于腭咽闭合不全的患儿，由于腭部肌肉收缩功能的欠缺，间接影响了咽鼓管功能，应积极进行腭咽闭合不全的治疗。
- 应排除患儿是否具有永久性的传导性听力损失。对于怀疑有听力永久损失的患儿，则需要安置助听器等声放大装置，以帮助语音的发育。
- 唇腭裂的治疗是一个长期的过程，在没有明确患者的语言、听力发展到一定程度时，均不能放松警惕，要定期观察患者的听力及中耳功能，以及由此而带来的心理方面的压力和负担。

中耳治疗的评估需要经过至少四个阶段：出生听力筛查、腭裂术前检查、腭裂术后半年复查、4~6岁复查及定期随访，这样对于语言能力的评估和听力功能的评估才具有相对一致性的意义。曾经有报道，出生筛查正常的患儿，在未经监测和评估的半年后出现了中耳功能严重受损的情况。这就提示了唇腭裂患儿坚持听力监测和评估的重要性，哪怕是出生听力筛查通过的患儿。

（钦传奇）

第二节 Sequence 22：腭裂手术效果的评估

- 腭裂手术效果的评估应由手术医师和语音师共同参与完成。
- 评估内容除了对其手术背景的了解和腭咽闭合情况的主观评估以外，还要对软腭动度、软腭与咽腔的结构关系、腭瘘、软硬腭瘢痕等临床情况进行检查。
- 对检查和评估内容进行详细记录，对评估结果的分析作出判断（表4-1）。
- 根据腭裂手术效果评估的结果对下一步的治疗提出建议。

表 4-1　腭裂手术效果评估表

腭裂手术效果评估表
Cleft Palate Repairs Results Evaluation Form

分类	
编号	

姓　名：＿＿＿＿＿＿　性别：＿＿＿　出生时间：＿＿＿＿＿＿　身份证号：＿＿＿＿＿＿＿＿

父亲姓名：＿＿＿＿＿＿　联系电话：＿＿＿＿＿＿　母亲姓名：＿＿＿＿＿　联系电话：＿＿＿＿＿＿

家庭住址：＿＿＿＿＿＿＿＿＿＿＿＿＿＿＿＿＿＿＿＿＿＿＿　邮编：＿＿＿＿＿＿

统一编码：□□□□□□□□□□□

病历简述：

手术时间		术式	
手术医院		手术医生	

是否进行腭帆提肌重建：　是□　否□　　　　是否进行软腭延长：　是□　否□

| 腭瘘 | 有□　无□　　是否可能影响口内气流压力：　是□　否□ |
| | 腭瘘部位：　悬雍垂□　软腭□　硬软腭交界□　硬腭□　切牙孔前□ |

复裂	有□　无□	范围：
软腭动度	优□　良□　差□	
软腭长度	是否过短：　是□　否□	是否可能影响腭咽闭合：　是□　否□
软腭瘢痕	表面□　深层□	程度：轻度□　中度□　重度□

腭咽闭合关系评估：

Ⅰ□　　Ⅱ□　　Ⅲ□　　Ⅳ□

Ⅰ 腭咽关系基本正常

Ⅱ 腭咽关系轻度异常

Ⅲ 腭咽关系中度异常

Ⅳ 腭咽关系重度异常

评估小结：

是否需要接受腭裂二期整复术　是□　否□

腭裂二期整复术的针对性：

以腭帆提肌重建为核心的腭裂二期整复术□

以后推软腭为核心的腭裂二期整复术□

以及以封闭腭瘘为核心的腭裂二期整复术□

评估日期：　　　　评估医生（签名）：

注：将选项格□涂黑

腭裂在解剖上表现为腭部的裂开，在功能上表现为腭咽闭合功能障碍，在结果上表现为语音不清。腭裂修复术后 1 年有必要对患儿腭裂整复术的效果进行评估，以确保患儿在语音发育的最佳时机具有接近正常的腭咽解剖结构和功能。

一、腭裂手术背景的回顾

在腭裂手术效果评估的内容中，很重要的一项是对施行腭裂手术的医师的背景进行了解，尤其是在其他医院施行的一期腭裂整复术，包括医院的技术水平、医师的手术方式等都可以作为评估的参考。首先应进行手术史回顾，向患儿家长了解手术治疗的情况，详细的病历回顾可以了解患者前期的整个治疗过程和腭裂修复术时采用的手术方式。

病历分析的重点是要确认是否进行过腭帆提肌吊带的重建，这是现代腭裂整复手术中的核心内容。这一重要信息应在患者手术记录中有所反映，有了这样的依据，就可以判断语音效果的改善是否需要依赖肌肉结构的进一步重建来得到提升。但是由于患者依从性差，有不少患者不会在一个治疗中心完成整个唇腭裂的序列治疗，或者患者经治的医院不具备序列治疗的条件。除非是患者回到一期手术所在医院并能调阅既往病历，否则难以获得关于一期手术的详细记录。而有些患者即使回到一期手术所在的医院也能够查阅到既往病历，也可能会因为种种原因而造成手术信息的部分缺失。这种情况下，就有必要仔细分析病历记录中的所有内容，获取有用的信息，得出可靠的结论。

注意既往病历记录中描述的腭帆提肌解剖的范围，有无针对肌肉束彻底的解剖和复位，复位后有无进行有效的固定，有无采用松弛切口以保证切口的无张力愈合，术后软腭位置有无变化和是否恰当。根据麻醉记录的手术时间，也可以大致估计出手术中采用了哪些步骤，是否包括腭帆提肌的解剖或解剖再造的仔细程度，因为这一步骤通常比较耗时。对手术医师受训情况和手术观念的了解也能大致判定是否进行了有关腭帆提肌的解剖操作。

二、患儿的临床检查

患儿如能配合，各种查体就会比较容易进行。除了进行必要的全身检查外，腭裂术后的专科检查应关注以下几个内容：

1. 有无大型腭瘘或切口愈合不良 术后发生腭瘘、局部复裂甚至全部裂开，这些结果均会直接造成口鼻腔相通，甚至腭咽闭合障碍。有些患者虽然有腭瘘，但是瘘孔面积小，并未造成严重的鼻漏气，对口腔压力影响不大，软腭功能良好，这种情况可以暂时不予处理，按时接受语音训练和语音治疗。如有必要，在患者度过语音形成的关键时期之后，再择期进行修补手术。对于术后发生各种严重影响语音发育的复裂或者大型的腭瘘，则有必要及时进行修补手术。

2. 软腭后缘（腭帆或膝点）到咽后壁的距离 软腭长度是直接影响腭咽闭合的重要因素，虽然在腭咽闭合时真正与咽后壁接触的是软腭背部的膝点，但是一定长度的软腭仍然是实现完全闭合的必要条件。目前还没有比较好的方法来评判软腭的长度是否合适，以及软腭后缘到咽后壁的距离，多数是依靠医师或者语音师的目测和经验来进行评估。一般情况下，咽腔深大、软腭短而薄的患者，术后的语音效果都比较差且难以训练；如果咽腔较为窄小，目测软腭后缘到咽后壁距离较小且软腭动度较好的患者，可通过积极的语音训练来改善语音效果。

3. **上腭术区瘢痕程度情况**　一期腭裂整复术后遗留的瘢痕，尤其是软腭部位的瘢痕将严重影响软腭的动度。软腭瘢痕根据部位和触诊可以判定可见的软腭表面的缝合瘢痕，以及软腭内部由于软腭肌肉层和纤体层之间的解剖遗留的瘢痕。软腭瘢痕形成的主要原因是手术创伤和术中出血。手术中的粗糙操作往往会造成组织不必要的损伤，而不完善的止血会使软腭内部积血，血块机化以后也会形成较为广泛的瘢痕。缝合时采用的粗针大线也有可能加重这种情况，留下明显的瘢痕。这些瘢痕造成的危害主要是妨碍了肌肉的收缩功能，瘢痕的挛缩会影响软腭的长度和限制软腭的动度。

三、腭咽功能的评估

在语言前期进行腭裂修复手术已是目前国际公认的腭裂初期手术时间。但对于腭咽闭合功能的诊断应随着幼儿语音的发展，当把更多的声母增加到个体语音系统中后再进行评估。对于部分幼儿，腭咽闭合是否完全的证据将出现在孩子开始讲短语或是短句时，而对于更多的孩子来讲，腭咽功能的评价将是一个长期的过程，会延伸到学龄前期，这取决于现存的和特别类型的代偿性错误发音。

腭裂术后的腭咽功能的评估包括主观评估和客观评估两个方面，目前临床上仍以受过专业训练的、有经验的语音病理学家进行主观判听作为幼儿期腭咽功能评估的主要方式。主观判听的内容包括：共鸣方式、构音、音质、音量、声调。但是由于主观判听实施者的个体差异以及受生理和心理等因素影响较大，因此也应结合相应客观评估手段才可以对腭咽功能作好相对全面而准确的判断，但在幼儿期客观检查实施尚有困难。对于 2~3 岁可接受语音评估的患儿，尽管可以判听单音的鼻音状态，但是对于 VPI 的诊断应比较谨慎，一方面鼻音的判听需要连续性对话的证据，另一方面幼儿期尚不能配合接受腭咽功能的客观检查。

（李　盛　傅豫川）

第三节　Sequence 23：必要的腭裂二期整复术

根据对腭裂修复术的评估结果，可明确二期整复术时需要处理的问题。具体到手术的操作上，可以有针对性地分为以腭帆提肌重建为核心的腭裂二期整复术、以后推软腭为核心的腭裂二期整复术及以封闭腭瘘为核心的腭裂二期整复术。当然，有些病例的手术内容是多重叠加的。

- 腭裂二期整复术应在腭裂一期修复术至少1年以后进行。
- 幼儿阶段的患儿体质明显增强，对上呼吸道感染的抵抗力明显好于一期手术时的婴儿。但是由于唇腭裂患儿自身的缺陷，口腔咽喉部位即使经过一期整复术，也仍然是各种病原因子易于侵袭的部位。因此，在腭裂二期整复术之前，仍然要按照常规进行完善的术前检查和准备。对于综合征型腭裂的患儿，更应关注心血管系统等的发育情况。了解这些情况可以积极调整治疗计划，避免出现麻醉风险。
- 采用腭裂专用开口器打开口腔，暴露手术野。
- 在术区注射含有一定浓度的肾上腺素的生理盐水可显著减少术中出血。注射完毕后，最好等待7~10分钟左右再开始手术。
- 以腭帆提肌重建为核心的腭裂二期整复术：腭帆提肌的重建仍然是腭裂二期整复术的重点内容，不同之处在于，二期整复术时的腭帆提肌已受到过一次手术创伤，与周围的腺体、瘢痕组织等粘连紧密，在手术操作中应精细解剖，在不同组织中加以区别。提肌吊带的重建要考虑到肌肉收缩能力与咽腔的关系，由于再造的软腭肌束肌肉功能均较低下，尤其是综合征型腭裂患者，神经传导功能较差，也会影响到肌肉的收缩能力，过于松弛的肌肉吊带对腭咽闭合功能会有一定影响，因此手术操作时应尽量收紧两侧肌束。
- 以后推软腭为核心的腭裂二期整复术：常用的方法有单瓣后推术、两大瓣后推术和Furlow反向双Z成形术。
- 以封闭腭瘘为核心的腭裂二期整复术：对于严重影响口腔气压形成的瘘孔，应在二期整复术中尽可能设法修补。腭瘘修复术的设计应依据腭瘘的部位与大小，采用不同的邻近瓣进行修复。腭瘘的部位是选择手术方法的基本依据，腭瘘的大小是选择和设计组织瓣的参考标准，但往往又需要两者叠加考虑。

一、关于腭裂二期整复术的观点

我们常提到唇裂二期整复术，而很少提及腭裂二期整复术。腭裂二期整复术在临床上同样是一个值得我们重视的问题，其必要性，源自于一期修复没有达到其目的而遗留的严重影响语音发育的问题。

腭裂患者存在的腭部组织的缺失和腭咽结构的异常，在一期整复术时却因为各种原因未能得到有效的重建和恢复，从而遗留下可以预见的腭咽闭合不全或者腭咽功能不全，影响患儿语音的发育。这种情况下，就必须对这些存在的问题进行纠正和弥补，与腭裂一期修复术一样都是为患儿建立口咽部的正常结构，为语音发育提供良好的基础条件。从这个角度上说，腭裂的二期整复术可看作是为一期整复术而做的查漏补缺，使腭帆提肌能发挥正常的生理功能。因此，腭裂二期整复术可归纳为：尽早评估，及时弥补。即在腭裂一期整复术后尽早对手术结果进行腭咽功能和手术的评估，一旦发现问题就尽早安排实施二期整复术，在语音发育时尽早具备接近正常的口咽结构和功能。

虽然腭帆提肌在软腭上抬和语音功能中的作用早已被认同，但是在具体手术过程中，不同的外科医师由于各自经验的差异而无法进行彻底的提肌吊带的重建。另外，虽然腭帆提肌重建只是腭裂整复术的一项内容，并不是一个单独的术式设计，但是目前大多数的腭裂整复术式设计均没有包括或者并没有彻底地进行腭帆提肌的重建，而是把主要目的放在封闭裂隙和软腭的延长。尽管软腭的长度和腭帆提肌的功能是腭咽闭合的两个重要因素，但是延长软腭的结果是被动地机械性缩小咽腔，而腭帆提肌重建的结果是肌肉收缩主动地缩小咽腔。在 Sommerlad 的研究中可以发现，软腭的上抬并不是依靠其全长，而是依靠由于肌肉收缩带动的有效的软腭长度，这个有效长度才是决定腭咽闭合的关键。因此，腭裂二期整复术的关键还是要重建腭帆提肌吊带。不管采取哪种术式设计，腭帆提肌重建都应是腭裂修复术中必不可少的手术内容。如果在腭裂一期整复术中忽略了这一内容，那就应尽快在二期整复术中完善和弥补。随着腭裂整复技术的发展，腭帆提肌重建术也越来越多地被外科医师接受并付诸实施。

关于腭裂的补充治疗有一个误区，就是不管一期手术情况如何，只要存在腭咽闭合不全，均要采用各种咽成形术进行治疗。这些术式不再或者很少利用腭帆提肌本身生理性的功能，而是直接改变了咽腔的结构，缩小了咽腔的容积，减小了腭咽闭合的难度，从而帮助患者在口腔内实现气压的积累，辅助发音。然而，这类术式的结果是改变了正常的生理解剖结构，患者的不适感很强，正常呼吸和睡眠时感受到的呼吸困难，以及打呼噜等都会给患者带来很大困扰。另外，咽后壁瓣的手术在较小年龄的患儿甚至会限制颌面部的向前发育，因而常将手术年龄推迟到 4 岁以后，这样就错过了最佳的语音发育期。特别是对一些低年龄的患儿，过早地放弃腭帆提肌生理性的功能，选择彻底改变咽腔的生理结构，无论如何都是一种冒险。为了不破坏正常的解剖生理结构，无论多大年龄，对腭咽闭合不全的患儿，只要有可能通过腭帆提肌重建来改善腭咽闭合功能，都应在进一步处理之前先行腭帆提肌重建。我们认为，咽成形术应该是在二期腭裂整复术仍然不能解决问题的患者中才选用的方法，是"没有办法的办法"。

二、手术时机

如果需要接受腭裂二期整复术，建议安排在腭裂一期手术 1 年之后，尽量在患儿开始学习说话之前完成，同时兼顾患儿的全身情况。

三、手术目的和原则

1. 重建具有理想功能的腭帆提肌吊带 腭帆提肌吊带的重建是恢复腭咽闭合功能的关键性内容，因此也应视为腭裂二期整复术的关键性内容。腭帆提肌是软腭最重要的肌肉之一，从颞骨岩部下面、咽鼓管软骨和膜部向前下走行，经过腭咽肌两束之间后呈扇形分开分布于软腭，中间部分与对侧同名肌束结合形成提肌吊带，是腭咽闭合最重要的肌肉。前份参与腭腱膜的形成，后份参与腭垂肌的构成。因此，对腭帆提肌的解剖与重建的目的在于重建提肌吊带，让中断的提肌吊带恢复上提软腭的功能。

需要注意的是，这是患儿语音发育之前的最后一次，至少是腭裂一期手术之后最重要的一次恢复腭帆提肌正常位置的机会，不管患儿本身肌肉发育的情况如何，在腭裂二期整复术中都应找到腭帆提肌并恢复其正常位置，即使由于肌肉功能低下，只要能保证结构和位置正确，仍然对语音的发育有很大帮助。

2. 消除影响口腔封闭的腭瘘 腭瘘修复术的基本原则是采用鼻腔侧和口腔侧黏骨膜组织瓣来双层地重叠覆盖关闭腭瘘。在设计时，要充分利用瘘孔边缘和鼻腔侧的黏骨膜瓣封闭鼻腔层，这是修复后的保护屏障，要注意组织瓣的完整，不要损坏鼻腔黏骨膜。对于瘢痕组织挛缩，组织量不足以完全封闭瘘孔的情况，可以分次手术，或等到患儿能够配合术后护理的时候进行舌瓣等远位组织瓣修复。

3. 延长软腭 一些学者认为，软腭长度不足是影响腭咽闭合的重要原因，其重要性并不亚于腭帆提肌的重建。因此，在腭裂二期整复术中会选择以后推和（或）延长软腭的术式。对于咽腔深大，软腭短小的患儿，为保证软腭具有一定的长度，便于患儿实现腭咽闭合，腭裂二期整复术时有必要进行软腭的后推。具体的手术术式可采用 Furlow 法、两大瓣法、单瓣后推法等。其中，Furlow 的反向双 Z 术式效果最为明显，设计合理的双 Z 形组织瓣可以明显延长软腭的长度，缩短软腭后缘到咽后壁的距离。

4. 松解瘢痕 如前所述，腭裂一期整复术时遗留的大面积不规则瘢痕会严重影响软腭以及肌肉的正常运动，因此，在腭裂二期整复术中应解除这些瘢痕组织的牵拉，松解致密的瘢痕组织，将肌肉组织从瘢痕的包裹中"解放"出来。

（李　盛）

第四节　Sequence 24：腭瘘及其治疗

▨ 腭瘘是指腭裂修复术后在硬、软腭部或口腔前庭部仍遗留或再裂开的瘘孔。治疗指征是影响患儿的语音功能和口腔卫生。

▨ 并不是所有的腭瘘都需要早期修复。对小于 5mm 的腭瘘可以暂时不予修复。是否对腭瘘进行修复，应以其是否影响语音发育和口腔功能为最终考虑点。

▨ 从组织愈合角度而言，腭瘘最早修复的时间是在腭裂手术 6 个月后。但综合考虑，在不影响语音发育的前提下，腭瘘修复时间越晚越好。如若需要，最好能延迟到患儿 3 岁以后。

▨ 对于较大的腭瘘不能用邻近瓣的方法修补者，应等待患儿长大到能配合的年龄时再行舌瓣、唇颊部肌肉黏膜瓣或游离瓣移植修补。

▨ 口鼻前庭瘘大多对功能影响不大，并不算是腭裂手术并发症（只有在成年序列治疗已经完成后，瘘仍然存在才能称为并发症）。但如果患儿主诉鼻孔溢水，并具有严重的心理负担，则需要关闭。

▨ 临床上关于腭瘘的修复没有统一的标准和方法，应根据瘘孔的部位、大小，采用不同的修复方法。

▨ 腭瘘修复术的失败率较高。失败的原因与原有腭裂畸形程度和所采用的腭裂修补术式无关，而与瘘孔的大小、形状、部位及腭瘘的修复方法有关。

腭瘘是指腭裂修复术后在硬、软腭部或口腔前庭部仍遗留或再裂开的瘘孔，表现为口鼻腔相通，为腭裂术后最常见的并发症。腭瘘可造成患儿的语音功能障碍、口腔卫生不良、中耳疾病以及心理负担等。早期的腭瘘发生率多在20%左右，随着手术技术的进步，腭瘘发生率逐渐降低到10%以下。腭瘘的手术修复比较困难，有报道显示瘘孔修复术的失败率为25%~60%。所以，首先应该强调预防腭瘘的发生，其次才是探讨和思考可靠的腭瘘修复方法。

一、腭瘘发生的部位、原因及预防

腭瘘可发生在硬软腭的任何部位。早期没有明确的分类，大多根据解剖位置分为软腭瘘、软硬腭交界瘘和硬腭瘘。Smith（2007）根据解剖、病例资料等进行归纳分析，提出了新的腭瘘分类方法，包括七种类型：①悬雍垂瘘；②软腭瘘；③软硬腭交界瘘；④硬腭瘘；⑤原发继发腭交界瘘；⑥牙槽瘘；⑦口鼻前庭瘘。通常我们所述的腭瘘为②～⑤类。悬雍垂瘘通常称为软腭复裂，牙槽瘘多为原发的牙槽突裂，口鼻前庭瘘我们通常称为口鼻瘘。

腭瘘最多发生在硬腭和软硬腭交界处，其次是软腭和悬雍垂。在整个腭瘘中，硬腭瘘的发生率为58.7%，软硬腭交界瘘的发生率为39.4%，软腭瘘和悬雍垂瘘的发生率为1.9%。

腭裂术后发生腭瘘的原因很多，包括腭裂的类型，畸形的程度，腭裂手术年龄，腭裂术式的选择，手术操作，术后出血和感染，术后护理以及术后喂养等方面。但最主要的原因还是在手术过程中对两侧黏骨膜瓣松弛不够，缝合时张力过大，或存在张力，当患者全麻清醒后，吞咽及发音时肌肉张力进一步增加而影响伤口的愈合。

腭裂修复术无论采用哪种术式，充分的减张是避免术后腭瘘发生最关键的一点。缝合处的张力会影响局部的伤口愈合，血供差且容易感染。所以，无张力缝合是腭裂修复术的基本原则。另外，在缝合时要注意创缘不要内卷，避免假缝合。手术操作中要注意保护腭大血管神经束，一旦损伤可能导致组织瓣的坏死发生腭瘘。术后护理也非常重要。全身抗生素的使用和局部抗生素的含漱，可有效预防创口感染，促进创口的愈合。加强营养可促进创口的愈合能力。腭裂术后要求流质、半流质、普食渐进性地使用，这可有效地预防腭瘘的发生，应该注意监护。

二、关于腭瘘修复的时机

并不是所有的腭瘘都需要早期修复。Karling等研究的结果表明，腭瘘对语音的影响与瘘孔所在的部位无关，而与瘘孔的面积密切相关。当瘘孔直径大于5mm时，则会出现明显的鼻音化语音。所以，对直径小于5mm的腭瘘可暂时不予修复。延期手术对颌骨发育的影响有一定的意义。Ohkub针对行后推术修复腭裂后发生腭瘘的患者研究发现，瘘孔多次修复组的上颌骨生长发育不足最严重；瘘孔大于3mm×3mm的患者修复所致的上颌骨生长发育不足明显大于瘘孔较小的患者；3岁前行瘘孔修复的患儿上颌骨生长发育不足明显大于晚期修复的患儿。是否对腭瘘进行修复，应以其是否影响语音发育和口腔功能为最终考虑点，如进食时鼻腔反流明显，鼻腔分泌液严重影响口腔卫生，影响发音等，应及时进行腭瘘修复。

多数学者不主张腭瘘发生后立即行腭瘘修复术。因为腭黏骨膜瓣在此时组织水肿，质地变脆，缺乏韧性，边缘有大量新鲜肉芽组织生长，这些因素不但给缝合带来困难，而且也无法使组织准确对位。若立刻实施手术，不但不能够解决穿孔问题，反而还会造成更大面积的穿孔。

从组织愈合角度而言，腭瘘最早修复的时间是在腭裂手术6个月以后。但从上颌骨发育的角度而言，腭瘘修复时间越晚越好，最好能够延迟到患儿3岁以后。从腭瘘对患儿语音的发育、心理的影响和吸吮功能的干扰角度讲，腭瘘的修复又强调愈早愈好。

按照序列治疗的原则，目前国内外学者基本认为，对口鼻前庭瘘和牙槽突裂这类因治疗计划安排而尚未手术的瘘孔修复，最佳手术时机是在9~11岁与牙槽突裂植骨术同期进行。至于并发于腭裂修复术后的腭部穿孔，特别是较大的、影响患儿语音发育和口腔功能的穿孔，应在1年后尽早手术。当然，若患儿本身行腭裂修复术时的年龄已偏大（>3岁），再在年龄上强调早期修复已没有必要了，这是基于语音功能发育考虑的。

三、腭瘘修复术的设计

腭瘘修复术的设计应依据腭瘘的部位与大小，采用不同的手术方法进行。腭瘘的部位是选择手术方法的基本依据，腭瘘的大小是选择和设计组织瓣的参考标准，但往往又需要两者叠加考虑。在腭瘘修复术的设计中应注意如下问题：①注意观察瘘孔的周围组织，准确测量瘘孔的大小，切口设计要精确。对腭瘘面积比较大的病例，必要时可先取口内模型，在模型上模拟手术设计。要遵循"小瘘孔，大手术"的指导思想设计手术方案。②腭瘘修复术的基本原则是采用鼻腔侧和口腔侧黏骨膜组织瓣来双层重叠覆盖关闭腭瘘。在设计时，要充分利用瘘孔边缘和鼻腔侧的黏骨膜瓣，这是修复后内层的保护屏障，要注意组织瓣的完整，不要损坏鼻腔黏骨膜，因为内层组织瓣的营养主要依赖鼻腔面的血管供应。③设计腭黏骨膜瓣时，要考虑黏骨膜瓣覆盖到腭瘘后有充分的松弛度，这是安全封闭腭瘘的重要保证。④在设计口腔侧组织瓣时，要注意保证创缘有足够的接触面，以利于愈合。

1. **口鼻前庭瘘** 口鼻前庭瘘位于口腔前庭，与鼻前庭相通，形态呈倒三角形。口鼻前庭瘘是否算得上腭裂手术并发症呢？Helfrick认为只有在成年后，序列治疗已完成，瘘仍然存在才能称为并发症。大多数口鼻前庭瘘对功能影响不大，但如果患者主诉鼻孔溢水，并具有心理负担，则需要关闭。若瘘孔较小或伴有牙槽突裂，口鼻前庭瘘可在9~11岁与牙槽突裂植骨术同期修复。单纯的口鼻前庭瘘可用瘘口一侧黏膜翻转作为衬里，另一侧旋转口腔前庭黏膜瓣覆盖修复。

2. **原发继发腭交界瘘** 原发继发腭交界瘘形态不一，有的甚至没有腭裂。原则是采用瓦合式重叠覆盖的方法修复，可用瘘孔边缘的黏骨膜及鼻腔黏骨膜瓣向鼻腔反转作为衬里，再以硬腭黏骨膜瓣转移覆盖。

3. **硬腭瘘** 硬腭前部穿孔若修补困难，可用唇黏膜瓣转移修复。先将穿孔周围的黏骨膜剥离翻转作为衬里，再在上唇内侧形成蒂在口腔前庭上部的唇黏膜瓣，并将之翻转覆盖于穿孔的口腔侧。硬腭后部的穿孔常用局部旋转黏骨膜瓣修复（图4-1），一般不宜单层缝合，可在穿孔周围做局部黏骨膜瓣翻转形成衬里，再以较大的旋转黏骨膜瓣覆盖修复口腔侧创面。

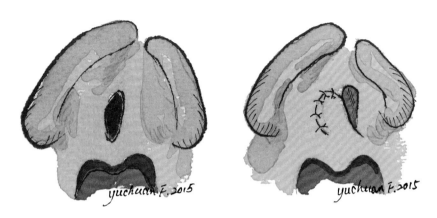

图 4-1　局部旋转黏骨膜瓣修复腭瘘示意图

4. **软硬腭交界瘘**　发生在硬软腭交界处腭瘘的修复比较困难，应根据腭瘘的大小及其周围组织的条件选择修复方法。裂隙较大且周围组织较少和较不松动者，应考虑用邻近瓣修复或 Langenbeck 黏骨膜瓣成形术进行修复。

5. **软腭瘘和悬雍垂瘘**　软腭瘘常表现在悬雍垂根部的穿孔，或与悬雍垂瘘一起形成软腭复裂。这类腭瘘的修复比较棘手，因为软腭大多都较腭裂修复术前更短，且瘢痕收缩，软腭功能较差。实际修复时亦要根据每个患儿腭瘘的轻重程度和软腭缩短的情况而分别考虑。一般需要重新做一次软腭裂手术，同时行提肌吊带的重建，也有学者主张行反向Z 型瓣的 Furlow 手术。对于复裂较重和软腭缩短较多的患者，则需考虑在 4 岁之后用咽后壁组织瓣移植术来进行修复。

四、腭瘘修复术的失败率

由于腭瘘周围瘢痕的影响和局部血运较差，腭瘘修复术的失败率较高。文献报道，腭部穿孔和复裂修补的成功率为 56%~84.1%。失败的原因与原有腭裂畸形程度和所采用的腭裂修补术式无关，而与瘘孔的大小、形状、部位及腭瘘的修复方法有关。也有统计资料显示，硬腭前份腭瘘修复术的失败率为 54.4%，中份为 44.8%，后份为 33.3%。这一结果表明，越靠近硬腭前份的腭瘘，其修复术的失败率越高。这与硬腭前份的腭黏骨膜瓣延展性较差、不易移动，组织血运相对较差有关。

（傅豫川）

第五节 | Sequence 25：幼儿期语音发育的干预

- 在腭裂修复之后的幼儿期，语音发育的干预是以家庭为基础，家长是干预措施的执行者，语音治疗师在此阶段需要提供指导和培训。

- 腭裂术后的功能训练包括唇、下颌、舌头、软腭、咽部以及呼吸肌肉的联系和感觉刺激活动等，目的是训练口咽的生理活动以增强其功能。

- 吹气治疗练习的目的之一是诱发软腭活动并通过运动反馈来增大软腭活动的范围，从而带来在意识控制下的软腭活动范围的增加，并再使其自动化，最终将此技巧运用到语音中。初期可以进行一些口腔气流概念的行为活动，逐步再增加力度和时间。

- 因腭裂患儿在早期的语音以及词汇发展方面均受到了限制，扩展其声母的广度可从认识口腔的结构及动作入手，在镜子面前示范唇、舌和牙齿的位置，并配合一些活动让患儿认识到是面部的哪里在运动以及是如何运动的。

- 目标音的选择：尽管从语言发育角度来讲，塞音是较早发展出来的音，但是目标音的选择并不完全受到语音发育顺序的限制。既然干预目标设定为扩展语音广度，那么任何可使幼儿诱发的音，都可成为治疗的目标音。目标音的选取还可以参考如下策略：①选择幼儿在多种情景中均可诱发的音；②选择更容易被看到表情的音作为目标音；③选择发音位置靠前的声音；④构建口腔压力目标音；⑤在遵循位置和方式原则的情况下，按照正常的语音发展序列选择先发展出来的音和选取具有沟通功能意义的字。

- 常用的诱发技巧：一般是使用特别的活动内容去诱发特别的声音，如利用吹泡泡的动作去诱发双唇音；用［lalala］的声音去唱简单的歌，作为舌前音的动作练习；当去做安静下来的手势时，同时说［xuuuuu］的声音；看书或是做游戏的时候，模仿不同动物和物品的声音。

- 腭裂术后词汇发育的干预措施：在大多数年幼的腭裂术后患儿的咿呀学语声中至少包括［m］、［n］、［w］、［h］。所以，最初对于这些患儿关键词的选择应包括［mai］、［nai］、［mao］、［wu］和［hao］等。当患儿的语音系统扩展到包含早期发育的塞音［b］、［d］、［g］时，就可以增加如下词的练习，如［bao］、［da］、［gou］等。尽可能地使用有益于实现沟通功能的词汇。

　　腭裂术后，由于突然改变患儿已经习惯的结构，发音的频率和多样性会立即明显下降，患儿需要经过6周左右的时间才能够逐渐习惯并恢复到术前的发音水平。所以，这段时间父母除了关注手术伤口的愈合外，应把关注的重点放在彼此良好的互动上。手术6周后，父母们可关注患儿在语音系统中出现的"新的声音"，这些"新的声音"通常都是语音发展和腭咽功能是否良好的信号。那么，为了得到一个腭咽闭合功能的良好结果，我们是不是需要针对性地进行一些软腭功能的训练？幼儿期的语音发育该如何进行干预？这些都是在唇腭裂序列治疗中，我们应该明确的问题。

一、腭裂术后软腭运动功能的训练

　　腭裂术后软腭运动功能的训练是一个有争议的内容。口腔运动治疗（oral motor excises，简称OMEs）为非语音的治疗内容，包括唇、下颌、舌、软腭、咽部以及呼吸肌肉的联系和感觉刺激活动等，目的是训练口咽的生理机制以增强其功能。口腔运动治疗的内容包括：肌肉练习，肌肉增强练习，肌肉被动练习以及感觉刺激练习。

早期腭裂语音的治疗都强调腭裂术后吹气练习，并希望通过练习达到增强软腭肌肉的强度及活动范围，并建立肌肉的自主控制。但是，腭裂术后的吹气练习并没有得到广大学者的推崇，一些早期提倡使用吹气练习的学者，之后也提出了反对意见。他们认为即使训练增强了软腭肌肉的强度和活动范围，吹气练习也无法解决大的腭咽间隙问题。有研究结果表明，即使不做这些训练，语音治疗会同样有效，而吹气练习并不能增强软腭肌肉的运动。

Yates（1980）认为，吹气治疗练习的目的之一是诱发软腭活动并通过运动反馈来增大软腭活动的范围，从而带来在意识控制下的软腭活动范围的增加，并再使其自动化，最终将此技巧运用到语音中。但早期的关于通过吹气、吮吸和吞咽等来改善腭咽闭合功能的研究，并没有足够的证据支持肌肉练习能够改善鼻音。目前多数学者认为促进腭咽功能的治疗练习仍处于实验室阶段，并不推荐其作为常规的临床治疗步骤。任何尝试锻炼腭咽部肌肉组织去增强肌肉的强度或耐力必须在语音的背景下，才有可能带来期望的改变。Kuehn（2006）认为，如果练习的目标是增强肌肉的强度和耐力，一些阻抗性的练习是需要的。因为持续正压通气治疗（continuous positive air pressure therapy，CPAP）能够减轻一些患者的鼻音。

二、幼儿期语音发育及干预

幼儿期是语音发育最迅速的阶段，而2岁半可能是腭裂患儿语音发展的里程碑或是转折点。我们将腭裂修复术的时间提前到婴儿期就是希望能够在幼儿期为孩子的语音发育提供一个正常的条件。尽管腭咽闭合功能和语音清晰度的评估在幼儿期还不能完成，但对其语音发育的干预却是有意义的。

唇腭裂患儿在第一个词汇出现的时间和早期表达性词汇的发育上均存在滞后。唇腭裂患儿早期语音发育的限制提示了早期干预的重要性。早期的语音干预能够减少后期的语音和语言问题，其效果已经得到越来越多学者的证实。3岁前家长参与早期干预是幼儿期干预措施有效的必不可少的内容，因为从操作性来讲，由治疗师给幼儿直接进行干预和治疗是困难的。

（一）音素发育和音韵历程

音素发育和音韵历程是儿童语音发育的自然过程。音素是跨越各种语言和方言的一种普遍的语音分类，是能够区别语意的最小语言单位，国际音标表示的就是音素。音素的发育是指幼儿从出生开始语音系统随着生理结构的成熟，逐渐习得的语音规则，并在各种不同情景下发出特定音素并正确使用音素的能力。Owens等（2000）认为，1~3岁应该关注语音广度（phonetic inventory）的发育，3岁以后应关注音素广度（phonemic inventory）的发育，而语音系统到8岁才发育完成和稳定。

幼儿的音素发育具有一定的规律和特性：①音素发育的先后顺序与幼儿语音发育的先后顺序类似；②从构音方法上，塞音、鼻音、滑音位于擦音、边音之前，塞擦音为较晚发育出来的音；③从发音位置上，位置靠前的音素发育早于位置靠后的音素发育。同时，音素的发育有一定的时间过程，不同的音素其时间过程存在差异，即音素发育有年龄范围。

音韵历程的发育存在时限性，即发育到一定阶段即可消退。以 3 岁区分音韵历程的发育时限，3 岁前的历程包括字尾辅音省略、舌前置化、辅音同化等；3 岁后持续存在的历程包括塞音化、去塞擦音化。多数儿童音韵历程结束点在 2 岁半~4 岁半，在 4 岁之后很少出现。中文的研究结果显示，4 岁半仍有超过 10% 的儿童还保留舌前置化、舌根音化、塞音化、不送气化等历程。

（二）幼儿期的语音干预

以音韵为重点的环境教育理论（EMT/PE）是以自然生活情境和对话为基础，诱发语音和词汇发育的早期语言治疗干预模式，其利用幼儿的兴趣和启蒙机会来示范语言并促进语言在日常生活情境中的使用。其以语音和词汇为目标，通过对沟通环境的设置，在有意义的互动中实施干预措施，通过示范语音和语音重塑促进音韵的发育，并通过功能性环境的设置增加练习达到类化。EMT/PE 策略是为在早期词汇获取阶段存在语音和词汇发育受损的唇腭裂患儿设计的治疗模式。语音治疗师需要在使用此项干预措施前，对患儿的接受性、表达性语言以及语音的发育状态、口腔结构等进行评估和检查。

Kaiser（2007）提出了 EMT/PE 的治疗师 - 家长治疗模式。在该模式中，家长学习治疗师的训练课程，并在治疗师的辅导下练习治疗方法，最后将学到的方式融入家庭的训练中。Seunghee（2015）提到的家长训练内容包括：腭裂婴幼儿语音发育特点介绍；腭裂语音的听音训练；诱发技巧和沟通策略的学习。主要的沟通策略有：①面对面沟通；②跟随婴幼儿的兴趣；③强调词中的首字母（首声母）；④将唇部的运动夸张表现；⑤放慢说话速度；⑥重复使用目标词；⑦使用简单清晰的表达方式；⑧等待婴幼儿的反应；⑨倾听婴幼儿的声音，对于婴幼儿的声音做出立即反应；⑩对于婴幼儿的语音给予立即的适宜的回馈以增强其行为。

通过训练课程，接受过训练的家长在家中能够根据婴幼儿注意力持续的时间以及兴趣，在自然环境中给予语音发育的早期干预措施。

（马思维）

主要参考文献

1. Abdel-Aziz M，Abdel-Nasser W，El-Hoshy H，et al. Closure of anterior post-palatoplasty fistula using superior lip myomucosal flap. Int J Pediatr Otorhinolaryngol，2008，72（5）：571-574

2. Alkan A，Bas B，Ozer M，et al. Closure of a large palatal fistula with maxillary segmental distraction osteogenesis in a cleft palate patient. Cleft Palate Craniofac J，2007，44（1）：112-115

3. Ardehali M M，Farshad A. Repair of palatal defect with nasal septal flap. Int J Oral MaxillofacSurg，2007，36（1）：77-78

4. A Abass Kazemi，E Seyed Abolhassan，R Madjid. Closure of complicated palatal fistula with facial artery musculomucosal flap. Plast Reconstr Surg，2005，116（2）：387-388

5. Bagatin M，Goldman N，Nishioka G J. Combined tongue and pharyngeal flaps for reconstruction of large recurrent palatal fistulas. Arch Facial Plast Surg，2000，2（2）：146-147

6. Cohen S R，Kalinowski J，Larossa D，et al. Cleft palate fistulas：a multivariate statistical analysis of prevalence，etiology，and surgical management. Plast Reconstr Surg，1991，87（6）：1041-1047

7. Turgut O Metin，K Emre I.Surgical technique for the correction of postpalatoplasty fistulae of the hard palate. Plast ReconstrSurg，2005，117（6）：2083-2085

8. Duflo S，Lief F，Paris J，et al. Microvascular radial forearm fasciocutaneous free flap in hard palate reconstruction. Eur J SurgOncol，2005，31（7）：784-791

9. Eastwood M P，Hoo K H，Adams D，et al. The Role of Screening Audiometry in the Management of Otitis Media With Effusion in Children With Cleft Palate in Northern Ireland. Cleft Palate Craniofac J，2014，51（4）：400-405

10. Ha S. Effectiveness of a parent-implemented intervention program for young children with cleft palate. Int J Pediatr Otorhinolaryngol，2015，79（5）：707-715

11. Kaiser A，Kuenzli E，Zappatore D，et al. On females' lateral and males' bilateral activation during language production: A fMRI study. Int J Psychophysiol，2007，63（2）：192-198

12. Karling J，Larson O，Henningsson G. Oronasal fistulas in cleft palate patients and their influence on speech. Scand J Plast Reconstr Surg Hand Surg，1993，27（27）：193-201

13. Krimmel M，Hoffmann J，Reinert S. Cleft palate fistula closure with a mucosal prelaminated lateral upper arm flap. Plast Reconstr Surg，2005，116（7）：1870-1872

14. Kuran I，Sadikoglu B，Turan T，et al. The sandwich technique for closure of a palatal fistula. Ann Plast Surg，2000，45（4）：434-437

15. Lahiri A，Richard B. Superiorly based facial artery musculomucosal flap for large anterior palatal fistulae in clefts. Cleft Palate Craniofac J，2007，44（5）：523-527

16. Nakakita N，Maeda K，Ando S，et al. Use of a buccal musculomucosal flap to close palatal fistulae after cleft palate repair. Br J Plast Surg，1990，43（4）：452-456

17. Nguyen P N，Sullivan P K. Issues and controversies in the management of cleft palate. Clin Plast Surg，1993，20（4）：671-682

18. Owens Jr，R E. Language development：An introduction. Pearson，2015

19. Paradise J L. Middle ear problems associated with cleft palate. Cleft Palate Journal，1975，12：17-22

20. Sinha U K，Young P，Hurvitz K，et al. Functional outcomes following palatal reconstruction with a folded radial forearm free flap. Ear Nose Throat J，2004，83（1）：45-48

21. Skuladottir H，Sivertsen A，Assmus J，et al. Hearing Outcomes in Patients With Cleft Lip/Palate. Cleft Palate Craniofac J，2015，52（2）：e23-e31

22. Smith D M，Vecchione L，Jiang S，et al. The Pittsburgh Fistula Classification System：a standardized scheme for the description of palatal fistulas. Cleft Palate Craniofac J，2007，44（6）：590-594

23. Steele M H，Seagle M B. Palatal fistula repair using acellular dermal matrix: the University of Florida experience. Ann Plast Surg，2006，56（1）：50-53

24. 李薇，尚伟，于爱华，等.鼓室置管对婴儿期腭裂患者中耳功能障碍的治疗效果.华西口腔医学杂志，2007，25（5）：458-462

25. 石冰，郑谦.唇腭裂综合治疗学.北京：人民卫生出版社，2011

26. 宋儒耀，柳春明.唇裂与腭裂的修复.北京：人民卫生出版社，2003

27. 徐慧芬，廖小宜，徐丽蓉，等.腭裂患者中耳功能障碍及治疗.华西口腔医学杂志，1999，17（2）：133-135

28. 徐慧芬，徐丽蓉，何勇，等.腭裂患者分泌性中耳炎的治疗.中华口腔医学杂志，2003，38（4）：269-270

29. 郑谦，徐慧芬，何勇，等.腭裂修复术同期鼓室置管的疗效及并发症防治.华西口腔医学杂志，2003，21（1）：28-30

第五章
学龄前期（4~6岁）
唇腭裂序列治疗

　　自 4 岁到 6~7 岁入小学前为学龄前期。此期儿童体格生长发育处于稳步增长状态，智能发育更加迅速，同时语言发展能力、社会拓展能力及自我观念等开始逐渐形成，好奇多问，模仿性强。由于此期儿童具有高度的可塑性，因此，在这一时期应培养儿童良好的道德品质和生活能力，为儿童正常的心理发育奠定基础。在唇腭裂序列治疗方面，这个阶段又是语音评估和语音治疗的关键时期，而腭咽闭合功能和听力功能又是恢复正常语音的关键。此外，矫正反𬌗、诱导上颌骨正常发育的正畸治疗也应该在这个时期开始。

关键词中英文对照索引

（按正文出现顺序排序）

学龄前期	preschool age
主观评估	objective evaluation
语音样本	speech sample
共鸣	resonance
鼻漏气	nasal emission
声音无力问题	soft-voice syndrome
代偿性发音	compensatory articulation disorders（CAD）
腭咽闭合功能	palatopharyngeal closure function
腭咽闭合功能障碍	velopharygeal disfunction（VPD）
腭咽闭合不全	velopharyngeal insufficiency（VPI）
客观检查	subjective evaluation
气压测定法	air pressur-flow
吹水泡试验	blowing test
雾镜	fogged mirror
漏气仪	air-leakage
头颅侧位片	lateral cephalometric radiographs
鼻咽纤维镜	nasopharyngeal fiberscope（NPF）
计算机语音分析仪	computer voice analyzer（CSL）
语图仪	sound spectrograph
边缘性腭咽闭合不全	marginal or borderline velopharyngeal inadequacy（MVPI）
耳的训练	ear training
音的训练	production training
模仿训练	imitation training
构音位置训练	phonetic placement training
持续接近训练	successive approximation training
利用情景训练	contextual utilization training
音韵治疗	musical therapy
代偿性构音	compensatory articulation
诱发策略	facilitative techniques
辅音正确率	percent correct consonants（PCC）
发音正确率	percentage of consonants in the inventory（PCI）
腭咽闭合	velopharyngeal closure（VPC）
腭咽闭合模式	velopharyngeal closure pattern
冠状闭合模式	coronal closure pattern
矢状闭合模式	sagittal closure pattern
环状闭合模式	circular closure pattern
哑铃型或领结型闭合模式	circular passavant's ridge
腭咽闭合率	velopharyngeal closure percentage
软腭再成形术	soft palate re-repair
咽后壁瓣转移修复术	posterior pharyngeal flap pharyngoplasty
腭咽肌瓣成形术	sphincter pharyngoplasty
缩咽术	pharyngeal constrictive surgery
上颌骨发育不足	maxillary dysplasia
反𬌗的治疗	crossbite treatment
上颌快速扩弓	rapid maxillary expansion（RME）
CVM 分期	cervical vertebral maturationperiodization（CVM）
扩缩交替扩弓	alternate rapid maxillary expansions and constrictions（Alt-RAMEC）
上颌前方牵引	maxillary protraction
唇鼻部继发畸形整复术	correction of secondary cleft lip and nasal deformity
先天性缺额牙	congenital anodontia
心理障碍	psychological disorder

Sequence 26：语音评估

- 学龄前期语音评估的重要目的是评价患儿的语音功能和腭咽闭合功能的状况，并为语音障碍患儿制订语音康复计划。
- 评估方法包括主观评估和客观评估。
- 首先进行口腔和腭咽部的常规检查。患儿取坐位，头后仰，嘱患儿发［ɑ］音时，仔细观察软腭、咽壁在发声时的收缩程度，重点观察它们的活动度是否有力，能否闭合，腭咽腔有无过深，两侧扁桃体有无过大等。
- 语音样本的收集，除了使用评估工具采集的系统构音样本外，还需要收集不同语音情景下的样本，以用于腭裂语音的诊断。
- 语音的主观评价需要训练有素的判听者。评价的指标包括鼻腔共鸣、鼻漏气、构音和音质，评估时需要评价各指标的存在现状、分布情况、出现的频率、持续程度和严重程度。
- 腭咽功能客观评估的仪器检查能够为主观评估提供有价值的佐证信息，也对进一步诊疗计划的制订具有指导意义。
- 使用统一的语音评估记录方式，其目的是利于数据管理以及资料间的可对比性，特别是对跨中心研究具有重要意义。
- 分析语音样本，结合主观评估数据与腭咽功能仪器检查的结果进行分析，得出结论，提出诊断和治疗建议。

Fitzsimons（2014）在第12届国际唇腭裂协会关于唇腭裂患者语音评估的报告中，提出了语音评估前应该收集如下病史：①裂隙的诊断；②手术病史（不仅限于腭裂手术病史）；③既往史；④最近的疾病史和治疗措施；⑤药物使用史（如治疗哮喘使用的吸入性激素等）。除了这些病史之外，语音治疗师还应该了解：①饮食时是否存在鼻腔反流；②是否存在喂养和咀嚼的困难；③是否存在听力方面的问题；④以往语言评估和语言治疗史；⑤家长对患儿语音、语言的认识（包括家长对患儿语言的接受度；家长认为的存在的语音问题；家长对语言治疗的期望；家长对语音进步的理解等）。

唇腭裂患者的语音评估方案取决于接受评估患者的年龄以及临床医师的目标。按照Peterson-Falzone（2009）的分类方法，可将语音评估分为筛查性评估和诊断性评估。筛查性评估主要了解腭咽功能相关的过高鼻音和构音问题；诊断性评估主要了解构音错误类型和对腭咽功能进行主客观诊断，可应用仪器客观检查发音器官的运动和腭咽闭合功能。

一、语音的主观评估

主观评估又称主观判听，是一种最普遍和最广泛的语音评估方法。主观判听方式一般为实时评估（即现场判听），但至少能够录音，最好能够录像。特别注意留存治疗前后的语音资料，因为合适、足量的语音样本是获得确切诊断的前提。一个系统的、有重点的语音主观评估程序，有助于准确的语音诊断。

（一）语音主观评估的基本步骤

1. 收集病史　除一般病史外，还应包括与唇腭裂相关的面部检查，以及可能影响语音结构的检查，包括：①面部、耳部、鼻、唇的语音代偿性动作；②舌体的动度和灵活性，有没有舌系带过短；③牙槽嵴、硬腭、牙齿及咬合是否存在影响语音的因素；④软腭的长度、发音时的动度及对称度；⑤是否存在腭瘘以及瘘的大小和位置；⑥悬雍垂的形态、扁桃体的大小以及腺样体的情况。

2. 获得足够的语音样本　通过构音测试工具获得语音样本（表 5-1），也包括连续性语音样本，不同语音情景的语音样本，以及诱发测试的结果。

表 5-1　语音样本记录表

语音情景	方法	目的
单词 选取或包含压力性声母进行测试	1. 用图片命名进行诱发，仿说 2. 记录构音错误	1. 评价高压力声母的鼻漏气情况 2. 评价腭裂特殊性语音代偿性发音以及后置构音行为 3. 评价口腔的代偿性错误发音 4. 评价其他常见的构音错误（如：省略，扭曲，及发展性的构音错误）
句子 包含口腔压力性声母，一个句子可以只评估一个位置/方法的音 鼻辅音，全部为鼻辅音句子 低压力声母句子（避免出现鼻音）	1. 仿说或是朗读 2. 记录构音错误类型	1. 评价鼻漏气，代偿性发音，口腔后置构音，代偿性口腔错误发音和其他常见构音错误 2. 判听是否存在低鼻音 3. 评价高鼻音和口腔后置构音
单音节结构（CV） 按照构音位置从前往后朗读，包含所有的辅从/pa/ 到/ra/	在鼻孔下方放置口镜或是捏住鼻孔的情况下重复 /papapa/,/bababa/, …/gagaga/	在高压力辅音时检查鼻漏气/镜子出现雾气情况 记录辅音广度 检查代偿性发音 评估口腔后置构音行为
数数 从 1~10；必要时增加 45~49 和 75~79	在鼻孔下方放置口镜或是捏住鼻孔的情况下数数	1、4、5、7~10注意观察鼻漏气状况 观察 45~49 以及 75~79 是否存在特殊音位上的鼻漏气，如鼻漏气只发生在/s/ 音上
单独的高压力元音（韵母） /i/ 与/u/	持续的发出[i.u] ，并轻轻的将鼻孔关上	判听鼻音 若共鸣发生改变则表明存在口鼻耦合共鸣（存在高鼻音）
高元音与高压力声母组合 如：bi，pu，ku	仿说或是朗读	评估过高鼻音
包含有鼻音的字词 （妈妈，猫咪，奶奶）	仿说或是朗读	评估过低鼻音

3. 分析语音样本。

4. 主观评估数据与口腔颌面检查结果相结合进行分析。

5. 对临床数据进行解释。

6. 提出主观评估的诊断（表5-2）。

表5-2 腭裂语音评估诊断表

腭裂语音评估诊断表
Cleft Palate Speech Assessment Diagnostic Table

分类	
编号	

姓 名：_____ 性别：____ 出生时间：_____ 身份证号：_____

父亲姓名：_____ 联系电话：_____ 母亲姓名：_____ 联系电话：_____

家庭住址：_____ 邮编：_____

统一编码：□□□□□□□□□□□

诊断：□BCCP □UCCP □HSCP □SCP others:_____

□腭裂术前

□腭裂术后

　本院医生（手术医生：　　　　） 手术日期：

　外院腭裂（手术地点：　　　　） 手术日期：

　术式：□push back □furlow □push back +furlow □pf 其他：_____

其他特殊情况：□术前正畸治疗

　　　　　　　□中耳炎病史 左耳： 右耳：

　　　　　　　□腭瘘孔（□前颌部 □软硬腭交界处 □软腭裂开）

　　　　　　　□VPI 术后，情况描述：

语音评估报告：

共鸣（Resonance）：□高鼻音（□轻度 □中度□重度） □低鼻音□混合性鼻音 □Cul-de-sac 共鸣

鼻漏气（Nasal Emission）：□可视（□Rt，□Lt，□Bil），□可闻□Nasal turbulence

Grimace： □

音质（Phonation）：□嘶哑（Hoarseness）□低音高（Low pitched），□小音量（Reduced loudness）

构音（Articulation）：

非裂隙相关（NON-VP Related）：

结构历程：

声母省略：□　　　　　　　声随韵母鼻音省略：□

介音省略：□_____　　　复韵母简化：□_____

赘加声母：（CV—CCV）□　　赘加韵母：（CV—CVV）□

位置替代历程：

前置构音：□_____　　　后置构音：□_____

舌面音替代：□　　　　　　舌尖音替代：□

1

续表

方法替代历程：

塞音化：□ _____ 塞擦音化：□ _____

擦音化：□ 送气化：□

不送气化：□ 侧化：□

其他替代历程：

同化历程□ _____ 其他替代□ _____

裂隙相关（VP Related）：
　　□喉塞音（Glottal）
　　□咽擦音 Pharyngeal fricative/ □咽塞音 pharyngeal stop
　　其他代偿性发音：
　　□低压力构音　　□声母省略　　□鼻音化
其他类型：□h 音替代　　□口腔后置构音　　□腭化构音

清晰度（Intelligibility）：□正常范围内　　□轻度受损　　□重度受损

诱发测试（Stimulability）：

腭咽功能主观评估印象（VP Impression）：
□腭咽闭合　　□边缘性腭咽闭合不全　　□腭咽闭合不全

治疗意见：□随访，□家庭干预，□语言治疗，□鼻咽纤维镜检查
其他：

医师签名：

年　月　日

2

（二）语音主观判听的内容

1. 共鸣状态　共鸣的异常包括过高鼻音、过低鼻音及混合性鼻音。腭裂患儿通常表现为过高鼻音，系口腔发音时声音在鼻腔内发生共鸣的结果。过高鼻音在听觉感受上常表现为低沉和不清楚，一般通过元音来辨听过高鼻音的存在。通常情况下，若鼻音听起来比一般情况多，鼻音代替了口腔的发音（称为鼻音化），则是 VPI 的强有力证据。腭瘘可导致腭咽闭合功能异常或加重现有的 VPI，进而加重高鼻音。

鼻音的分级可以是三分级：

0 无鼻音

1 轻度鼻音

2 中度鼻音

3 重度鼻音

鼻音的分级也可以是五分级：

0 没有

1 轻度

2 轻度至中度

3 中度

4 中度至重度

5 重度

若高鼻音仅反应在高元音［i］、［u］中，可认为患者具有轻度的鼻音；若高鼻音在高元音［i］、［u］和低元音［ɑ］中均存在，判定为中度高鼻音；若在元音和辅音中均听到了鼻音则认为是重度鼻音。鼻音的判听包括鼻音是否存在以及鼻音是否持续，鼻音不连续提示边缘性腭咽闭合不全；鼻音持续提示存在腭咽闭合不全。

2. **鼻漏气**　是指发塞音、擦音、塞擦音等压力性辅音时鼻腔漏气的情况。鼻漏气既可以和过高鼻音伴发也可以单独存在，其取决于腭咽闭合不全的程度。鼻漏气常会伴发面部的扭曲，这是患者对腭咽闭合不全的一种面部代偿表现。需要鉴别的是，如果鼻漏气持续稳定地发生在特定的音位而并非所有的压力性辅音，则患者可能是构音位置错误而不是VPI。

在所有的压力性辅音中均存在鼻漏气，提示腭咽闭合不全的存在。若同时存在持续的／普遍的过高鼻音则佐证了腭咽闭合不全；腭咽功能问题可能是结构性（腭裂未手术、腭裂术后腭咽闭合不全）或是非结构性的（如神经问题）。可使用仪器的客观检查来明确诊断。

不持续的鼻漏气，从构音位置上讲，如在口腔前部的声音中可查到鼻漏气，提示存在前颌瘘孔；如在口腔后部的声音中可查到鼻漏气，提示存在上腭靠后位置的瘘孔；如只在特定音位上（如［z］、［c］、［s］、［zh］、［ch］、［sh］）上发生鼻漏气，提示鼻漏气行为可能是后天形成的。因此，需要进行客观的仪器检查来判断，检查时避免只使用存在鼻漏气的音位作为检查的目标音。

3. **构音和音质**　根据语音的发展阶段，腭裂术后的构音评估需要重点关注语音广度、塞音和代偿性发音。对存在鼻音化塞音、鼻腔湍流音、咽擦音、喉塞音的唇腭裂患儿应视为复诊和早期干预的对象。这些构音类型的产生以及口腔压力声母和塞音的缺失往往是VPI的一个早期提示因素。声音嘶哑是VPI患者常见的伴发症状，一方面，当声音嘶哑存在时会影响对鼻音的判断；另一方面，声音嘶哑的患者可能存在声带小结，需要耳鼻咽喉科会诊。另外，唇腭裂患者可能出现的声音无力问题（soft-voice syndrome），这是对鼻漏气和鼻音的代偿行为。因此，除了关注音质之外，还要关注声调、音高和音量。

代偿性发音（compensatory articulation disorders，CAD）是习得的构音异常，大多数为构音位置错误，也可见于腭咽闭合功能正常的患儿。代偿性发音的构音位置错误是后置构音，即发音位置在目标位置的后面，是一种错误适应的行为。其原因：①它可能是语音练习早期或学语早期，腭裂未修复之前，在寻找构音接触点时，舌为了填充腭裂空隙，找到的前部和后部之间的中间位点；②也可能是为了堵塞前腭瘘或腭中瘘，舌放置位置的代偿习惯；③在一些非腭裂儿童中，可短期出现在早期语音发展阶段。可表现为喉塞音、咽塞音、咽擦音、咽塞擦音、后鼻孔擦音、舌腭塞音等。

二、语音的客观评估

尽管主观判听在腭裂语音评估中占据主导作用，并通过主观判听得到的共鸣、鼻漏气和构音的信息可获得关于腭咽功能的初步印象，但主观判听只是通过语音学与音位学知识来推测发音动作，故判断结果与实际情况难免存在差异。需要准确寻找细微问题的病因和判断严重程度时，客观检查手段能提供重要的诊断信息。使用客观评估的方法能更好地理解主观判听结果的生理学、气流动力学和声学基础知识，能够描述腭咽闭合的具体状态，指导进一步的治疗。

评价腭裂语音的客观检查方法有很多，除门诊检查常用的雾镜试验、吹水泡试验、听诊器或听诊管等简便易行检测鼻漏气方法外，还可借助仪器设备进行检查。目前常用的方法可分为两类，一类是直接对发音器官的形态和功能进行观察，称为直接评估技术，如X线检查、鼻咽纤维镜检查、超声波检查以及电子腭舌位仪等；另一类是通过信号处理技术，间接推测腭咽闭合功能和发声器官的振动情况，如空气动力学技术、鼻音计仪、语图仪、电子声门仪等，称为间接评估技术。通过直接评估技术可直接观察腭咽闭合的机制、腭咽闭合时间隙的大小及形状，确定腭咽功能障碍的严重程度。Beer等（2004）认为，一个理想的直接检查技术应具有非侵入性、易重复、可复制、不使用放射线，并且能够在三维平面上完全自由的选择视觉平面。按照此标准，目前仍然没有一种理想的直接检查技术。间接评估技术即来源于对腭咽闭合功能活动结果的评估，相对于直接评估技术而言，间接评估手段的目的在于提供共鸣和腭咽功能异常的定量信息。各种方法的优缺点具体见表 5-3。

三、腭咽闭合功能的诊断

完善的腭咽闭合功能是产生正常语音的必要生理基础。如果腭咽部在发元音或压力性辅音时恒定存在明显间隙，不能有效地将口鼻腔分隔开，从而导致过高鼻音和鼻漏气发生，则可诊断为腭咽闭合功能障碍（velopharygeal disfunction，VPD），在我国目前统称为腭咽闭合不全。导致 VPD 的原因有多种，可大致分成三类：第一类是解剖因素导致的腭咽部结构缺陷，最常见的是腭裂修复术后因瘢痕收缩或肌肉连接不良导致软腭过短和（或）动度不够，腭瘘，腭隐裂，咽腔过深，综合征，肿大的扁桃体或瘢痕条索化的腭咽弓限制了软腭的上抬运动等。因腭咽解剖结构缺陷造成的腭咽闭合不全，此类腭咽闭合不全英文可称为 velopharyngeal insufficiency（VPI）。第二类是由于神经肌肉发育异常，以及外伤或医源性损伤，导致软腭运动能力明显低下，如大脑麻痹、Mobius 综合征和强直性肌营养不良等，所有除外任何原因的先天性腭咽闭合不全症，也属于这种情况。此类原因导致的腭咽闭合不全，英文称为 velopharyngeal incompetence（VPI）。第三类单纯是由于

表 5-3 腭咽闭合功能的客观评估方法及优缺点

直接的评估技术	间接的评估技术
鼻咽纤维镜	声学测量手段
多角度荧光摄影技术	——鼻音计
动态 MRI	——频谱特征
头颅侧位片	空气动力学侧量手段
CT	——口鼻气流测试技术
超声	——压力流量技术

评估技术	优 点	缺 点
鼻咽纤维镜检查	无射线暴露 在语音过程中，评估腭咽功能 能够用于反馈治疗	只有轴向一个视角 对于儿童来说具有侵入性 二维平面
多角度荧光摄影技术	可在语音时评估腭咽闭合功能 能够分别提供不同视角的解剖 信息，如代偿性运动，时间性异 常等	存在放射性暴露 图像的多重阴影，难于解释说明 无法可视肌肉组织 二维平面
动态 MRI	能够提供不同视角的腭咽部运 动信息 软组织显影良好 易于诊断腭隐裂	受到软腭重力的影响 价格昂贵 口内的固定修复体影响图像的 质量
头颅侧位片	标准化信息	射线暴露 图像多重阴影，难以解释说明 获得的腭咽结构信息有限 静止信息，且仅为正中矢状面 二维平面
CT	决定闭合平面 能够定量计算颅面及骨骼结构	射线暴露 获得的腭咽结构信息有限 静止信息，且仅为轴面 二维平面
鼻音计	非侵入性、便捷、易于解释 重测相关性良好 定量 可用于反馈治疗	与主观判听相关性尚存在争议 鼻共鸣判断的截止点不同
频谱特征	计量、非侵入性 高成本效益 设备简单	只能评价元音特征 无法决定鼻音的程度 无法评价语言治疗的效果 影响因素多样
口腔和鼻腔气流评估	可判定鼻漏气的情况 易于使用 可以用作反馈治疗	嘴唇前方的工作部件影响了唇 部的运动
Pneumotachograph	非侵入性 高敏感性和特异性 与主观判听具有良好相关性	不能定量给出鼻音严重程度和 腭咽运动的数据 鼻部面罩影响音回馈的敏感性，
压力流量技术	能够提供关于语音的实时特征 可以评估治疗结果	无相关性研究报道 仪器较难以获得

腭咽闭合肌群运动控制不协调造成的，如严重代偿性不良发音习惯可影响腭咽闭合功能。此类腭咽闭合不全英文称为 velopharygeal inadequacy（VPI）。以上三种因素可同时存在，如有些腭裂患者既存在结构缺陷，也可伴有软腭肌肉发育不足和运动能力低下，同时也可继发不良的代偿性习惯。鉴于以上表述，腭咽闭合不全又可统称为 VPI。

（一）VPI 的检查方法

腭咽闭合功能是指在发音过程中软腭与咽后壁协调运动，在发某些音时软腭后 1/3 与咽后壁形成广泛而紧密的接触，使口鼻腔完全隔开，以维持语音的共鸣平衡，并在口腔内形成一定的呼吸气流压力。正常的腭咽闭合功能是获得正常语音的先决条件。腭咽闭合功能不全时，遗留仅 10~20mm^2 的缺口即可影响正常语音的产生。腭咽闭合功能不全的原因可能是腭咽口结构异常，也可能是神经肌肉功能障碍和学习发音方法不当，要依据口腔检查、言语功能评价、X 线影像和鼻咽纤维镜观察腭咽口所获得的信息进行综合评价，才能得到准确的诊断。

尽管目前有多种检测方法，但也不能、不应该过分依赖仪器的检测。仔细检查每个患者的口咽、腭咽部在动静时的状态，认真判听他的发音状况非常重要，至少目前还没有任何一种先进仪器能替代专业人员的判听。

1. 口腔和腭咽部的常规检查 患者取坐位，头后仰，嘱患者发 [ɑ] 音时仔细观察软腭、咽侧壁在发声时的收缩程度，重点观察它们的活动度是否有力，能否闭合，腭咽腔有无过深，两侧扁桃体有无过大等。

2. VPI 的主观评价 需要训练有素的判听者，主观评价的缺点是不易定量。在主观评价中 VPI 的主要临床特征是高鼻音、特定模式的语音错误、鼻漏气、面部特殊表情及鼻涕倒流。临床上，一般对患者发出的一组语音字母进行评价，并计算语音清晰度（Y）。

Y=（所念字母表全部字数—念错的字数）/ 所念字母表全部字数 ×100%

语音清晰度：

85% 以上为优秀

55%~84% 为中等

54% 以下为差

3. 气流、气压测定法（air pressur-flow） 将口鼻腔分别密闭，让患者读含 [p] 音的字，此时测量通过鼻的气流量和口、鼻腔气压，进行公式计算或查图表得出腭咽闭合时腭咽孔面积大小。

4. 吹水泡试验（blowing test） 在一只杯内放入 1/3 水后，用一根吸管吹气，并计测吹气时间，正常人一般可维持 40 秒以上，有的可更长，但腭咽闭合功能不全的患者往往只能维持 5 秒左右，或完全不能做到。

5. 雾镜（fogged mirror）检查法 用一块特制有刻度的不锈钢板平行放置在鼻底部，嘱患者发某些辅音或测 blowing，观察其金属板面上雾气的程度，VPI 越严重，钢板上的雾气范围则越大，临床上还能提示 VPI 以哪一侧为主。

6. **漏气仪（air-leakage）**　一根长胶管连接到一个 L 型有活塞的玻璃管。管的一端置于受试者自由呼吸的鼻孔处，当受试者重复含有口腔压力性辅音的语句时，可以看到活塞随着经鼻腔进入管中的微力而上下活动。

7. **鼻听管检查**　一根 18 英寸（约 45.72cm）长的橡胶管，一端的玻璃橄榄体放于患儿鼻孔处，另一端的橄榄体放于医师耳朵里，让受试者发带爆破音和摩擦音而不带有鼻辅音的词和词组，就可以直接发现鼻漏气和过高鼻音。

8. **头颅侧位片（lateral cephalometric radiographs）**　头颅定位侧位片 X 线测量影像可观察软腭长度，软腭厚度，咽腔深度，软腭功能点的位置，发音时是否与咽后壁接触，腺样体及扁桃体大小，咽后壁瓣的情况等。为了对软腭的运动功能进行观察评价，除静止位外，还要拍摄发音时的影像，原则上可选择任何需要评估腭咽闭合功能的元音和辅音，临床上一般选择 [i] 为发音音素，X 线垂直穿过正中矢状面，可显示软腭与咽后壁的关系以及舌的运动情况。

9. **鼻咽纤维镜（nasopharyngeal fiberscope，NPF）**　是目前诊断腭咽闭合功能最重要与最常用的工具。通过鼻咽纤维镜可直接观察到腭咽是否完全闭合，闭合不全者的腭咽孔大小、形状、四壁的肌肉运动等。临床上一般采用 3~5mm 直径的鼻咽纤维镜进行腭咽闭合功能的检查，检查时光导纤维一般从中鼻道插入视野比较清楚。

10. **计算机语音分析仪（computed speech lab，CSL）**　语图仪是一种动态音频频谱分析仪，它能把声音信号转变为可见图谱，从频率、振幅和时间等物理参量以及三者的动态关系，了解声音信号的声学本质。目前国内外最常用的是美国 Kay 公司的 CSL4300B、CSL4400 及 kay3700 等型号，以及北京阳宸电子技术公司研发的 VS 语音工作站系列。

（二）VPI 的鉴别诊断

1. **边缘性 VPI**　腭裂术后患者的腭咽闭合经常见到一种特殊状态，即边缘性腭咽闭合不全。Morris（1984）将边缘性腭咽闭合不全（marginal or borderline velopharyngeal inadequacy，MVPI）分为两个亚组，将它们分别描述为几乎闭合但不完全（ABNQ）以及有时闭合但不是每一次（SBNA）。ABNQ 表现为持续性的轻度高鼻音，检查时可见小的腭咽间隙；SBNA 表现为非持续性的轻度高鼻音，检查时并非每次都闭合的腭咽运动状态。MVPI 患者是否需要接受进一步的手术治疗，国内外文献鲜有报道。长句的低压力构音状态以及患者对语言清晰度的要求是决定 MVPI 患者是否进行手术的决定因素。

2. **其他原因所致的腭咽功能障碍**　高鼻音、鼻漏气和其他一些 VPI 的相关症状在腭裂患者中比较常见。除此之外，导致 VPI 的因素还有腭隐裂、上颌骨前移术后、腭咽腔比例失调、机械性阻塞腭咽闭合结构、腭咽闭合参与肌群运动能力缺陷等。

四、腭裂语音评估要素规范性探讨

主观判听是语音评估的基础，腭裂患者是否具有鼻音以及其他语音问题的最终诊断也基于主观判听。但目前的语音评估和数据对比研究间的方法学尚存在很多缺陷，如缺乏研究对象的基本信息，尤其是手术年龄以及语音评估年龄；缺乏评估者之间的组内及组间的一致性检验结果；由于收取语音样本、数据分析方法间的差异，不同研究间难以进行对比性研究。为了主观评估的可比性，众多学者强调了规范腭裂语音评估工具的重要性。2000年 Eurocleft 印发了欧洲唇腭裂治疗的标准，其中不仅包括语音评估的内容，也包括推荐的语音评估材料和评估时间。2001 年第 9 届国际唇腭裂学术会议确定了未来的指南方向，按照不同国家和地区提出了英国、日本、美国以及跨语言比较的四个方面的腭裂语音主观评估的国际标准程序，其共同需要评估的内容包括过高鼻音、鼻漏气及压力性辅音。

在研究方法上，绝大多数的研究为回顾性横断面研究，每个年龄段涉及的样本量很少。根据研究的目的选取不同的语音样本非常重要，自然对话、单词以及二者的结合是最常使用的语音样本。但语音样本中压力性辅音的总数影响了腭裂患者语音评估的结果，压力性辅音的数目越多，语音评估的结果可能越差，在跨中心以及跨语言的研究中，这一问题尤其值得注意。关于判听的一致性问题，不同的环境影响判听的一致性，现场判听比通过录音判听具有更好的一致性。

关于腭裂语音的构音评估通常没有标准的语音样本（评估工具），存在着各种出版或是尚未出版的评估语句。如果从一个唇腭裂团队的临床治疗以及数据的可靠性来讲是没有问题的，但是这却难以进行多中心的研究和比较。因此，制订一个统一的语音样本标准对于多中心和多地区的比较是非常有必要的。

综上所述，在腭裂语音评估中高鼻音、鼻漏气、压力性辅音为重点关注的内容，前两者反映患者的腭咽功能情况，后者反映患者的构音能力。手术时间，评估时间，评估时的环境条件（现场评估、录音带评估），评估者均为腭裂语音研究中不可忽略的条件。

（马思维　朱洪平　陈慧兰）

第二节　Sequence 27：语音治疗

- 语音治疗的频率和方式总的来说取决于每一个患儿的需求。一般来说，存在语言发育问题的唇腭裂儿童，除了直接的语言治疗课程外，还需要家庭治疗课程的配合。只是存在单纯构音问题的，每周治疗 1 次；同时存在代偿性发音问题的，需要增加治疗的频率，每周至少 2~3 次。

- 语音治疗的周期主要取决于患儿存在的语音问题及其复杂程度。

- 耳的训练（ear training）和音的训练（production training）：是传统语音治疗的两个基本步骤。前者是指能够区分错误的声音和目标拟诱发的正确的声音，通过训练，能够区分他人发音的正确与否逐步到辨识自己的声音。后者的任务是诱发目标音的产生，并将该音稳定在词汇阶段。犹如音乐学习的"视唱练耳"。

- 音的训练包括模仿训练，构音位置训练，持续接近的训练，利用情景训练等训练方法。模仿训练（imitation training）：要求患儿听到治疗师的发音后，能够模仿出来。不同于常规意义的模仿，在模仿之前要求治疗者关注治疗师的发音（包括集中注意力，关注唇部的活动以及在发音时可能具有的各种提示信息），在模仿后需要患儿感知正确的声音是如何发出来的并且通过训练保持正确发音的运动知觉。构音位置训练（phonetic placement training）：当患儿不能通过模仿发出目标音时，治疗师可以使用描述和解释说明的方法告知患儿目标音的构音位置并逐步训练。持续接近训练（successive approximation training）：该方法是指利用患儿语音系统中已经存在的语音甚至是一个动作去构建目标音。利用情景训练（contextual utilization training）：正确的目标音有时是可以通过不同的语音情景的测试而诱发的，可以使用这一情景协助目标音在其他情景中发音。

- 音韵治疗（musical therapy）：是有别于传统构音治疗方法的、以语言和音韵为基础的针对复杂构音错误的治疗方案。以音素为基础的构音治疗一次只关注一个音的治疗，而音韵策略一次关注一组音或是一组音韵类型的声音。其治疗首要的关注点是在患儿的语音系统中构建正常的音韵规则，治疗程序的设计也是基于获得一个语言的规则，而不是一个单一的发音方法。

- 区别特征治疗是音韵治疗的方法之一。第一步，讨论使用的词汇，了解词汇的意义；第二步，通过不同的形式，让患儿进行区分测试和训练；第三步，通过发音练习，学会在纠正错误发音时正确使用该音的发音特征，直到发出正确的声音；第四步，通过类化训练，使目标词在不同的语音情景和生活情景中使用，从治疗室环境到家庭、学校生活环境。

- 代偿性构音的治疗：代偿性构音（compensatory articulation）并非是音本身的错误，而是音韵错误。采用音韵治疗的方法，力求改变整个构音规则。首先提高患者对"正确声音"以及"代偿性声音"的听觉辨识，强调口腔前部发音器官发出的声音而非是咽部、喉部所发出的声音。在此前提下，进行音的诱发测试，选择易于诱发的音作为语言治疗的切入点和目标音（key word），如可使用［p］音的位置带出［t］音，再按照从发音动作到单字、词语、短句……的顺序练习。在此过程中始终强调听觉辨识以及前移构音位置的概念，以此扩展到其他音的练习。

一、构建、类化、保持

构建：即通过诱发被治疗者的目标行为，并将这一行为保持在词的水平，在此基础上进行音韵对比治疗。

类化：主要是指将能够发出的"正确的音"在不同的水平和情景下正确使用。

保持：主要是通过练习将构建和类化的行为保持稳定，在此阶段，类化和保持经常会出现重叠，治疗的频率可以降低，周期可以延长，此时被治疗者应该能够具有"保持"正确声音的责任感并且具有自我纠正的能力。

语音治疗可以被看作为一系列活动的总和，虽然构建、类化和保持被描述为三个不同的阶段，但是在实际语音治疗的过程中，这些阶段区分往往不明确，且相互重叠。治疗师需要根据接受治疗者的问题状态和能力水平选择合适的治疗切入点。

二、构音异常的治疗策略

文献报道腭裂患者构音异常的发生率在22%~92%，平均来说，至少50%的患者需要在某个时间点接受语音治疗。Bzoch（1997）的结果表明，约25%~30%的学龄前儿童表现出与腭裂相关的语音问题。影响腭裂患者语音的主要因素是腭咽闭合功能欠佳，导致过高鼻音和鼻漏气,并因此而继发构音位置和方法的异常,形成一些腭裂患者特有的代偿性发音习惯。对于学龄前唇腭裂儿童,语音治疗师需要定期进行语音评估,明确腭裂儿童是否完成语音的正常发育过程,是否存在发音方法或发音部位的异常,是否需要并能否接受语音治疗;对于存在语音障碍的儿童,是否存在腭咽闭合功能异常,明确患儿是否需要接受进一步的手术治疗。

总的来说,首先是确定治疗目标音(target word/key word)以及目标音的诱发。目标音的选择有多项原则,而目标音的诱发又常常是决定治疗能否顺利进行的关键,故目标音诱发策略(facilitative techniques),即采用什么样的方法使患者发出目标音是治疗重点之一。目标音诱发成功后即可以进入传统的构音治疗程序:从发音动作到字、词、短语、句子到自然对话的训练,若每一阶段的正确率达到90%,则可以进行到下一阶段的治疗。

对于大部分的学龄前唇腭裂患儿,构音位置的错误是最常见的语音问题。无论是表现为声母广度发育不良、存在发育性的构音错误,还是代偿性构音、过高鼻音或是鼻漏气、或者几种问题同时存在,语音治疗的首要目标都是纠正构音位置的错误。构音位置错误可采用传统的构音治疗方法,也可采用音韵治疗方法。音韵的治疗策略能够同时治疗多个音,可获得高效的治疗效果。选择哪种治疗方案,还要取决于患儿同时存在的其他构音错误。

三、腭裂语音治疗常用的构音治疗技巧

1. 改变名称法 当出现特定音位的鼻漏气和代偿性发音,需要通过改变目标音的"叫法"来诱发"再学习"。比如,患儿已经知道[s]音是他名字里的拼音,但是在发[s]音的时候会出现鼻漏气或是鼻腔擦音、咽擦音,当你把目标音继续称为[s]时,患儿将持续发出错误的[s]音。最简单的方法是把它叫成"小蛇的声音"、"长长的[t]音"、"这个音更像一个细细的[sh]",或者任何治疗师觉得形象的名字。

2. 隐喻法 当出现声母省略时,可使用自然界的声音来比喻需要诱发的声音,当患儿再去模仿的时候,他学习的是一个新的声音而不是语言中的声音。例如,模仿开汽水瓶子的声音,诱发[q];模仿恐龙的声音,诱发[kong];模仿悄悄话的声音,诱发[xu];模仿小蛇的声音,诱发[s]等。

3. 逐步接近法(shaping) 可用于声母省略,替代性错误的治疗。逐步接近法的治疗特点是利用孩子"好的能力",通过设计好的步骤,从"已有的声音"通过逐步接近的方法去诱发"新的声音"。

4. 保持的方法 如果在简单的单韵母情景下可准确发出目标音,在不同的韵母组合情景下至少练习25次作为一个小节直到发音稳定。如果在练习过程中出现过多的错误发音,需要在各种提示的协助下,重新诱发正确的声音。

四、代偿性构音的治疗时机

语音治疗一般均在腭咽功能良好的情况下进行,但在VPI的状态下亦可以进行改善代

偿性构音的治疗。口腔构音能力的增强会同时伴随腭咽运动能力的增强。对于 VPI 的患儿，有经验的语音治疗师会首先治疗代偿性发音，再行二期手术治疗。尽管代偿性发音的治疗并不会影响手术的决策，但是正确的构音方法带来的腭咽功能的改善可能会影响手术方法的选择。

治疗的目标应该设定为改变患者的错误构音位置、重建新的正确发音位置，并在 VPI 治疗的术后需要继续将此定为治疗目标。在代偿性构音治疗的同时，可能会伴随鼻音减轻的现象，这是因为代偿性构音治疗带来的构音位置的前移，影响了共鸣腔的结构而使共鸣变化，但是需要同样明确的是降低鼻音并非治疗目标，口腔结构的缺陷（腭咽功能障碍）是无法通过行为治疗而得到改善的。

五、减轻鼻音感知的策略

声门的振动和声腔共鸣系统的调节，最终输出可懂的语音。其中共鸣腔是语音的传递系统，它是由口腔、鼻腔、咽腔组成。当共鸣腔发生改变时，无论是口腔的变化（发音时舌位的高低不同），还是口腔 - 鼻腔耦合的变化（腭咽闭合功能异常），或是咽腔的变化（肥大的腺样体和扁桃体）等，都可以改变共鸣腔的形状从而影响声音的共鸣特质。行为治疗虽然可以通过改变影响口腔构音时的形态来改善共鸣状态，但行为治疗无法让腭咽结构有质的改变。行为治疗的目的在于通过增强口腔的共鸣来减轻鼻音的主观感知。

减慢说话的速度也可以降低鼻音的主观感知。在连续发音时，软腭的运动会受到其他构音器官的限制，降低说话的速度将会使运动能力较差的软腭有更多的时间上提并达到腭咽闭合。尽管有一定道理，但其临床效果尚存在争议。减慢说话速度的方法运用在说话语速并没有问题的患者身上显然是不合适的，此治疗方法更适合于说话速度本身有问题的患者身上。

六、区别特征治疗

一个语音是由一组特征组成的，而每个音位拥有的特征都是唯一的。区域特征治疗包括口腔气流和鼻腔气流区别特征，以及口腔的声音和代偿性发音的区别特征两个内容。

1. 口腔气流和鼻腔气流的区别特征治疗 口腔气流和鼻腔气流的区别属于方法上的区别，其治疗方案和步骤可以参照区别特征治疗的方法和步骤：①展示口腔气流和鼻腔气流的不同，当示范鼻腔气流的时候，把吸管或是玩具放在鼻子下面并且同时说"鼻子的风风"，然后把吸管等放在口唇的下面配合充分送气的动作并且说"嘴巴的风风"。②反复区别测试和练习，并及时给予强化；③通过多次练习达到对这一特征的稳定区别能力。需要说明的是，气流的区别训练目的在于教患儿"口腔气流的概念"，并增强发音时关于"口腔气流"的意识，但是单纯的气流训练对于构音本身的治疗并没有太大益处。在语言治疗的过程中，将气流的训练和声母的构音治疗相结合是非常重要的，可以把气流的区别训练作为构音治疗的第一步。

2. 口腔的声音和代偿性发音的区别特征治疗　能够辨识出代偿性发音，这对于改变腭裂患儿的语音是非常重要的。首先让患儿区分治疗师发出来的正常口腔发音、代偿性发音、鼻腔构音，然后再教会患儿区分自己发出的这些声音。仍然按照区别特征的治疗步骤，只是增加腭裂语音治疗的特殊部分。

七、PCC 的概念及其演进和应用

PCC 是 percent correct consonants 的简称，其意为辅音正确率，最早由 Shriberg&Kwiatkowski（1982）提出。其计算方法为：统计 5~10 分钟自然连续对话中辅音正确发音的个数与总辅音个数之比，是表示患者语音清晰度的一个定量指标。在随后的研究中 Shriberg 对 PCC 的使用有了不同程度的发展。Shriberg（1985）在研究中发现，获得严重音韵障碍儿童连续对话的样本常常是困难的，对于这类患儿使用卡片去诱发谈话常可获得成功，针对测试目的使用标准化的测试材料是十分有用的方式。其在 1993 年又提出 24 个英文辅音字母的 PCC，通过语音材料计算 24 个辅音字母的正确率。但随后又发现，一个辅音的错误在对话中出现的频率与该辅音在语言中的出现率高度相关，随后 PCC 演变为 PCI（percentage of consonants in the inventory），即用考察对音的掌握情况替代每一个音的发音正确率。

（马思维　陈慧兰）

第三节　**Sequence 28：腭咽闭合不全的手术治疗**

- 首先进行语音和腭咽闭合功能的评估，对存在问题的患者，语音师和外科医师共同讨论是否进行手术治疗。
- 对于确诊 VPI 并考虑手术治疗的患者，必须进行鼻咽内镜和 X 线检查，进一步了解软腭、咽侧壁、派氏嵴在连续发音时的运动状况、腭咽间隙大小和闭合模式，同时检查两侧扁桃体有无过大，咽部增殖体有无增生、充血，咽后壁有无异常血管搏动等情况，以指导手术的设计。
- 对于腭咽条件适合的患儿，首先考虑选择软腭再成形术。
- VPI 患者的咽成形手术一般在 4 岁以后进行。
- 咽成形术包括咽后壁瓣转移修复术和腭咽肌瓣成形术。Hogan 的咽后壁瓣转移修复术是目前临床上普遍使用的经典术式。腭咽肌瓣成形术适合于冠状闭合模式的 VPI，咽侧壁动度差，软腭有良好的动度和长度的患者。
- 对于严重 VPI 患者或大年龄腭裂患者，可根据患者的软腭和腭咽结构特点，进行咽成形术 + 软腭再成形手术或腭裂修复术的同期联合手术，以确保获得更完善的腭咽闭合功能。
- 术后密切观察患者生命体征及伤口出血情况，定期抽吸分泌物，防止患者通气困难。

腭咽闭合（velopharyngeal Closure，VPC）是指在发音和吞咽过程中软腭、咽侧壁、咽后壁等腭咽结构协调运动，形成腭咽通道暂时性关闭功能。完善的腭咽闭合功能是产生

正常语音的必要生理基础，VPI 是腭裂患者语音障碍的主要原因。尽管腭裂患者的手术年龄有所提前，手术操作技术不断地改进和创新，但腭裂术后仍有 5%~20% 的患者出现腭咽闭合功能不全，这可能与医师的技术、患儿的畸形程度以及软腭部肌肉的发育有关。VPI 治疗是唇腭裂序列治疗的重要内容。

一、VPI 手术治疗时机选择

确保学龄前期唇腭裂儿童获得正常的语音功能是唇腭裂序列治疗的重要任务之一，对腭裂术后患儿进行语音及腭咽闭合功能的评估不可或缺。原则上，对于确诊为 VPI 并需要手术治疗的腭裂患者，应尽早进行手术帮助患儿建立完善的腭咽闭合功能。鉴于儿童语音发育通常要到 4 岁以后才能完成，以及只有 4 岁以上儿童才有可能接受鼻咽内镜等客观检查，进行准确的腭咽闭合功能评估和诊断，因此，临床常规设定 4 岁以后进行咽成形手术。过早年龄手术，有存在误诊而进行过度治疗的可能，并因幼儿咽腔过小，术后容易继发通气障碍等严重不良并发症。

对于低于 4 岁的腭裂术后患者，经口腔检查如果明确腭咽闭合不全，并且软腭一期手术所致的软腭长度和动度存在的缺陷，可以考虑进行软腭再成形手术。关于咽成形手术治疗效果与手术年龄关系的研究并不多。Skoog 等（1965）首次提出患儿 10 岁以前应用咽后壁瓣手术治疗 VPI，较大年龄的患儿可获得更好的效果。Riski 等（1979）详细追踪随访了咽成形手术前后的语音状况改变，发现 6 岁以前接受咽成形手术的患儿更容易获得正常的发音技巧和正常的语音功能。但多数学者并未发现咽成形手术效果和手术年龄有明确的相关性。VPI 成年患者在咽成形术后也可很快恢复正常的语音功能，虽然多数患者需要语音训练，但花费时间并无显著增多，手术治疗的效果与术前腭咽结构条件或功能状况、过高鼻音的严重程度，以及是否伴有代偿发音习惯等因素关系更为密切。这点表明，对于成年 VPI 患者，无论多大年龄，明确 VPI 诊断后都可以进行手术治疗。

二、适应证的选择和治疗计划的制订

长期以来，VPI 的手术治疗主要是腭咽成形术，包括咽后壁瓣转移修复术和腭咽肌瓣成形术。随着腭裂修复技术的发展和对腭帆提肌解剖技术的进步，VPI 患儿不一定必须行腭咽成形术，腭裂再次修复术是应该首先考虑的。对于一些腭裂术后仍存在腭咽闭合功能不全的患儿，如果软腭及软腭肌肉的条件良好，再次手术重新进行腭帆提肌的肌肉重建，也是恢复腭咽闭合功能的一种选择。

腭裂患者中由于腭咽部组织条件复杂多样，腭咽闭合功能是一个协调的动态过程，因此 VPI 治疗是十分复杂的问题，需要团队合作对患者进行检查评估后，共同讨论决定治疗方案。语音师和外科医师按照前述的语音评估方法进行全面评估，对于确诊 VPI 考虑手术治疗的患者，必须进行鼻咽内镜和 X 线检查，进一步了解软腭、咽侧壁、派氏嵴在连续发音时的运动状况，腭咽间隙大小和闭合模式，同时检查两侧扁桃体有无过大，咽部增殖体有无增生、充血，咽后壁有无异常血管搏动等情况后，才能选择适当的手术治疗方法。必要时需要耳鼻咽喉科医师和口腔正畸修复医师共同参与讨论，制订治疗计划。

　　腭咽闭合通常由三种运动参与完成，即软腭的上提和后退运动，咽侧壁的内向运动，咽后壁帕氏垫隆起的形成。每个个体各部分运动程度不一样。利用鼻咽内镜从腭咽闭合平面的上方观察，根据腭咽结构的运动状态，腭咽闭合模式大致可分成四类（图5-1）：①冠状闭合模式（软腭运动为主，咽侧壁和咽后壁少有动度）；②矢状闭合模式（两侧咽侧壁向内运动为主，软腭和咽后壁少有动度）；③环状闭合模式（软腭、咽侧壁以及咽后壁同时运动，腭咽形成环状闭合）；④哑铃型或领结型闭合模式（软腭和咽后壁运动为主，咽侧壁少有运动）。鼻咽纤维镜除可观察腭咽闭合模式外，还可同时进行腭咽间隙大小的测量，以闭合程度与完全闭合最大值的相对比率进行描述。根据腭咽闭合模式和VPI间隙大小，就可以进行手术治疗方法的选择。具体手术适应证如下：①腭咽闭合率可达0.9以上的，或腭咽闭合只有气泡产生的间隙，可诊断为边缘性腭咽闭合不全，不需要进行手术治疗；②腭咽闭合率在0.7~0.9，可诊断为轻、中度VPI，可考虑选择软腭再成形术来增加软腭长度和动度；③腭咽闭合率低于0.7，尤其低于0.6以下者，可诊断为重度VPI，单纯性软腭再成形术多不能解决问题，需要进行咽后壁瓣转移修复术、腭咽肌瓣成形术或联合手术；④冠状闭合和哑铃型闭合模式者，咽侧壁动度差，可进行腭咽肌瓣成形术，如果软腭长度不够，可考虑联合Furlow术；⑤矢状闭合和环状闭合模式者，咽侧壁具有良好的动度，软腭长度和（或）动度不足，需要选择咽后壁瓣转移修复术。

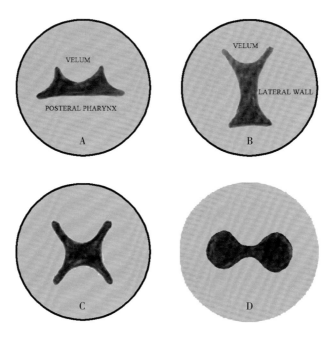

图 5-1　腭咽闭合的模式

A. 冠状闭合模式；**B.** 矢状闭合模式；**C.** 环状闭合模式；**D.** 哑铃型或领结型闭合模式

当然，上述选择手术方法的适应证只是参考原则，最终方法的选择还需要结合患者的具体情况、术者临床经验以及对手术方法的掌握程度来定。一般来说，对一期腭裂修复时已经采用 Furlow 术式或进行过彻底腭咽提肌环解剖重建者，二期治疗 VPI 时选择软腭再成形术需要审慎。对于双侧扁桃体肥大者，可以术前先行扁桃体摘除术，也可在咽成形术同时摘除扁桃体。至于伴有严重不良代偿发音习惯的 VPI 患者，是语音训练后手术或手术治疗再开始语音训练，这就由外科医师和语音师根据情况来定了。如果 VPI 程度严重，可先行手术再语音训练，如果 VPI 程度不严重，或有腭咽间隙不稳定情况，可先行语音训练观察。

三、手术治疗方法

目前主要手术方法包括应用 Furlow 法或 Sommerlad 法行软腭再成形术、咽后壁瓣转移修复术、腭咽肌瓣成形术等。咽后壁增高术自 Passavant 于 1879 年提出应用咽后壁软组织隆起法增高咽后壁高度缩小咽腔前后径治疗 VPI 患者以来，为保证手术效果，多种充填物诸如石蜡、软骨、脂肪和筋膜、硅橡胶、Teflon 等人工材料曾被植入咽后壁，但因容易并发伤口裂开、感染、植入物移动、甚至栓塞等多种并发症，现多不主张采用。

（一）软腭再成形术

腭裂修复后 VPI 患者常出现的问题有两个：一是软腭长度不足，多因瘢痕挛缩或软腭本身发育存在缺陷；二是软腭动度不够，多因修复时未能进行充分的腭帆提肌解剖重建。不成功的一期腭裂手术可同时伴有软腭长度过短、动度不足。近年来，腭裂修复术中 Furlow 反向双 Z 成形术和 Sommerlad 软腭内腭帆提肌解剖重建术备受推崇，不仅应用于一期腭裂修复取得了良好的治疗效果，而且对于初期使用其他手术方法治疗的 VPI 患者，可以再次进行软腭成形术以改善腭咽闭合功能。尤其 Furlow 术式，可以在延长软腭同时后推重建腭帆提肌环，对于治疗轻中度 VPI 患者起到了良好的效果。

陈国鼎等（1994，1996）对一期腭成形术后的 18 名伴有 VPI 的腭裂患者进行的前瞻性研究，应用 Furlow 术治疗后有效率达到 85%，并指出如果腭咽间隙小于或等于 5mm，应用 Furlow 术进行软腭再成形术是极佳的选择。但当裂隙等于或大于 10mm 时，成功概率就会大大减低。Hudson 等（1995）临床研究也取得了相似结果。目前文献中报道 Furlow 术最长可延长软腭 12mm。因此，应用 Furlow 法进行软腭再成形手术的适应证是：①任何年龄的临界性 VPI 患者；②鼻内纤维镜下所见任何闭合方式的腭咽间隙小于 5mm 的患儿；③软腭过短且腭帆提肌吊带明显异位；④软腭过短但咽侧壁运动良好。

对于轻、中度 VPI 患者应优先考虑软腭再成形术，这是一种更符合生理功能的重建技术，术后并发症可明显降低，尤其可以避免过低鼻音和通气障碍。但需要注意的是，对于腭咽闭合间隙过大者，不宜选择该方法。

（二）咽后壁瓣转移修复术

咽后壁瓣转移修复术治疗 VPI 有着悠久的历史。1862 年 Gustav Passavant 首次将悬雍垂与咽后壁缝合治疗 VPI 患者，1875 年 Karl Schonbron 提出蒂在下的咽后壁瓣转移修复术，真正开启了咽后壁瓣手术，由于蒂在下的咽后壁瓣对软腭上抬有明显的牵制作用，1950 年 Padgett 首先设计了蒂在上的咽后壁瓣手术，奠定了现代咽后壁瓣咽成形手术的基础。手术通过利用咽后壁黏膜肌瓣翻转移植于软腭部，使其既可封闭裂隙又能延长软腭、且具有提腭作用，从而有效地改善腭咽闭合功能，提高语音清晰度。主要适应于腭裂术后咽侧壁活动较好的 VPI 患者。其机制是利用咽后壁瓣的阻塞作用缩小腭咽腔，以咽侧壁内缘与咽后瓣接触形成腭咽闭合。

对咽后壁瓣手术作出巨大贡献的是 Michael Hogan，他于 1973 年通过空气压力技术测定提出当腭咽口面积达到 20mm^2 时才会导致明显的 VPI。根据此理论，Hogan 提出了侧方腭咽口径控制概念，术中通过放置外径 4mm 的胶管来严格控制侧方遗留腭咽口的大小，这样既可恢复正常的腭咽闭合功能，同时又不会导致明显的呼吸通气障碍。但对软腭肌肉运动功能差的病例，其腭咽口的面积大小要严格控制在 20mm^2 之内。这一改进一直沿用至今，为确保咽后壁瓣的手术效果起到了重要保证。Shprintzen 于 1979 年进一步改进了 Hogan 的理念，通过术前检查，根据患者咽侧壁的动度情况和咽腔特点，来设计咽瓣宽度和遗留侧方腭咽孔大小。目前，Hogan 的咽后壁瓣转移修复术的理念是多数学者公认的治疗 VPI 最有价值的手术方法之一（图 5-2）。

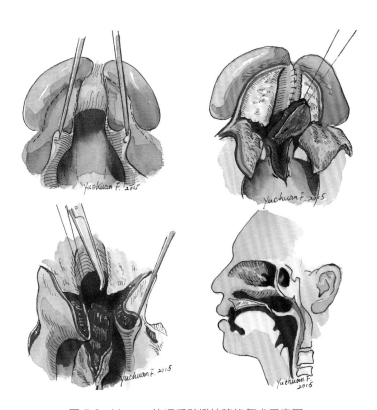

图 5-2　Hogan 的咽后壁瓣转移修复术示意图

1. **咽后壁组织瓣的设计与制备**　根据患者的咽腔结构特点设计咽后壁瓣大小，一般占据咽后壁宽度 1/2~2/3，蒂位于第 1 颈椎上方、腺样体的下界，长度取决于蒂至软腭中后 1/3 平面的距离。切开咽后壁瓣，深达椎前筋膜层，切断瓣的下端，掀起咽后壁瓣待用。

2. **软腭的处理**　沿手术瘢痕切开软腭。于鼻腔面软腭中后 1/3 处向两侧咽侧壁方向各做一斜行切口，分离软腭鼻腔面黏膜，形成两个燕尾形黏膜瓣。

3. **腭咽口大小的控制**　从前鼻孔向咽腔咽侧壁两侧各放置一个直径 4mm 的导尿管作为参照，将咽后壁瓣缝合于软腭鼻腔面，根据术前检查咽侧壁动度情况，适当调整预留腭咽孔径大小，确保腭咽闭合功能的恢复和术后通气顺畅。

4. **缝合**　将软腭鼻腔面的燕尾形黏膜瓣与咽后壁瓣基部的创面缝合，关闭咽后壁瓣创面。适当解剖复位软腭肌肉，分层缝合肌层、软腭口腔面。

（三）腭咽肌瓣成形术

腭咽肌瓣成形术又称缩咽术，最早由 Hynes 于 1950 年提出，他把腭咽部的黏膜瓣旋转 90°，缝合到鼻咽部的黏膜以缩窄腭咽腔横径。Orticochea（1968）和 Jackson（1977）相继对这种手术方式进行了改良一直沿用至今。应用腭咽肌瓣成形术，可缩小腭咽通道，当软腭上抬时，腭咽肌环的两侧边缘相互靠拢，起到类似括约肌的作用，促使腭咽闭合。其优点：①可明显减轻对软腭的牵拉限制，有助于软腭的提升作用；②两侧咽瓣在咽后壁中间缝合可缩小咽腔，咽后壁瓣和两侧咽腭肌瓣联合，使咽壁突起成嵴，咽腔进一步缩小利于腭咽闭合；③不损伤运动神经，腭部肌肉功能正常，使缩小的咽腔具有良好动度。对此术式不同学者有不同的评价，提倡者认为其可明显减少咽后壁瓣的并发症，可完全取代咽后壁瓣术式。但也有许多学者认为缩咽术难以真正解决 VPI 问题，并可导致严重的通气障碍，尤其容易造成呼气不畅。实际上，治疗效果与适应证选择及正确操作密切相关。良好的适应证包括冠状闭合模式 VPI，患者咽侧壁动度差，软腭有良好的动度和长度。

（四）咽成形术和软腭再成形术联合治疗

对于严重 VPI 患者或大龄腭裂患者，可根据患者的软腭和腭咽结构特点，进行咽成形术＋软腭再成形手术或腭裂修复术的同期联合手术，以确保获得更完善的腭咽闭合功能。

众所周知，腭裂修复年龄和术后语音功能恢复有一定的关系。Riski 等（1992）曾报道，18 岁以后行腭裂修复术者 VPI 发生率高达 53%。因此对于大年龄腭裂患者，腭裂修复同时往往要考虑同期进行咽成形手术。具体手术适应证选择，就要依赖术者的临床经验和对手术技术的掌握程度。

四、手术治疗并发症及其处置

1. **术后伤口渗血、分泌物增多**　较常见于切取软组织瓣后创面缝合不严密，致使术后伤口渗血。手术的刺激可使局部组织炎症反应，分泌物增多。所以在苏醒时患者应侧卧位，并及时口腔内吸引，以防止血液及分泌物阻塞上呼吸道，必要时可以应用抑制腺体分泌的药物及应用止血药物。

2. 术后疼痛、低氧　咽成形术后，咽腔缩小，加上手术刺激引起的水肿、术后疼痛等综合因素相作用使得呼吸受到影响，尤其是在拔管早期对呼吸的影响更为严重，容易产生缺氧，应引起临床注意。由于其手术的特殊性，术后拔管不宜过早，应在耐受的情况下尽量延迟拔管，以维持呼吸道的通畅，防止缺氧的发生。拔管后要严密观察，可给予吸氧处理。

3. 术后恶心、呕吐　手术需在咽腔切取软组织瓣，再加上手术后的组织水肿持续刺激咽腔，通过神经反射引起恶心、呕吐。恶心、呕吐易引起误吸，尤其是年龄较小的患者，易造成严重的后果。应准备好吸引器，并调整患者的体位，或应用一些药物减少患者呕吐的发生。

4. 术后睡眠打鼾　这是咽成形手术的主要并发症。咽成形术缩小了咽腔，使正常的呼吸道发生改变，增加了呼吸的阻力，再加上手术后的组织水肿，故术后的患者打鼾较为常见。打鼾是呼吸道梗阻的表现，患者如有呼吸暂停，应注意缺氧的发生。正常打鼾现象可持续 2~3 周，一般在 1 个月后多能缓解。如果 3~4 个月后仍持续存在，则要考虑腭咽孔径过小所致，严重者要考虑进行腭咽口开大手术。如果术后并无打鼾现象，4~5 个月后出现睡眠时呼吸不畅，多是由于增殖体肥大而导致的腭咽口缩小，可考虑腺样体切除手术。

5. 术后过低鼻音　发生率在 6%~10%，因腭咽腔过小所致，常伴有严重的打鼾或口呼吸存在。对处于生长发育期的儿童而言，口呼吸习惯会对颌骨发育和面型造成不良影响，同样应予高度重视。需要进行腭咽口开大手术。

6. 术后持续 VPI　腭咽口遗留间隙过大所致，一般在术后半年，可以进行再次手术，缩小腭咽口径，或再次进行适宜的咽成形手术予以矫正。

（朱洪平　杨学财　孙　健）

第四节　Sequence 29：上颌骨发育不足的正畸治疗

- 上颌发育不足的正畸治疗可借助学龄前期患儿活跃的生长特性获得较好的矫治效果，同时可以建立相对正常的殆关系，有助于患儿颌骨正常的生长发育。
- 对上颌骨发育不足的早期干预可简化未来的正畸治疗以及外科治疗，减轻患者家庭的负担，也为未来正畸治疗的继续打下良好的基础。
- 考虑到乳牙的吸收与替换，一般反殆矫治应选择在乳牙牙根发育完成且未大量吸收前进行。由于唇腭裂患儿乳牙萌出时间较正常儿童稍晚，故多选择在 4 岁左右开始正畸干预解除反殆。
- 必须明确早期治疗的目的是解除反殆对上颌骨生长发育的干扰，故应在较短时间内采用简单的方法达到目的，要避免过长时间的矫治以及过度矫治。
- 前牙反殆的矫治方法主要有：下前牙树脂联冠斜面导板矫治器、上颌殆垫舌簧活动矫治器、上颌前方牵引器、功能矫治器等。

■ 后牙反𬌗的治疗方法主要有：上颌单侧后牙𬌗垫矫治器、上颌分裂基托𬌗垫矫治器、快速腭开展矫治器等。

■ 上颌前方牵引联合上颌快速扩弓矫治是唇腭裂患者乳牙列和混合牙列早期矫治前牙反𬌗或后牙反𬌗的主要措施。

一、唇腭裂颌骨畸形的发生与特点

众所周知，唇腭裂患儿的反𬌗发生率显著高于正常儿童。腭裂胚胎畸形存在内在发育缺陷，以及唇腭裂修复术抑制上颌发育等诸多原因所致。多数学者认为，上颌发育不足是由于唇裂修复术后产生的异常唇肌力量，以及腭裂修复术后腭部瘢痕组织挛缩等因素的影响所致。由于先天因素以及唇裂修复后出现的异常唇肌力量和腭裂修复时剥离骨膜后产生的瘢痕组织抑制上颌骨垂直向、前后向以及横向发育等因素，患儿出现反𬌗的概率很高，其中以前牙反𬌗及全牙弓反𬌗最为常见。Ross（1970）认为，反𬌗发生后将使患儿舌的活动空间减少，舌的位置降低，同时由于患儿长期口鼻相通而多用口呼吸，患儿面中份矢状向及垂直向发育受限，这些都将导致下颌旋转及上颌后缩，最终使得患儿面型更趋恶化。唇腭裂的颌骨畸形与安氏Ⅲ类患者类似，往往具有Ⅲ类咬合关系，侧貌扁平甚至凹陷的特点，伴随其发育缺陷，这种错𬌗表现愈加明显。上颌发育不足主要表现为：①上颌骨横向的正常生长发育受到抑制，上颌牙弓宽度不足，出现后牙反𬌗或全牙弓反𬌗；②上颌骨前后向发育不足，上颌乳前牙舌倾，前鼻棘点及上牙槽座点位置偏后，患儿面中 1/3 凹陷；③面下 1/3 高度不足，舌体处于较低位置。

经过前期序列治疗，包括正畸功能矫治后，部分患者因上下颌骨关系不调而导致的侧貌缺陷可以通过正畸治疗改善，从而避免和简化了正颌手术。唇腭裂患儿的正畸治疗计划制订，与安氏Ⅲ类患者具有一致性，亦存在差异性。

二、反𬌗治疗的时机

尽管学龄前期的反𬌗正畸治疗还存在争议，但我们认为以诱导上颌骨正常发育为目的的早期正畸干预还是有必要的。

早期对反𬌗进行干预的主要缺点是当患儿进入生长发育高峰期后，由于下颌的生长速度加快，反𬌗很有可能复发，故Ⅱ期治疗很难避免。这将给患儿家庭带来时间和经济上更大的压力，因而有学者认为应暂缓反𬌗的治疗，待生长发育结束后再开始矫治。但是考虑到早期正畸干预阻断畸形的发展有利于患儿上颌骨的生长发育，提高其咀嚼效能，减轻患儿恒牙期以及成人后错𬌗畸形治疗的负担，多数学者认为应对反𬌗进行早期干预。同时，乳牙的咬合情况与恒牙𬌗的形成密切相关，乳牙期反𬌗会导致恒牙期反𬌗的发生，并且会对咬合关系及关节的生长发育产生长久影响。由于反𬌗的存在，下颌运动时颞下颌关节以及咀嚼肌受到的力将发生改变，如不予以纠正，患儿将会出现颞下颌关节紊乱等症状，因此，需要通过早期治疗纠正咬合关系，为正常咬合的形成创造有利条件。此外，通过对反𬌗的早期阻断，也能减轻患儿因错𬌗畸形造成的心理障碍，有利于儿童健康人格的形成。

由于唇腭裂患儿的解剖生理结构特殊，要改善上颌的位置及大小，使处于后位的前鼻棘点以及上牙槽座点恢复正常很难做到，同时上颌骨发育不足会导致面中 1/3 凹陷，患儿侧貌畸形明显，也会对患儿心理健康产生不利影响。故对于上颌发育不足的患儿，应在学龄前期尽早开始正畸治疗，以促进上颌骨的生长发育。考虑到乳牙的吸收与替换，一般反𬌗矫治应选择在乳牙牙根发育完成且未大量吸收前进行。由于唇腭裂患儿乳牙萌出时间较正常儿童稍晚，故多选择在 4 岁左右开始正畸干预解除反𬌗（图 5-3）。

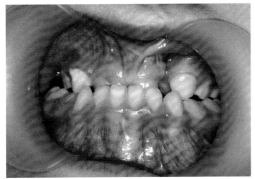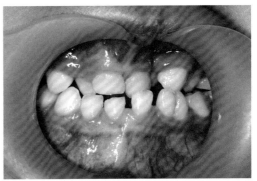

图 5-3　早期解除反𬌗

Bell 等（1982）认为，早期扩弓除了能获得较好的矫治效果外，还可引导上颌骨以正常的方式生长发育。而 Cross 等（1998）则认为扩弓需要有足够萌出的恒牙支持，主张 9 岁为快速扩弓的最佳时间。但是回顾以往的文献，很多学者报道了他们 4~6 岁的临床治疗病例。可见唇腭裂患儿的扩弓并无严格的年龄限制，且由于唇腭裂患儿腭中缝无骨组织，所以快速腭开展矫治的年龄范围与普通无裂患儿不同，可适当放宽年龄。因此，可根据患者的牙列条件及治疗的要求选择不同的扩弓技术，在不同的时期进行扩弓。

对学龄前期反𬌗的治疗需要注意的是，早期矫治是阶段性的，在未来的生长发育期患儿反𬌗如果复发，仍然需要重新干预。同时，必须明确早期治疗的目的，此期治疗最主要的目的是解除反𬌗对上颌骨生长发育的干扰，故应在较短时间内采用简单的方法达到目的，要避免过长时间的矫治以及过度矫治。此外，获得患儿及家属的理解与配合十分重要，唇腭裂患儿的治疗是一个长期过程，只有获得了患儿及家属的支持，矫正才能顺利开展，也才能为后续的治疗奠定良好的基础。

三、反𬌗治疗的原则

1. 应以多数牙的反𬌗、颌间及面颌关系失调为矫治对象。对于个别牙的错𬌗畸形，若未严重妨碍颌面部正常的生长发育及功能应暂缓治疗。

2. 应选择简单快捷的矫治器，在短时间内解决患儿的主要问题。

3. 需获得家长与患儿的配合，并要注意破除可能存在的口腔不良习惯。

四、快速扩弓的理念

对于上颌发育不足的患儿，Haas（1961）提出的上颌快速扩弓（rapid maxillary expansion，RME）是有效促进上颌骨发育的非手术治疗方式。Baccetti 等（2001）利用生长发育的 CVM 分期证实了 RME 对处于生长发育高峰期儿童上颌骨发育的有效性及长期稳定性，其 CVM 各个分期的具体描述为：Cvs1：表明生长发育高峰期最快在此 2 年后出现；Cvs2：表明生长发育高峰期在此 1 年后出现；Cvs3：表明此阶段为生长发育高峰期；Cvs4：表明生长发育高峰期在此阶段结束或者在此阶段的 1 年内已经结束；Cvs5：表明生长发育高峰期在此阶段 1 年前结束；Cvs6：表明生长发育高峰期至少在此 2 年前结束（图 5-4）。其研究表明，处于 Cvs1~Cvs3 期的患者上颌骨骨性变化较 Cvs4~Cvs6 期的患者更为稳定。

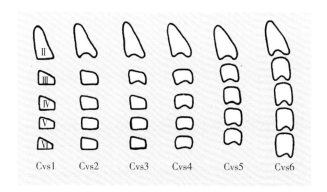

图 5-4　Baccetti 的 CVM 生长发育分期

一直以来，上颌扩弓加前方牵引是唇腭裂患者正畸治疗促进上颌骨发育的经典方式，Hass 的研究表明，快速上颌扩弓可以促使 A 点略微前移及上颌的向下向前移动，McNamara 和 Turly（2002）提出，上颌快速扩弓可打开上颌骨骨缝，增强前方牵引效果。但是 Liou 提出，上颌骨的单纯横向扩展是不全面的，他认为在唇腭裂患者中，下颌位置相对上颌偏近中，随着上颌位置的前移，上下牙弓宽度会在一定程度上匹配。基于此，他和 Tsai（2005）提出了扩缩交替促进上颌发育的方式（Alt-RAMEC，alternate rapid maxillary expansions and constrictions）来打开上颌骨骨缝（图 5-5），促进上颌骨发育，结果表明利用扩缩交替加前方牵引方式治疗的唇腭裂患者上颌骨前移程度明显高于单纯扩弓加前方牵引组。

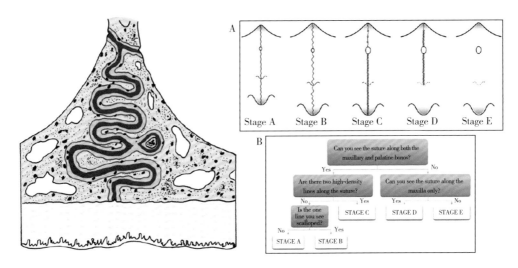

图 5-5 扩缩交替打开上颌骨骨缝促进上颌骨发育的生物学基础

（Liou E J，W C Tsai.A new protocol for maxillary protraction in cleft patients：repetitive weekly protocol of alternate rapid maxillary expansions and constrictions. Cleft Palate Craniofac J，2005，42（2）: 121-127）

五、上颌前方牵引

1944 年，Oppenheim 开始将上颌前方牵引器用于矫治患者前牙反殆及上颌发育不足。上颌前方牵引通过将适宜大小及方向的力作用于上颌骨周围骨缝（包括额颌缝、颧颌缝、颧颞缝、翼腭缝），可以刺激骨缝区的骨沉积，使上颌骨得到改建，促进上颌骨前后向的生长，同时也可解除患儿前牙反殆，建立正常的覆殆覆盖关系，增强对上颌骨的功能性刺激，有利于患儿上颌骨的生长发育及形成相对正常的颌间关系。由于乳牙列期及混合牙列期儿童颌骨骨缝尚未出现骨性联合，处于发育中的骨缝区域具有高度的细胞活性，骨组织可塑性强，故对此期患儿行前方牵引能获到较好的矫形效果。

目前，上颌前方牵引可分为两种方式，即传统的牙支抗前牵及现在较热门的骨支抗前牵。牙支抗前牵口内装置一般为殆垫式矫治器，在上颌尖牙处附带牵引钩供橡皮圈牵引。而骨支抗前牵则在上颌牙槽骨植入小钛板或者微种植钉进行前方牵引。研究认为，利用上颌牙列作为支抗行前牵治疗将不可避免地导致上切牙唇倾，上颌磨牙伸长以及下颌的顺时针旋转，而以牙槽骨作为支抗则可有效避免这些问题。Kim（1999）等通过对传统前牵疗法行做 Meta 分析发现，牙支抗前牵可使 A 点前移 0.9~2.9mm，而利用骨支抗进行前牵则能使 A 点前移 4.0~4.8mm，并且能有效减小牙效应而增大骨效应。

六、上颌前方牵引联合上颌快速扩弓

由于唇腭裂患儿多存在上颌骨横向发育不足，可采用上颌前方牵引联合上颌快速扩弓进行治疗。Liou 等（2009）认为前方牵引配合适当扩弓，能够激活上颌骨连接结构的间质细胞，有利于调控骨缝生长方向，使前方牵引得到更好的效果。Kawakami等（2002）认为，上颌前牵联合上颌扩弓是唇腭裂患者术后正畸所必需的，它能为牙齿萌出及牙根发育提供良好的条件，是矫治唇腭裂患者乳牙列和混合牙列早期前牙反𬌗或后牙反𬌗的主要措施，同时上颌前牵有利于植骨间隙的开展和尖牙的萌出，从而可以为下一步的植骨手术创造条件。

七、功能矫治器

处于学龄前期的唇腭裂患儿也可利用功能矫治器矫治上颌发育不足，临床多采用FR-Ⅲ功能矫治器。功能矫治器较前方牵引装置隐蔽，患儿除用餐及刷牙外可全天戴用，但是治疗效果比前方牵引矫治效果慢。FR-Ⅲ多用于上颌骨轻度发育不足的唇腭裂患儿，它依靠咀嚼肌、颊肌和口轮匝肌的肌力，使用颊屏、唇挡牵张骨膜促进骨质增生，刺激牙槽骨及基骨的生长，从而促进上颌骨的生长。同时，颊屏、唇挡能将颊肌及唇肌隔开，使舌肌充分发挥作用，消除异常肌力，恢复肌肉正常功能。此外，在上颌前牵后，也可利用FR-Ⅲ功能矫治器进行保持。

（贺　红　袁文钧）

第五节　Sequence 30：学龄前期唇鼻继发畸形的评估

- 学龄前期唇鼻继发畸形的评估目的是对初期修复术后继发的唇鼻畸形进行综合分析，为二期唇鼻整复手术的设计思路提供依据，有选择性的解决其主要问题。

- 学龄前期唇鼻继发畸形的评估也是对初期唇裂修复术的一次重要的远期手术效果的评估，对唇裂修复术方法的总结和改进具有一定意义。

- 评估方法：①对患者进行面部的临床检查和测量并详细记录；②面部标准位照相记录；③取面部石膏模型和（或）3DMD照相。

- 评估内容：包括红唇畸形、白唇部畸形及鼻部畸形三个部分（表5-4）。

- 根据评估结果对唇鼻继发畸形的特点和程度进行分级，并书写评估报告。

- 多学科（至少应该包括外科医师、正畸科医师）讨论并提出治疗建议。

表 5-4　唇鼻继发畸形评估表

唇鼻裂继发畸形的评估
Cleft Lip Nasal Deformity Secondary Assessment

分类	
编号	

姓　名：_____　性别：____　出生时间：_____　身份证号：_____
父亲姓名：_____　联系电话：_____　母亲姓名：_____　联系电话：_____
家庭住址：_____　邮编：_____

统一编码：☐☐☐☐☐☐☐☐☐☐☐

术前诊断：

一期修复术手术时间：　　年　　月　　日	手术年龄：

手术医院和手术医生：

部　位	畸形表现	畸形程度
红唇	唇峰高度	等高 ☐　不等高 ☐
	唇峰内侧角	对称 ☐　不对称 ☐　钝角 ☐　锐角 ☐
	唇弓形态	对称 ☐　不对称 ☐　自然 ☐　不自然 ☐
	唇弓（白线）连续性	连续 ☐　中断 ☐　唇弓嵴形态自然 ☐　不自然 ☐
	两侧内侧臂长度	对称 ☐　不对称 ☐　误差：　　　mm
	两侧外侧壁长度	对称 ☐　不对称 ☐　误差：　　　mm
	唇吻线（红线）连续性	连续 ☐　中断 ☐　红线形态自然 ☐　不自然 ☐
	红唇厚度	正常 ☐　过厚 ☐　过薄 ☐
	红唇部凹陷	有 ☐　无 ☐
	红唇不显	正常 ☐　不显 ☐
	红唇瘢痕	明显 ☐　不明显 ☐
白唇	唇高不足	高度正常 ☐　高度不足 ☐　误差：　　　mm
	唇高过长	高度正常 ☐　过长 ☐　误差：　　　mm
	人中嵴形态	对称 ☐　不对称 ☐
	白唇瘢痕	明显 ☐　不明显 ☐
	白唇过紧	正常 ☐　过紧 ☐
	前唇形态（双侧）	正常 ☐　不正常 ☐
	前唇过短（双侧）	正常 ☐　过短 ☐
	前唇过宽（双侧）	正常 ☐　过宽 ☐
	“纽扣”畸形（双侧）	有 ☐　无 ☐
鼻部	鼻小柱偏斜	偏斜 ☐　不偏斜 ☐
	鼻翼塌陷外展	有 ☐　无 ☐
	鼻前庭皱襞	有 ☐　无 ☐
	鼻堤缺失	正常 ☐　缺失 ☐
	鼻尖分离	正常 ☐　分离 ☐
	鼻尖低平	正常 ☐　低平 ☐
	双侧鼻穹隆不对称	对称 ☐　不对称 ☐
	鼻小柱过短	正常 ☐　过短 ☐

评估日期：　　医生签名：

（傅豫川）

第六节 | Sequence 31：学龄前期唇鼻继发畸形整复术

- 学龄前期唇鼻继发畸形整复的目的是使患儿在学龄期能有一个比较正常的唇鼻形态以融入同学和学习环境中，尽量减少其对孩子心理发育的影响。

- 唇鼻畸形的程度如不影响患儿的心理发育，或是明显的畸形存在但不影响患儿的心理，手术年龄应尽量延迟至青春晚期或成人期。

- 对于学龄前期唇鼻继发畸形来说，单纯的唇部畸形，如瘢痕明显、唇红缘连续性欠佳、红唇厚度不对称等，可通过局部皮肤黏膜切除或局部缩唇术加以改善。两侧人中形态不对称、两侧唇高不等、唇峰不对称、上唇部短小等畸形，均需结合畸形的具体情况进行设计，按照初期唇裂的手术方法重新切开，恢复肌肉组织的连续性后，调整皮肤黏膜的位置，准确对位缝合。

- 鼻部畸形应当在能保证所实施的手术操作不会对患儿鼻翼软骨周围形成过于广泛的瘢痕组织的基础上，选择一些相对简单、姑息的手术方法来选择性地解决主要问题，改善患儿鼻畸形的状况。手术方式可考虑开放切口入路，松解分离患侧鼻翼软骨与对侧鼻翼软骨以及同侧、对侧鼻背软骨的附着，将其分别复位、固定。术后应用鼻模塑形。不进行软骨或其他材料移植。

一、早期唇鼻继发畸形二期整复术的理念

唇腭裂患儿经历初期手术后，由于各方面的原因，往往遗留不同程度的唇鼻畸形，随着年龄的增长、面部的发育，唇鼻畸形更显突出，影响面部美观。此阶段，患儿的自身人格和审美观逐渐形成，面部畸形的存在会影响患儿的自信心，造成患儿正常交流的困扰。有资料表明，鼻唇继发畸形的患儿较正常儿童更易出现社交退缩症且攻击性行为比例较高。因此，学龄前期鼻唇继发畸形整复的主要目的是使患儿能有一个相对正常的鼻唇形态，能以健康的身心融入学校生活中。但是，此年龄段的手术应尽可能将患儿目前和后期需做的治疗统筹考虑，因为有些畸形是术后即刻出现的，有些是随着患儿的生长发育出现的，所以要将手术相对集中起来完成。对于较严重的鼻唇畸形，为了给患儿营造有利于身心发育的条件，可以考虑进行学龄前的整复；而对于较轻的鼻唇畸形，可以把手术时间延后，以减轻患儿因频繁就医而产生的心理压力与经济负担，保证和稳定二期整复的效果。

二、关于学龄前鼻唇继发畸形整复术的争议

对于学龄前唇鼻部继发畸形整复术的必要性和手术的方式争议颇多。认为在此期间内没有手术必要性的原因在于：①在学龄前期，鼻唇部的发育尚未完成，手术后造成的瘢痕和组织缺少增加了再次修复的难度，过于广泛的手术分离会影响鼻部的发育；②由于上颌骨畸形的存在，9~11岁时需行牙槽突裂植骨手术，进入青春期后，还需行正颌手术，上颌骨形态的改变势必会再次影响鼻唇部外形；③发育完成后仍会有鼻唇继发畸形的可能而需再次手术，在此期间内的手术，增加了患儿手术的次数，加重了患儿心理及经济压力。

认为在此期间内有手术必要性的原因在于：①较早地进行唇鼻畸形矫正，有利于学龄前儿童的心理健康；②如果在发育期鼻结构位于适当的解剖位置，将来可得到较为满意的修复效果，降低日后鼻畸形的严重程度；③利用一些相对简单的手术方法来选择性地解决主要问题，不会造成更多的瘢痕和影响鼻唇的发育。

三、早期鼻唇继发畸形二期整复术的思考

迄今为止，绝大多数学者认同在初期唇裂修复时同期矫正鼻畸形，这样使得唇裂一期整复术的整体效果越来越好，极大地提高了患儿和父母对于唇腭裂序列治疗及疗效的信心和期望。早期鼻畸形整复的重要作用是通过适当的松解异常附着的肌肉并恢复至正常位置，使鼻唇部周围肌肉的力量平衡分布，减少继发鼻唇畸形的严重程度。而在学龄前期即5~6岁的年龄段，唇腭裂患儿心理极度活跃和敏感，同时鼻唇部处于生长发育的高峰期。此时，作为家长如何期待鼻唇二期整复的效果？作为医师如何选择矫治鼻唇畸形的时机？作为患者如何面对鼻唇畸形带来的压力呢？这些都是我们下面将要讨论的话题。

（一）家长的角度

因为患儿唇腭裂畸形的存在，其治疗能够达到的效果始终是家长心中的一个心结。家长自始至终总是对患儿的唇鼻形态特别地关注，患儿睡觉时是家长观察的主要时间点，此时的观察角度为仰卧位，正好是鼻孔的不对称畸形特别敏感的角度，长期反复的过度关注，常使家长放大这一畸形对患儿的影响，会引导孩子也关注原本并未关注的事件，容易造成患儿的心理障碍。此时，家长应正确地引导孩子，使其能共同面对畸形的存在，并且正确的接受治疗，而不是盲目就医，为了手术而手术。如果患儿非常在意此畸形带来的种种压力，甚至造成心理疾病，那么，家长应带患儿及时到医院就医，与医师沟通，充分了解治疗可能达到的效果，并与患儿共同以积极的态度解决问题。

（二）医师的角度

从医师的角度，不仅要分析家长和患儿的心理状态，更要客观的分析唇鼻继发畸形的固有本质，以作好正确的判断，制订合理的治疗计划。在分析唇鼻继发畸形的特点时应关注以下方面：①是否进行过鼻畸形的一期整复？②鼻畸形一期整复术是否规范？③鼻小柱、鼻尖、鼻穹隆如何？④所存在的鼻翼软骨错位情况如何？⑤鼻翼外侧脚的位置？⑥梨状孔边缘和上颌骨发育如何？⑦是否进行过上颌骨发育不足的前方牵引等？

同时，整复术的时机与方法的确定还需有家长和患儿的参与，当医师的治疗方案与患儿家长意见不一致时，应充分尊重患儿家长的意见。在手术方案设计中，医师应首先考虑的问题是关于鼻软骨和肌肉位置与形态的重建，其次才是表面形态结构的恢复。

（三）患者的角度

生存质量是唇腭裂治疗近期引入的概念，用于综合评估治疗结果，其中最重要的指标即患儿心理的健康发育。结合儿童的心理发育实际情况，学龄前期的儿童对自我认识会比幼儿时期更为具体，感知度明显增加，对周围环境和人物所带来的氛围更加在意，特别是

不良的评价和异样的目光、言语等。如果患儿开始关注这一畸形，家长也应淡化，因势利导，引导患儿正确的对待鼻唇畸形。而在患儿的主观意识能够达到的程度下，医师或家长在语言和行为的交流过程中应尽量减少对患儿的心理影响。

（梁志刚 傅豫川）

第七节 | Sequence 32：儿童牙科健康教育

- 唇腭裂患儿的龋齿发病率较高的主要原因是局部结构异常所造成的口腔内自洁能力的下降。因此，唇腭裂患儿的龋病防治工作是从出生开始并持续于患者的一生。

- 首先，儿童牙医应让患儿双亲充分认识到牙及牙周组织的健康对唇腭裂患儿全面康复的重要意义。在乳牙萌出之前就应开始牙病的综合预防。

- 机械处理法去除菌斑对龋病和牙周病均有良好的预防作用。机械处理法包括漱口、刷牙、使用牙线、洁牙等。漱口刷牙是最主要的最普遍使用的去除菌斑、保持口腔卫生的社会性预防措施。正确的刷牙不仅可去除菌斑和软垢、预防龋齿，并可借助牙刷的按摩作用增进牙龈组织的血液循环和上皮组织的角化程度，从而增强牙周组织对局部刺激的防御能力，维护牙龈的健康。

- 有学者认为，在婴儿早期，术前矫治的腭托对预防龋病的发生有一定意义。因为腭托可暂时封闭裂隙，有利于喂养，另外，还可对移位的骨块进行矫治。这些均可直接或间接地增强口腔的自洁功能。

- 龋病最有效的预防措施是饮水加氟。氟对龋病的预防作用包括：①可抑制致龋性链球菌细胞内多糖的储存；②抑制致龋性链球菌合成细胞外多糖，阻碍细菌和菌斑在牙面堆积与黏附；③酶抑制作用；④降低牙釉质羟磷灰石的溶解度；⑤增进晶体的完整性；⑥促进牙齿再矿化。

- 窝沟封闭也是一种预防龋病的有效办法。其防龋原理只是单纯从形态学上对窝沟起封闭作用，防止食物和菌斑堆积，隔绝口腔环境的致龋因素，预防龋病的发生。窝沟封闭适用于唇腭裂儿童患者。

- 早在1970年，WHO就提出了牙周疾病的三期预防原则。一期预防主要是口腔卫生指导，以消除菌斑为目的，建立良好的口腔卫生习惯，掌握正确的刷牙方法；二期预防是去除引起牙龈炎的菌斑和牙石，防止牙龈炎进一步发展；三期预防是控制已经发生的牙周深层组织的病变，包括龈下刮治及其他牙周手术治疗，防止其进一步发展。这一原则同样适用于唇腭裂患者。

- 唇腭裂患者的牙体牙髓病治疗没有特异性，但牙周病的治疗，由于缺裂所伴发的诸多异常，治疗手段除一般方法之外，还应包括全厚龈黏膜瓣转移术、植骨术和牙齿正畸等。

由于唇腭裂患者口腔解剖结构的严重异常和自洁功能低下，其龋病和牙周病均较正常人群发病率高。但是在许多唇腭裂治疗中心，对牙体及牙周疾病的治疗还未引起足够重视。唇腭裂的畸形特点以及特有的口腔卫生状况决定了牙科治疗在唇腭裂序列治疗中的重要地位。

一些学者通过临床调查发现，唇腭裂儿童的龋患率明显高于正常人群。Cornell（1987）、Meyer（1990）等认为，其原因包括：①牙位异常、牙弓狭窄、手术瘢痕、肌功能障碍等使口腔自洁作用低下，患者牙齿长期存在于致龋环境中；②唇腭裂患儿长期的正畸与矫形治疗，形成医源性的致龋环境；③牙体结构异常（釉质发育不全和钙化不全）和牙齿形态异常等牙体硬组织的非龋性疾病在唇腭裂患者中发病率较高，这也是易罹患龋病的一个因素；④由于口鼻相通，喂养困难，其要求喂乳次数较多，且患儿口腔自洁能力差，易产生"奶瓶龋"。

牙周病是成人失牙的最主要的原因。Staffileno（1987）报道，唇腭裂患儿在 5 岁或 6 岁便可出现牙周病症状。唇腭裂患者牙周病的发生除一般病因外，还包括缺裂所造成的牙周组织结构异常、口腔自洁作用差、牙菌斑和细菌易附着、创伤殆、牙位置异常、错殆畸形及口呼吸等局部因素。

在伴有牙槽突裂时，裂隙附近可能有缺失牙、额外牙、畸形牙等。唇腭裂患儿额外牙和牙齿发育不全的发生率较正常人高，额外牙在单纯唇裂中最多，随着裂隙范围的增加，额外牙出现情况减少；相反，牙齿发育不全在单纯唇裂和单纯腭裂时最少，在唇腭裂时比例增加。额外牙在乳牙列的裂区也较多见，但与性别、裂侧无关。

唇腭裂患者先天性缺额牙（congenital anodontia）在乳牙列和恒牙列中均较常发生。Jordan（1966）的调查表明，唇腭裂患者乳牙先天性缺失发生率为 8.3%，恒牙先天性缺失发生率为 25.7%。先天性缺额牙以裂侧的侧切牙最多见，其次是前磨牙。

Olin 报道 95 名腭裂患者，其中 39 人有不同程度的牙齿发育不全。恒牙中最常受影响的是上颌中切牙和上颌第一磨牙。乳牙中最常发生缺陷的部位是上颌切牙颈部，而恒切牙发育不全可发生在牙冠的不同部位。唇裂并发牙槽突裂的患者，在乳、恒牙期都有显著高发的切牙釉质发育不全。

Jordan 等（1966）曾对唇腭裂与牙畸形的关系进行了深入研究。标本选用 105 例唇腭裂和 87 例正常人的牙体、10 个唇腭裂胎儿和近 800 个正常胎儿的牙胚。研究结果表明：54.3% 的唇腭裂者存在 1 个或 1 个以上的牙体异常，非唇腭裂者有牙体异常的仅占 14.9%，两组间统计学有高度显著性差异；平均每例中的异常牙个数分别为：非裂者 0.17，唇腭裂者 1.29，唇腭裂胎儿 3.00，唇腭裂者与非裂者间统计学有高度显著性差异；存在有牙体异常的病例（标本）中，异常牙个数分别为：非裂者 1.1，唇腭裂者 2.4，唇腭裂胎儿 3.00，唇腭裂者与非裂者间统计学有高度显著性差异；牙体异常与唇腭裂类型无关；牙体异常可发生在上颌和下颌，但多生牙和缺失牙仅见于上颌。

Cornell（1987）认为，口腔医师应尽早参与序列治疗有助于唇腭裂患者的全面康复。口腔医师在唇腭裂序列治疗中的任务是：①监测和评估牙体、牙周组织及殆的发育状况；②对患者及亲属进行口腔预防和口腔保健教育；③维持乳牙和恒牙最佳的健康状态；④对牙体牙周疾病及时进行治疗。

（徐莎莎）

第八节　Sequence 33：学龄前期的心理干预

- 学龄前期是儿童的认知、言语发育和行为活动能力迅速发展的时期。唇腭裂患儿开始察觉到自己相貌或说话与同龄人有差异，自尊心受到伤害，出现羞愧等不良情绪反应。

- 此期主要评估唇腭裂患儿的行为，筛查是否存在情绪或行为问题。心理干预前需要心理咨询师对患儿进行全面细致的心理状态评估并作好正确的诊断，这是制订针对性心理干预计划的重要保证。

- 唇腭裂患儿早期主要面临的问题是反复、长期就医的心理压力。

- 学龄前期常见的心理障碍包括：①一般心理问题（焦虑、恐惧不安、反抗、抑郁自卑）；②选择性缄默症（患儿在社交场合拒绝与人交流，采用非语言或发单音节词与人交往，在家可与家人正常交流）；③儿童孤独症（患儿不愿与他人建立正常的人际关系出现社会交往障碍，兴趣范围狭窄，沉默寡言，孤僻胆小）。

- 游戏是患儿社会性发展的重要活动，是实现自我价值的最佳载体。游戏治疗作为学龄前期患儿心理干预的主要手段。

- 心理干预的目标：①根据患儿的年龄特点及心理问题采用游戏沟通为主的治疗方法；②创造温馨舒适安全的就医环境；③鼓励家长接纳患儿，转变观念，共同参与序列治疗。

- 一般干预：①创造色彩明丽、温馨舒适、整洁安全的就医环境。②建立首诊负责制，进行自我介绍，帮助患儿及家长尽快熟悉医院环境，鼓励患儿与同病室儿童交往，消除陌生感。③倾听患儿需求，注意语言与非语言沟通。接纳患儿的负面情绪，鼓励患儿参加适宜活动，利用游戏、绘画、动画片、讲故事，激发勇气，积极配合治疗。④提供相关医疗护理信息，增强治疗信心。⑤鼓励家长接纳患儿，转变观念，利用优势视角看待患儿。培养患儿的独立性，养成良好的生活行为习惯。

- 沙盘、游戏治疗：①配备专业的心理工作人员，可选派有唇腭裂医学背景的医护人员参加专门的心理咨询师理论及临床技能培训并获取资质。②设置心理咨询室，配备必要的沙发、座椅、心理治疗沙盘、沙具、音乐或视频媒体播放工具，照相、录音、电脑设备等。③利用患儿喜欢游戏的特点，鼓励孩子参与沙盘治疗。通过动手摆放沙具，了解患儿的无意识状态，适时处理问题。

- 学龄前期患儿的社会性发展，有赖于父母、家人、亲友与幼儿园老师的共同合作，帮助幼儿建立良好的亲子关系、师生关系、同伴关系是此期心理干预的主要内容。

（房　维　吴　玲）

主要参考文献

1. Armour A，Fischbach S，Klaiman P，et al. Does velopharyngeal closure pattern affect the success of pharyngeal flap pharyngoplasty? Plast Reconstr Surg，2005，115（1）：45-52

2. Baccetti T，Franchi L，Cameron C G，et al. Treatment timing for rapid maxillary expansion. Angle Orthod，2001，71（5）：343-350

3. Beer A J，Hellerhoff P，Zimmermann A，et al. Dynamic near-real-time magnetic resonance imaging for analyzing the velopharyngeal closure in comparison with videofluoroscopy. J Magn Reson Imaging，2004，

20（5）：791-797

4. Bell R A. A review of maxillary expansion in relation to rate of expansion and patient's age. Am J Orthod, 1982, 81（1）：32-37

5. Canady J W, Cable B B, Karnell M P, et al. Pharyngeal flap surgery: protocols, complications, and outcomes at the University of Iowa. Otolaryngol Head Neck Surg, 2003, 129（4）：321-326

6. Chen P K, Wu J T, Chen Y R, et al. Correction of secondary velopharyngeal insufficiency in cleft palate patients with the Furlow palatoplasty. Plast Reconstr Surg, 1994, 94（7）：942-943

7. Cho B C, Lee J H, Cohen M, et al. Surgical correction of unilateral cleft lip nasal deformity. J Craniofac Surg, 1998, 9（1）：20-29

8. Fitzsimons D A. International Confederation for Cleft Lip and Palate and Related Craniofacial Anomalies Task Force Report: Speech Assessment. Cleft Palate Craniofac J, 2014, 51（6）：e138-e145

9. Haas A J. Rapid expansion of the maxillary dental arch and nasal cavity by opening the midpalatal suture. Angle Orthod, 1961, 31（2）：73-90

10. Hogan V M. A clarification of the surgical goals in cleft palate speech and the introduction of the lateral port control（l.p.c）pharyngeal flap. Cleft Palate J, 1973, 10：331-345.

11. Hynes W. Pharyngoplasty by muscle transplantation. Br J Plast Surg, 1950, 3（2）：128-135

12. Jackson I T, Silverton J S. The sphincter pharyngoplasty as a secondary procedure in cleft palates. Plast Reconstr Surg, 1977, 59（4）：518-524

13. Johns D F, Rohrich R J, Awada M. Velopharyngeal incompetence: A guide for clinical evaluation. Plast Reconstr Surg, 2003, 112（7）：1890-1898

14. Kawakami M, Yagi T, Takada K. Maxillary expansion and protraction in correction of midface retrusion in a complete unilateral cleft lip and palate patient. Angle Orthod, 2002, 72（4）：355-361

15. Kuijpers-Jagtman A M, Long R E, Jr. The influence of surgery and orthopedic treatment on maxillofacial growth and maxillary arch development in patients treated for orofacial clefts. Cleft Palate Craniofac J, 2000, 37（6）：527-527

16. Liou E J, Tsai W C. A new protocol for maxillary protraction in cleft patients: repetitive weekly protocol of alternate rapid maxillary expansions and constrictions. Cleft Palate Craniofac J, 2005, 42（2）：121-127

17. Lucas V S, Gupta R, Ololade O, et al. Dental health indices and caries associated microflora in children with unilateral cleft lip and palate. Cleft Palate Craniofac J, 2000, 37（5）：447-452

18. Olin W H. Dental anomalies in cleft lip and palate patients. Angle Orthod, 1964, 34（2）：119-123

19. Orticochea M. Construction of a dynamic muscle sphincter in cleft palates. Plast Reconstr Surg, 1968, 41（4）：323-327

20. Passavant G. Concerning the improvement in speech after operation on the palate. Arch KlinChir, 1879, 23：771-780

21. Peterson-Falzone S J.The clinician's guide to treating cleft palate speech. Vol 1. Mosby, 2006

22. Reiser E, Skoog V, Gerdin B, et al. Association between cleft size and crossbite in children with cleft palate and unilateral cleft lip and palate. Cleft Palate Craniofac J, 2010, 47（2）：175-181

23. Riski J E. Articulation skills and oral-nasal resonance in children with pharyngeal flaps. Cleft Palate J, 1979, 16（4）：421-428

24. Riski J E, Ruff G L, Georgiade G S, et al. Evaluation of the sphincter pharyngoplasty. Cleft Palate Craniofac J, 1992, 29（3）：254-261

25. Sell D. Issues in perceptual speech analysis in cleft palate and related disorders: a review. Int J Lang Comm Dis, 2005, 40（2）：103-121

26. Shaw B.The Eurocleft Project 1996-2000. Vol 43. Ios Press，2000

27. Shprintzen R J，Lewin M L，Croft C B，et al. A comprehensive study of pharyngeal flap surgery：tailor made flaps. Cleft Palate J，1979，16（1）：46-55

28. Shriberg L D. Four new speech and prosody-voice measures for genetics research and other studies in developmental phonological disorders. J Speech Hear Res，1993，36（1）：105-140

29. Sloan G M. Posterior pharyngeal flap and sphincter pharyngoplasty：the state of the art. Cleft Palate Craniofac J，2000，37（2）：112-122

30. Sommerlad B C. A technique for cleft palate repair. Plast Reconstr Surg，2003，112（6）：1542-1548

第六章
学龄期（7~12岁）唇腭裂序列治疗

　　自入小学（6~7岁）到青春期前为学龄期。学龄期是接受系统科学文化教育的重要时期，求知能力强，理解、分析、综合能力逐步完善。学龄期的治疗内容主要包括混合牙列期的正畸治疗和牙槽突裂的治疗。这两个内容可以说是整个唇腭裂序列治疗过程中的一座桥梁，连接唇腭裂原发畸形的初期治疗和形态、发育、功能继发畸形的后期治疗，为前者遗留或引发的问题进行调整，为后续的治疗创造条件。除了正常接受此年龄阶段的治疗内容外，还应该关注其心理发育，防止精神、性格和行为方面的偏离。

关键词中英文对照索引

（按正文出现顺序排序）

第一节　Sequence 34：混合牙列期的正畸治疗

- 学龄期正畸治疗的主要目的是去除影响上颌骨生长发育的因素，最大可能地促进上颌骨生长，同时为牙槽突裂植骨术的进行提供良好的条件。

- 上颌恒切牙过度舌倾伴有前牙反𬌗，一般采用带有𬌗垫的舌簧活动矫治器，以打开咬合，解除前牙的反𬌗锁结，使舌倾前牙在舌簧的作用下唇向移动。

- 裂隙部位严重的切牙扭转错位，一般在上颌恒侧切牙萌出后开始矫治。可利用直丝弓或方丝弓矫治器，以镍钛丝或者细钢丝弯制的带曲唇弓矫治扭转牙。由于牙周组织的牵拉，扭转牙容易复发，因而需要保持相对较长的时间，一般为半年至1年左右。可利用片段弓进行保持。

- 牙弓狭窄及后牙反𬌗的扩弓治疗一般在牙槽突裂植骨术前进行，为植骨手术的成功提供便利，同时也利于扩弓后牙弓稳定性的保持。主要方法有慢速扩弓和快速扩弓两种。

- 上颌发育不足，常用的矫治方法为上颌前方牵引。上颌前方牵引器分为口内装置和口外装置两个部分，口内多采用带有快速螺旋开大器装置的固定矫治器，前部带有牵引钩，可通过口外弓的面罩或者面弓进行弹性牵引。上颌前方牵引的效果与患儿及家属的配合密不可分，为了在较短时间内达到较好的治疗效果，患儿应保证每天配戴前牵器的时间在14小时以上。每次复诊医师应根据治疗效果调整矫治力的大小及方向，矫正完成后仍然需要进行适当的保持。

- 口腔不良习惯的矫治：治疗方法与普通儿童相同，如采用舌刺、腭屏等矫治器，同时要重视对患儿的心理辅导以及对患儿家属的健康宣教，破除口腔不良习惯。

第一恒磨牙及上下恒切牙的萌出，标志着唇腭裂患儿混合牙列期的到来，也标志着唇腭裂患儿的正畸治疗进入了一个新的阶段。早期的系列手术对上颌骨发育的影响在混合牙列期逐渐开始显现，常表现为上颌骨矢状向、横向以及垂直向发育不足，如上颌牙弓狭窄、后牙反𬌗、上颌后缩、上颌骨垂直高度不足、面中部凹陷等。混合牙列期对唇腭裂患儿进行正畸干预的早期目标主要是促进上颌骨的生长发育，后期目标则主要是为牙槽突裂植骨手术创造良好的条件。具体内容包括：排齐裂隙两侧的骨段及牙齿，调整裂隙的范围以及在一定程度上协调上下颌骨关系。由于患者仍处于生长发育高峰期前期，替牙期的正畸治疗并不是排齐牙列的最终阶段，许多问题仍须在恒牙期再寻求彻底解决。

一、混合牙列期唇腭裂儿童的牙颌特点

（一）牙槽突裂引起的切牙改变

伴发牙槽突裂的唇腭裂儿童，由于颌骨裂隙的存在，牙槽突正常的解剖结构遭到破坏，使得牙胚发育受到一定影响，因此会出现上颌恒侧切牙先天缺失的情况，或者虽然萌出但发育不良呈锥形牙或过小牙形态。在动物实验中，Wei（2000）发现健康恒河猴胎儿的侧切牙在出生前后经历了一个复杂的位置变化过程并且最终定位于上颌骨与前颌骨骨缝相接处。对于诱发了唇腭裂的恒河猴，侧切牙则生长于牙槽突裂的远中而无法于上颌骨与前颌骨的骨缝相接处萌出。Pegelow（2012）在一项回顾性研究中发现，大部分唇腭裂

患儿乳 / 恒侧切牙在牙槽突裂隙远中区域萌出，这与 Wei 的动物实验结论一致。故患儿侧切牙如若萌出，位置常不正常，多位于裂隙的远中侧和牙弓的腭侧，且远离牙弓呈反𬌗关系。此外，裂隙侧的上颌中切牙常严重扭转或过度舌倾，这种现象在侧切牙缺失的唇腭裂患儿中更易出现。Hansen 和 Mehdinia（2009）报道，73% 的单侧唇裂患者有多生乳牙或恒牙的缺失。因此，牙槽突裂的存在多会对切牙产生不利的影响，给正畸治疗的开展也带来了许多困难。

（二）龋病、牙周疾病的发病率

唇腭裂患儿口内多有瘢痕组织，牙列排列不齐，牙弓形态不规则且牙齿多存在钙化不良情况，故口腔自洁作用较差，龋病多发，甚至可出现牙龈组织充血及边缘性龈炎。因此，正畸治疗开始前应对患儿口内情况进行详细检查及记录，对龋病及牙周疾病进行及时的治疗，并注重口腔卫生宣教，提高患儿及患儿家属的口腔保健意识，为正畸治疗的进行作好准备。

（三）口腔不良习惯

由于手术瘢痕的作用，唇腭裂患儿术后常出现上颌宽度缩窄，腭盖高度不足或腭盖高拱，患儿舌体长期处于不正常的位置，使得口腔不良习惯（如吐舌、咬唇等）发生率高。由于口腔不良习惯的存在可破坏正常肌力及咬合力的平衡与协调，使唇腭裂患儿原本存在的错𬌗畸形更趋严重，因此在治疗患儿错𬌗畸形的同时，一定要注意破除口腔不良习惯。

二、混合牙列期正畸治疗的意义及适应证

对混合牙列期唇腭裂患儿进行正畸干预，有助于阻断已出现的如反𬌗、面中 1/3 发育不足等错𬌗畸形的发展，促进上颌骨的正常生长发育以获得较为协调的颜面形态，同时可使患儿的咀嚼功能以及自洁作用得到一定程度的改善，为未来的牙槽突裂植骨术以及恒牙期的正畸治疗提供良好的基础。此外，进入学龄期的唇腭裂患儿逐渐开始接触社会，通过混合牙列期的正畸治疗使患儿面型得到一定程度的改善，对患儿的心理健康以及成长具有重要意义。

混合牙列期正畸治疗的适应证包括：①上颌恒切牙的舌向错位、萌出不足及反𬌗；②裂隙区域切牙严重扭转错位；③牙弓缩窄、尖牙及后牙反𬌗；④上颌骨前后向发育不足；⑤牙槽突裂部位的牙间隙过宽或过窄，影响植骨术的正常进行；⑥口腔不良习惯。

三、混合牙列期的正畸治疗

（一）上颌恒切牙过度舌倾伴前牙反𬌗的治疗

一般采用活动矫治器，在矫治器前部加入舌簧。舌簧可分为双曲舌簧、带圈曲舌簧以及多曲舌簧。带圈曲舌簧及多曲舌簧与传统双曲舌簧的作用原理相同，但是前两者加大了弓丝长度，使得弓丝弹性增加并可在较长时间内产生柔和而持续的推力，因而可以减少临床复诊次数，减轻患者负担。若前牙存在反𬌗，则可使用带𬌗垫的舌簧活动矫治器，以打

开咬合，解除前牙的反殆锁结关系，使舌倾前牙在舌簧的作用下唇向移动（图6-1）。随着反殆的解除，双侧后牙区殆垫高度应逐渐降低，直至磨除殆垫。混合牙列期通过扩缩前牵治疗可以在一定程度上改善面中份发育不足的颜面畸形（图6-2），上颌骨周围骨缝的反应性更好。

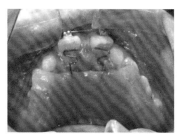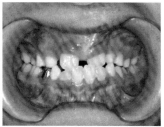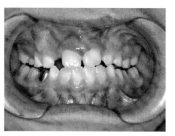

图 6-1　利用殆垫舌簧及上前牙固定矫治器矫治前牙反殆

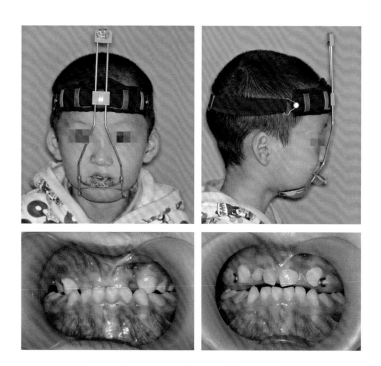

图 6-2　混合牙列期反殆的前方牵引治疗

治疗期间矫治器应全天戴用，包括进食时。待反殆解除后，需要保持一段时间以巩固疗效。若获得了良好的咬合关系，保持时间则可相对缩短，一般为3~4个月，以免干扰牙齿的替换以及颌骨的生长发育。

（二）裂隙区域切牙严重扭转错位的治疗

唇腭裂患儿牙槽突裂裂隙部位的中切牙如表现为严重的扭转及舌向错位，一般在上颌恒侧切牙萌出后开始矫治。可利用直丝弓或方丝弓矫治器，以镍钛丝或者细钢丝弯制的带曲唇弓矫治扭转牙。一般能在短期内排齐前牙，但由于牙周组织的牵拉，扭转牙容易复发，因而需要保持相对较长的时间，一般为半年至 1 年左右。可利用片段弓进行保持。

（三）牙弓狭窄及后牙反𬌗的治疗

由于唇腭裂修复术后瘢痕组织的挛缩以及异常唇肌力量的作用，唇腭裂患儿多存在牙弓狭窄及后牙反𬌗畸形，因此需要扩弓治疗。在混合牙列期，该治疗一般在牙槽突裂植骨术前进行，为植骨手术的成功创造条件，同时也利于扩弓后牙弓稳定性的保持。

目前主要有上颌慢速扩弓（slow maxillary expansion，SME）和上颌快速扩弓（rapid maxillary expansion，RME）两种方法。一般认为慢速扩弓提供的矫治力更恒定且更具生理性，能使上颌复合体的改建更为稳定。但是慢速扩弓所产生的骨性改变量远小于快速扩弓，而牙性效应则较大，因而需要结合患者具体情况选择合适的扩弓方法。但是无论选择何种方式，需要明确的是任何扩弓都有一定的限度，唇腭裂患儿的扩弓当然也不例外。虽然唇腭裂患儿腭部瘢痕牵拉的力量很大，而且其腭中缝无骨组织充填，扩弓后需要一定量的过矫治以预防复发，但如果扩弓量太大而超过基骨范围，则可能引起牙根暴露、牙齿松动脱落等并发症，甚至可能导致口鼻瘘的出现，引发严重的不良后果。正因为唇腭裂患儿腭部解剖结构的特殊性，在行扩弓治疗后应建立良好的后牙尖窝关系，利用完善的咬合关系进行保持，并且应延长保持器戴用时间以减少复发。此外，由于患儿在未来生长发育中下颌宽度仍有生长而上颌的正常宽度生长受到限制，患者仍然可能出现后牙反𬌗，故在其恒牙列期依然存在再次扩弓治疗的可能。

（四）上颌前后向发育不足的治疗

唇腭裂患儿常表现为面中 1/3 凹陷，这将给患儿的侧貌美观及心理健康造成一定影响，而单纯的牙齿唇向移动往往无法解决面型的问题，因而需要寻求有效的方法使上颌骨前部或整体前移以改善侧貌。临床上最常用的方法即上颌前方牵引。

上颌前方牵引器分为口内装置和口外装置两个部分，口内多采用带有快速螺旋开大器装置的固定矫治器。口内装置前部带有牵引钩，可通过口外弓的面罩或者面弓进行弹性牵引（图 6-3）。一般施加于两侧的牵引力分别为 500g 左右。为减小由于前牵导致的上颌骨

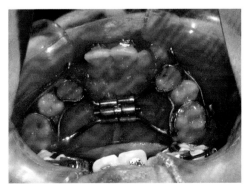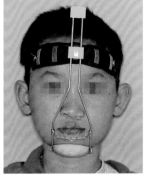

图 6-3　带有快速螺旋开大器装置的固定矫治器

逆时针旋转，牵引力应加载于尖牙区而不是磨牙区，力的方向应向下与咬合平面呈30°角。

（五）口腔不良习惯的矫治

唇腭裂患儿长期口鼻相通多用口呼吸，同时上颌骨发育不足及反殆的存在使患儿舌体长期处于一种不正常的位置，因而口腔不良习惯较多见，如吐舌、咬唇等。口腔不良习惯可加重患儿现有的错殆畸形并且容易造成已矫正的错殆畸形的复发，因此需要对其口腔不良习惯行阻断性治疗，在矫治错殆畸形的同时消除不良习惯。治疗方法与普通儿童相同，如采用舌刺、腭屏等矫治器，并要重视对患儿的心理辅导以及对患儿家属的健康宣教，彻底破除口腔不良习惯。

（贺　红）

第二节　Sequence 35：上颌骨发育不良的牵张成骨治疗

- 学龄期牵张成骨技术主要用于前徙距离过大，存在 6mm 以上的上颌后缩畸形，正畸手段无法矫治的上颌前后向严重发育不足的畸形。
- 正畸治疗的配合：这类患儿通常伴有严重的安氏Ⅲ类错殆畸形，牙列拥挤不齐，牙弓宽度不调。在牵张成骨矫治前外科医师必须同正畸科医师沟通，共同讨论矫治方案，并进行必要的术前正畸。
- 牵张装置一般选用颅骨外固定牵引器，其优点包括：①调整牵引力方向简单易行；②牵张力稳定性好；③牵引幅度不受限制；④无需二次手术拆除牵引器。
- 术前应进行影像学检查及模型外科分析和语音评估。
- 制作个性化上颌口内牙弓夹板，以上颌第一磨牙为牵引支抗。
- 因替牙列期恒牙胚的位置，上颌骨前壁截骨线位置较常规 Le Fort I 型截骨线高，最高可达眶下孔下 5mm 处。水平截开至颧牙槽嵴处再弧形转向下后方，凿断上颌骨内侧壁、鼻中隔、翼上颌连接，关闭创口。
- 在眉弓上方 1cm，平行于眶耳平面，用 2~3 枚无菌螺钉对称性地固定颅外牵引器于颞侧顶骨外板。
- 术后间歇期：为 4~5 天，目的是软组织得到初步愈合，而骨断端尚未形成骨性愈合。
- 牵引期：牵引速率为一天两次，每次 0.5mm，根据牵引长度决定牵引期长短。在此期间，骨断端的愈合被牵引器的牵拉所抑制，牵引器对骨断端骨痂的牵拉促使新生组织沿牵引轴向增生。
- 固定期：6~8 周。牵引停止后，骨断端的纤维结缔组织逐渐钙化。经过 6~8 周固定后，改由正畸科行面罩式前牵引器维持，同时行正畸治疗。

上颌后缩畸形或上颌骨发育不良是唇腭裂患者常见的继发畸形，后期需要接受正颌外科手术才能矫正的比例约为 25%~60%。唇腭裂患者容易继发上颌后缩畸形的原因有多种，既有发育不足倾向的内在原因，也有唇腭裂修复术创伤抑制了上颌骨生长，以及唇腭部术后瘢痕的牵拉限制等外在原因。传统治疗上颌后缩畸形的方法是接受正颌手术。随着正颌外科技术的成熟和坚固内固定技术的应用，正颌外科手术治疗上颌后缩可以取得良好的效果，但对于严重上颌后缩患者，尤其是上颌骨需要前徙 6mm 以上的患者，术后复发率较高，可达 20%~30%。唇腭裂患者出现上颌后缩畸形的时间很早，在乳牙列时期即可显现，在混合牙列时期就可表现得十分明显，在患儿生长发育过程中，畸形程度逐渐加重。传统正颌外科手术一般需在颅面骨骼生长发育完成后才能进行。在漫长的生长发育过程中，如何尽早介入唇腭裂患者上颌后缩畸形治疗，并保证术后治疗效果的稳定性，降低术后复发率一直是正颌外科努力的方向。

牵张成骨技术（distraction osteogenesis，DO）是一种通过将骨截开后采用牵张器缓慢牵拉使切骨间隙中形成新骨从而延长骨骼，矫治骨骼发育不足或修复骨骼缺损的技术。它通过牵引装置，使骨切开处的骨组织受到缓慢而稳定的牵引力，在张力 - 拉力法则作用下，其变化不仅发生在骨组织，皮肤、筋膜、肌肉、血管、周围神经都相应得到延长。

牵张成骨技术早在 1905 年由 Codivilla 首先提出，20 世纪 50 年代前苏联学者 Ilizarov 对此技术进行了系统研究，并成功应用于四肢骨骼延长。1992 年 McCarthy 应用牵张成骨技术矫正下颌骨发育不良，从而为颅颌面畸形的治疗开启了新的篇章。1995 年 Cohen、Polley 和 Figueroa 等分别报道了使用牵张成骨牵引器治疗唇腭裂上颌后缩畸形。近 20 年来，牵张成骨技术应用于唇腭裂上颌后缩畸形的治疗已十分普遍，取得了良好的治疗效果。

一、牵张成骨技术的优点与风险

牵张成骨与传统正颌外科手术有许多相似之处，均需要术前检查、头影测量分析、治疗计划制订和进行上颌骨截骨手术，需要术前、术后正畸以获得良好的咬合功能。两者各有优缺点和局限性，目前都是治疗唇腭裂上颌后缩畸形的十分有效的治疗方法。

与传统正颌外科技术相比，牵张成骨技术具有以下优点：①上颌骨延长效果更好。DO 可前徙上颌骨 6~25mm，且由于 DO 缓慢牵引上颌骨向前向下延长同时，使得周围黏膜、肌肉等软组织，包括唇腭部瘢痕组织均可得以同时牵张伸展，达到稳定的治疗效果，术后复发率只有 3%~5%，明显优于传统正颌外科技术。② DO 手术相对简单，创伤小。一般仅进行上颌骨截骨术，术中不需要对上颌骨大幅度移动，因此不需要植骨手术，也可避免传统正颌外科手术可能出现的骨块坏死、口鼻腔穿通、软组织撕裂等并发症。③目前已有证据表明，DO 矫治颌骨畸形后，颅面部仍具有继续生长的潜力，牵张新生骨也具有生长能力。临床上最早进行上颌骨后缩畸形牵引的年龄是 6 岁，更多学者建议 10~12 岁以后进行。早期矫正上颌后缩畸形的最大益处是能充分减轻患者因外观缺陷可能对心理造成的负面影响，增加患者的社会适应能力。同时，在畸形发展中期及时予以矫正，也可避免畸形进一步加重，可获得更好的最终治疗效果。另外，也有证据表明，学龄期儿童进行DO 手术，术后的愈合能力较成人更强，不适感也轻。

当然，DO 技术也存在不足，除 DO 治疗过程中可能存在固定器松动或牵引器故障等风险外，DO 治疗周期相对较长，术后护理要求较高，可能对患者的生活便利性带来一定的影响。DO 技术能否顺利实施，患者及其家庭的良好配合极其重要。因此，在考虑 DO 手术适应证时，除了分析患者颅面畸形特征、心理特点外，一定要考虑患者的依从性。另外，DO 虽然可早期矫治颌骨畸形，但随着生长发育，上下颌骨关系可能会出现新的不协调，往往成年后需要再次手术。这点在开始 DO 治疗前，一定要与家长交待清楚。

二、唇腭裂患儿替牙期牵张装置的选择

自 1995 年 Cohen 首先将 DO 技术应用于唇腭裂患儿上颌后缩畸形治疗以来，目前已有多种 DO 装置可供选择。主要有三类：外置式、内置式和穿颞式牵引装置。目前广泛使用的是由 Polley 改进的固定于颅骨外侧的颅外固定牵引器（rigid external distraction device，RED）系统（图 6-4）。RED 优点是操作简单易行，可在三维方向精准调整牵引力方向，牵张力稳定性好，牵引幅度不受限制，无需二次手术拆除牵引器。目前仅有少数医师选用内置式牵引器

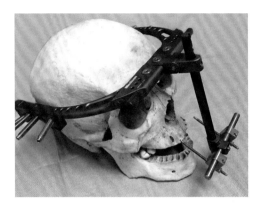

图 6-4　颅外固定牵引器

治疗上颌后缩畸形，牵引器主要是由 KLS Martin 公司研制的 Zürich 式内置式牵引器（后经 Syntens 公司进行改进组合式，固定钛钉长度可达 2mm，大大延长了牵引距离）。内置式牵引器多放置于上颌窦内（KLS Martin 款）或穿过上颌窦（Nadjmi 款），牵引器的安放和牵引距离多受上颌窦外形限制，且操作复杂，对牵引器安放要求较高，同时要求颧部骨质和牙槽突骨质足够厚实。由于内置式牵引器比较隐蔽，对患者造成的生活不适程度较外置式要小。穿颞式牵引器一般用于 Le Fort Ⅲ型和 Kufner 截骨术。

总之，对具体患者而言，上颌骨牵引器类型的选择，取决于截骨术类型、骨块移动的距离和复杂程度、术者的经验、患者的依从性以及对生活便利性的关注程度等多种因素。

三、术前准备

牵张成骨手术的目的是为了矫正面中部凹陷畸形，重建良好的咬合关系，治疗成功的关键在于能够严格控制骨块移动的轨迹，保证移动骨块到达满意的设计位置。要想取得理想的结果，除了应与正畸医师沟通，进行必要的术前正畸，及进行咬合诱导、去代偿、排齐牙列外，还需要认真进行术前准备，选择合适的牵引器，制订周密的治疗计划十分重要。

（一）严格控制手术适应证

除全麻手术禁忌证外，应符合以下条件：①接受牵张成骨治疗的患者存在 6mm 以上的上颌后缩畸形，有迫切改善面容的愿望，具有良好的依从性。②患者上颌骨应有足够的骨量，适合进行 Le Fort Ⅰ型或 Le Fort Ⅱ型截骨手术，能够有效提供牵引力的牙 - 骨支抗。

③患者最好已经接受牙槽突植骨手术，不需要进行上颌骨分块手术，对于上颌牙弓严重缩窄的患者，可先行上颌扩弓治疗。④术前与患者家长要充分进行沟通，使其清楚整个治疗过程和治疗风险，便于配合治疗。

（二）影像学检查及模型外科分析

常规进行人体直接测量、X线头影测量和牙科模型分析，进行畸形特点分析和手术设计。对于复杂畸形，最好采用三维计算机虚拟技术来制订手术方案。通过患者颌面部CT扫描数据，建立面部骨骼的计算机三维模型。模拟Le Fort Ⅰ型截骨手术，并将骨块移动到理想位置。计算机虚拟系统，可清楚显示骨块的移动距离，并为医师提供牵引的程式，包括骨段前移的长度、方向、以及为建立理想咬合关系上颌骨需要旋转的角度等信息。如有可能，3D打印出颅骨模型，更便于术前弯制固定器和咬合牵引导板。

（三）个性化上颌口内牙弓夹板（customized intraoral splint）的制作

以上颌第一磨牙为支抗，制作带环。在患儿牙模型上，用直径1.2mm的不锈钢丝弯制唇腭弓，焊接于带环上。双侧唇腭弓连接丝对称焊接在第一乳磨牙之前的位置。以直径1.8mm的不锈钢丝弯制牵张钩，焊接于唇弓连接丝位置的内侧。牵张钩方向同面平面平行，牵出口外，末端弯制成小孔位于鼻底平面，以约束上颌骨的旋转运动，同时便于连接RED，控制牵引力方向（图6-5）。

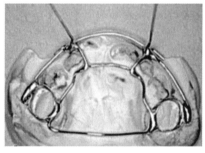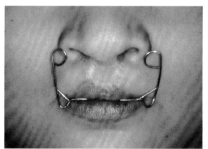

图6-5　上颌口内牙弓夹板

（四）语音评估

上颌骨牵张牵引治疗可能对患者的语音功能造成负面影响。因此，治疗前需要对患者的语音状况进行全面检查和评估。进行录音，语音主观判听，同时进行X线检查和鼻咽纤维镜检查记录软腭运动情况和腭咽闭合状态，以便于DO治疗后，进行语音、腭咽闭合功能的比较。

四、RED牵引术及临床步骤

（一）手术方法

口内切口同常规Le Fort Ⅰ型截骨术，在双侧上颌第一恒磨牙间的膜龈联合处上方5mm做连续切口，翻起黏骨膜瓣，显露牙槽骨及颧骨。考虑到替牙期恒牙胚的位置，上颌骨前壁截骨线位置较常规 Le Fort I型截骨线高，最高可达眶下孔下 5mm 处，水平截开至颧牙槽嵴处再弧形转向下后方，凿断上颌骨内侧壁、鼻中隔、翼上颌连接（图 6-6）。

早期外置式牵引术对上颌骨后部不进行折断下降也可完成治疗，缺点是牵引张力过大，容易导致疼痛，并易致牵引固定器松动，或牙支持式上颌牵引器可能导致前牙松动或倾斜。目前多建议完全折断下降上颌骨。如果患者牙支抗不够坚固，考虑使用骨支持式上颌牵引杆，可在 3D 打印颅面模型上弯制上颌牵引固定钛板，使之与上颌尖牙和前磨牙区的牙槽骨外形相适应，并将上颌牵引杆弯曲，与上唇水平相协调，以免影响上唇活动。调试完成后，使用长 8~10mm，直径为 2mm 的钛钉固定两侧上颌牵引杆。

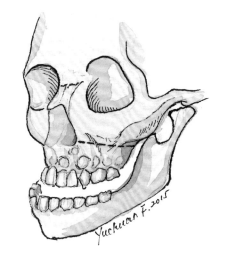

图 6-6　RED 牵引术的上颌骨截骨线示意图

（二）固定 RED 牵引头架

将一枚固位钉旋转于头架固位板的中心孔中，调整合适头架宽度，尽量减少对眶侧壁的影响，确保头架与眶上缘前方和上方之间至少有 2cm 间隙，头架最好与眶耳平面平行，确定头架中心位于面中线上。确定头架位置正确后，将 3 颗固位钉穿过支架，呈放射状或三角形排列，固定于坚硬的颞侧顶骨外板上，注意不能过紧，以防固位钉穿透患儿颅骨。安放牵引器的垂直杆组件，使之能沿头架中心轮轴上的鸠尾滑动。如果可能，尽量使垂直杆垂直指向下方。然后调整牵引器水平杆，将水平杆从垂直组件中心轴的底部向上颌牵引杆水平滑动，用不锈钢丝将水平杆固定于上颌牵引杆，以施加牵引力。对于 Le Fort I型和 II型截骨术，一个水平杆就足够了，对于 Le Fort III型截骨术，通常需要安放 2 个水平杆。

（三）间歇期（delay period）

通常术后间歇 1 周。经过此段时间，软组织得到初步愈合，而骨断端尚未骨性愈合。对于混合牙列时期患儿，间歇期 3 天已足够，成人可提前至 4~5 天。

（四）牵引期（distraction period）

根据治疗计划的牵引长度确定牵引期长短。在此段时间，骨断端的愈合被牵引器的牵拉所抑制，牵引器对骨断端骨痂的牵拉促使新生组织沿牵引轴向增生。需要控制牵引速率，一般为 0.8~1.0mm/d，牵引频率每天 2 次，每次 0.4~0.5mm。牵引过快，容易发生骨髓炎和感染。对于儿童，可适当增加，牵引速率调整为每次 0.8~1.0mm，每天 1.6~2.0mm，以防止新生骨过早骨化。

（五）固定期（consolidation period）

上颌骨按治疗计划牵引到位后停止牵引，但需保持牵引器和牵引力 6~8 周，以便骨断端的纤维结缔组织逐渐钙化成新骨。在牵引固定期，通常需要使用正畸橡皮圈进行颌内牵引，目的在于预防可能出现的开𬌗，以及调整、保持牵引后的咬合关系。

利用牵张成骨技术矫正唇腭裂上颌发育不良畸形，无论是应用外置式或内置式牵引器，均可获得良好疗效。完善的治疗设计和精准的牵引方向控制是治疗成功的关键。因整个疗程很长，需要持续 3 个月之久或更长，因此完善的术后护理、治疗跟进以及家长、患者的密切配合与最终的治疗效果都有密切关系。对于 RED 系统来讲，常见的并发症有固定螺钉处皮肤遗留瘢痕，固位螺钉松脱，颅骨骨髓炎，脑脊液漏。因此，在固定期出院期间，要求患者坚持定期复查，以便及时发现、处理相关并发症。

另外，在整个治疗过程中要注重正畸治疗的配合。这类患儿通常伴有严重的安氏Ⅲ类错𬌗畸形，牙列拥挤不齐，牙弓宽度不调。在牵引成骨矫治前外科医师必须同正畸科医师协调，讨论矫治设计方案。在牵引期间以及牵引固定期，也需要由正畸医师检查咬合关系变化，必要时及时使用正畸橡皮圈进行颌间牵引、调整。

（柯　金　朱洪平）

第三节　Sequence 36：牙槽突裂植骨的术前正畸治疗

- 由于唇腭裂术后瘢痕组织的影响，上颌骨多存在矢状向、横向的发育不足，咬合关系较差，牙槽突裂部位的裂隙过宽或过窄，影响手术，因此在牙槽突裂植骨术之前，常需进行行术前正畸治疗，以方便植骨手术操作及提高植入骨的成功率。

- 并非所有的牙槽突裂植骨术患者都需要术前正畸，牙槽突裂术前正畸的适应证包括：①植骨区切牙严重扭转错位及萌出不足者；②植骨区两侧牙齿过度舌倾，影响植骨手术视野暴露者；③牙槽突裂部位裂隙过窄影响手术操作或裂隙过宽影响植骨成活者；④上颌牙弓狭窄，后牙反𬌗，需要扩弓治疗者；⑤前牙反𬌗，反覆盖不超过Ⅱ度或者可后退者。

- 牙槽突裂术前正畸的要求：①恢复正常的牙弓形态；②消除裂隙两侧骨段的台阶；③消除邻牙的咬合干扰；④植骨间隙的最佳宽度为切牙牙冠宽度的 0.5~1 倍。

- 植骨术前正畸治疗的开始时间取决于错𬌗畸形的严重程度，一般在植骨术前半年至 1 年内开始正畸治疗。

- 一般采用活动矫治器及简单的固定矫治器，在不影响患者生长发育及恒牙替换的前提下，在较短的时间内排齐上颌牙列，纠正前后牙反𬌗。

- 若患者横向发育不足，上颌牙弓塌陷、狭窄，影响手术视野暴露，则应在植骨术前适当扩弓，主要包括快速扩弓及慢速扩弓两种方式。若患者存在矢状向发育不足，则应行前方牵引。

- 若患者邻近裂隙的上颌切牙过度远中倾斜、舌倾、扭转及尖牙近中倾斜，则常使得裂隙周围牙间隙狭窄，干扰植骨手术的入路，从而影响植骨效果。因此，植骨术前需要矫正裂隙邻近的牙齿，特别对于双侧牙槽突裂，可消除咬合干扰，维持牙弓的形态。

- 唇腭裂修复术后，替牙期常出现上颌牙弓的塌陷、狭窄、小段上颌牙弓段被锁结于大段内侧，需在术前进行上颌的扩弓治疗。植骨前扩弓相对容易，扩弓治疗又为牙槽突裂植骨术创造了条件，有利于软组织沿着裂隙和鼻底形成线性的封闭，此时上颌骨在接近正常的牙弓形态上连接愈合。

　　■　当裂隙间隙较大，为切牙宽度的1倍以上时，直接手术会导致牙龈瓣组织的张力过大，在牙槽嵴顶部的组织难以愈合，而且不利于术后的义齿修复治疗。此时，应缩小牙弓，有助于牙槽突裂植骨的修复。

　　■　由于唇腭裂患儿的牙齿钙化及牙根发育均不及普通儿童，故在矫治过程中要注意使用轻力。同时，由于腭裂术后会产生瘢痕并且牙槽突裂患者的畸形程度与缺牙情况常较严重，正畸治疗后的尖窝关系难以达到完美，因此可能需要长时间的戴用保持装置。

　　牙槽突裂植骨术是唇腭裂序列治疗中必不可少的一个环节。通过牙槽突裂植骨，可封闭口鼻瘘，重建牙槽骨的完整性，为鼻翼基底提供支持，增加鼻底丰满度，为裂隙处牙的萌出及正畸的牙移动提供骨质与牙周支持，改善发音。但是由于唇腭裂患儿多存在如上颌牙弓狭窄，前牙及（或）后牙反𬌗，裂隙区域切牙扭转等不同程度的错𬌗畸形，如在植骨术前不进行正畸治疗，将导致植骨手术时视野不清，操作困难，植骨区预备不佳等不良影响，从而降低植骨术的成功率。Sandy（2000）等发现，若牙槽突裂植骨术前未行正畸治疗，42%的患者将出现术后骨量不足或者失败。Bohman（2009）认为，唇腭裂患儿严重的上颌切牙扭转或舌向错位以及上颌骨塌陷等将增加植骨手术的难度，故植骨术前需通过正畸手段纠正扭转或舌倾的中切牙，并对上颌进行扩弓以及稳定裂隙区骨段。贾绮林等（2004）通过对16例牙弓狭窄、上颌前牙舌倾或扭转，伴或不伴前牙反𬌗，牙槽突植骨手术不易进行的完全性唇腭裂患儿进行植骨术前正畸治疗，发现术前正畸，尤其是对狭窄的上牙弓进行扩弓治疗，能使由于错𬌗畸形的存在而不易行牙槽突裂植骨术的患儿顺利完成手术，且植骨成功率较高。Bajaj（2003）也发现，通过术前正畸矫正异位的上颌牙段有利于牙槽突裂植骨术的顺利进行，这一点对于双侧完全性唇腭裂患儿尤为重要。

　　但是，也有部分学者认为，在植骨术前行扩弓治疗将会增大牙槽突裂隙，甚至可能加重口鼻瘘，影响语音与口腔卫生，并且过大的裂隙不利于植骨术的进行，故主张在植骨术完成后再行扩弓治疗。为了解裂隙宽度与植骨术成功率之间的关系，Long（1995）对43例唇腭裂患者共56侧牙槽突裂进行了评估，结果发现增大的牙槽突裂隙对植骨术的成功并无明显的影响。同时，若扩弓加重了口鼻瘘，在行牙槽突裂植骨术时可一并修复，而若在植骨术完成后扩弓出现口鼻瘘，则需额外手术对口鼻瘘进行修复。因此，扩弓的时机应选择在植骨术之前。

　　综上所述，通过术前正畸治疗纠正上颌切牙的扭转、舌向错位，前牙及（或）后牙的反𬌗等错𬌗畸形，可为植骨术提供较好的进路以及视野，有利于植骨术的顺利进行。可以说，术前正畸是为植骨构建地基，只有夯实的地基才能建房。

（贺　红）

第四节 | Sequence 37：牙槽突裂植骨术

- 经口腔气管内插管，全麻。
- 患者平卧，略垫肩和髂骨区。
- 根据无菌原则对面颈部、口腔及髂骨区常规进行消毒铺巾。
- 在术区注射 1∶100 000~1∶200 000 浓度的肾上腺素生理盐水以减少术中出血。
- 髂骨骨松质切取术和制备：可采用传统切开骨皮质取骨或髂骨骨松质取骨器取骨，一般只取骨松质，保留和复位骨皮质，以保持髂嵴形态完整性。髂骨骨松质的取骨量单侧牙槽突裂为 3~5ml，双侧牙槽突裂为 5~8ml。将获取的髂骨骨松质用骨科剪或专用骨磨预备成颗粒状，以利于完善的充填和骨移植的成活。
- 植骨区切口和造袋：沿裂隙边缘切开黏骨膜达骨面，裂隙侧沿牙龈缘向远中延伸至磨牙区，必要时可在远中末端做松弛切口，近中侧一般沿牙龈缘至对侧中切牙；双侧牙槽突裂前颌骨的切口应考虑血运的中断对术后伤口愈合的影响，腭侧在龈沟内切开。翻瓣后按 Craven 的原则进行造袋，形成上壁（鼻底）、底壁（腭侧）、前壁（唇侧）和侧壁（牙槽骨裂隙两侧骨壁）。
- 植骨：植骨应当首先修复上颌骨中断的裂隙，恢复上颌骨的连续性及牙槽嵴高度。另外，梨状孔边缘的区域也应有足够的填充，以增加鼻翼基底的高度，形成较为对称的鼻底外观。
- 缝合：唇侧龈瓣拉拢有张力时，可在龈瓣骨膜面用圆刀片在梨状窝水平横形切开患侧骨膜予以减张，尽量保留其余部位骨膜的完整性，充分松解后在无张力下缝合，也可以利用邻牙进行减张缝合。

牙槽突裂的存在导致上颌牙弓骨连续性中断，上颌牙弓不对称或形态异常；常伴有口鼻瘘发生，影响发音及口腔卫生；患侧乳牙或恒牙滞留、阻萌或错位萌出，影响咀嚼功能和面型；牙槽嵴缺损使鼻翼基底失去骨支持而呈现塌陷畸形；牙槽裂的存在使上颌骨成为分离的两部分或三部分，而不是一个整体存在，影响患者面中 1/3 的容貌。因此需要借助牙槽突裂植骨术解决上述问题。

一、牙槽突裂植骨的目的

牙槽突重建的目的在于恢复上颌骨的连续性，提供具有良好外形、完整并稳定的上颌牙弓，封闭口鼻瘘，提供鼻翼基底的支持；为裂隙处牙的萌出和正畸移动提供骨质；为后期可能需要实施的正颌外科手术或者颌骨牵张成骨创造条件；提供充分的牙周支持，必要时有足够的骨量及其软组织适用于后续骨内种植体的放置。

二、手术时机

牙槽突裂植骨术的最佳时机是最小程度地干扰牙颌的生长发育，最大程度地达到植骨所要达到的目的。植骨时机一般通过对上颌生长发育的影响、尖牙萌出情况、裂隙关闭的方法等进行综合评价。我们更多强调的是牙齿所处的发育阶段，而不是患者的生理年龄。尖牙萌出前的尖牙牙根形成阶段对于植骨年龄阶段的手术时间确定起着重要作用。众多学者通过临床对比研究认为植骨手术应在尖牙萌出以前进行，尖牙牙根形成 1/2~2/3 时为手术的最佳时机。术后植骨吸收、根外吸收、尖牙滞留等并发症发生率最低，大部分尖牙可正常萌出，并刺激新骨的形成，增加发育不良的牙槽突裂区域的高度，可通过正畸方法移动尖牙关闭裂隙，对上颌骨生长发育干扰小。

三、供区选择与移植材料

正常牙槽骨具有其特殊的生物学特性，它允许牙胚及牙在其中正常发育并移动萌出。在生长发育期牙齿的发育和移动非常迅速，并且在整个生命活动过程中牙槽突均保持活跃的改建能力。因此，移植物的基本条件是在适宜的机械张力和功能刺激下促进骨的生长和改建。尽管唇腭裂患者存在上颌骨和软组织的形态畸形，牙槽骨仍具有正常牙槽骨生物学的特点。该生物学基础意味着只要植入与牙槽骨类似的骨组织，牙齿便可在植骨区萌出，并且在正常的咀嚼功能刺激下，使植骨区的牙槽间隔完全形成并维持应有的高度。

髂骨是最早作为骨松质移植的供区，并认为是最可靠的供区。因为髂骨有丰富的纯粹骨松质的骨源，与牙槽骨生物学特点近似，其取骨方法也较简便。就目前临床应用来说，髂骨骨松质仍为牙槽突裂修复的首选供骨源。

四、髂骨骨松质的取材方法

传统的取髂术是在髂嵴下方做一小切口，翻起髂嵴外侧骨皮质，形成蒂在内侧的髂骨瓣，从髂骨的内外板之间用刮匙获取骨松质，然后将髂骨瓣复位以保持髂嵴外形。如果使用专门的髂骨骨松质取骨器，则可直接通过小的皮肤切口用取骨器通过不同的方向取出多管圆柱状的骨松质，取材更为便利且损伤较小（图6-7）。髂骨骨松质的取骨量单侧牙槽

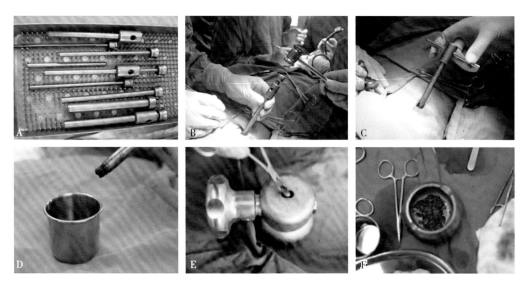

图6-7 微创取髂器械及骨磨

A. 髂骨骨松质取骨器；**B.** 凿开骨皮质；**C.** 切取骨松质；**D.** 采集髂骨骨松质；**E、F.** 骨磨将髂骨骨松质研磨成颗粒骨

突裂为3~5ml，双侧牙槽突裂为5~8ml。将获取的髂骨骨松质用骨科剪或专用骨磨预备成颗粒状，以利于完善的充填和骨移植的成活。注意，传统取髂术由于损伤相对较大，术后局部压沙袋3天，卧床制动5天，取髂后3个月应避免剧烈运动。

五、骨移植术

（一）切口

临床上按照Hall法做切口设计（图6-8）：①沿裂隙边缘切开黏骨膜达骨面；②此切口在裂隙侧沿牙龈缘向远中延伸至磨牙区，必要时可在远中末端做松弛切口；③在近中侧一般沿牙龈缘至对侧中切牙；④双侧牙槽突裂的切口设计基本同单侧牙槽突裂，但前颌骨的切口应考虑血运的中断对术后伤口愈合的影响；⑤腭侧根据造袋情况在龈沟内切开腭侧龈，适当翻瓣。

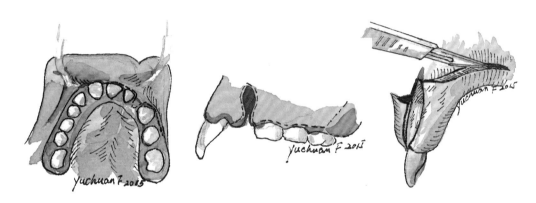

图6-8 Hall的切口设计示意图

（二）造袋

按Craven的原则进行造袋，形成上壁（鼻底）、底壁（腭侧）、前壁（唇侧）和侧壁（牙槽骨裂隙两侧骨壁）（图6-9）。按设计切开后，用骨膜剥离器将唇侧黏骨膜瓣与上颌骨间分离，形成植骨床的前壁。用组织剪或圆刀片对口腔前庭瘘以上的黏膜瓣进行黏膜下分离，再用骨膜剥离器分离上颌骨前内侧和鼻中隔的黏骨膜，在距腭侧5mm左右的部位切断裂隙中连接鼻腔黏膜和腭黏膜的结缔组织，黏骨膜推向上，经缝合后形成鼻底，封闭口鼻瘘的鼻侧面，形成植骨床的上壁。鼻底黏骨膜向下与腭黏膜缝合形成植骨床的底壁（图6-10）。由于唇裂手术需要修复鼻底，因此越接近鼻底，肌肉组织越少，最后基本上是梨状孔边缘皮肤与黏膜两层组织和两者之间的瘢痕。但是，造袋的深浅决定牙槽突裂手术修复的牙槽嵴根方的高度，造袋深度很大程度上决定其术后修复的效果。因此，手术应当沿着梨状孔周边进行分离，将附着在鼻腔黏膜上的肌肉向鼻底方向分离，此时应注意避免器械穿透鼻底处的皮肤。一旦发生，应当严密缝合，否则引起术后感染，导致植骨失败。

展特点主要与学校生活、学习成绩、及家长的期望与学习能力的差距有关。因此，此期患儿对自己的学习能力和学业成绩尤其重视；对自己的人际关系、人格特征和情绪特征十分关心。如果儿童在这时期经历了过多的失败、打击，就会形成自卑感。因此，这是形成一个人自信或自卑人格的关键时期。

- 唇腭裂患儿学龄期常见的心理障碍：①情感性障碍（儿童抑郁症、心境恶劣障碍和儿童躁狂症等）；②情绪性障碍（焦虑症、学校恐怖症）；③社交紊乱性人格障碍（人际关系不良，面部缺陷或腭裂语音让患儿意识到自己的与众不同，不合群，公众场合喜欢捂住口鼻）。
- 心理干预的目标：①根据患者的临床特点及心理问题采用不同的治疗方法；②鼓励家长协同老师同学共同创造良好的生活学习环境。
- 家长对孩子的心理问题应及时正确疏导或寻求医疗帮助。
- 指导家长正确照顾患儿，注意培养好习惯。避免过多的溺爱或行为的冷漠。鼓励患儿主动参与家庭或医疗活动，并从中找到自我价值实现的快感。
- 家长可与老师主动沟通，寻求帮助，鼓励孩子参加集体活动。当同学嘲笑或排挤时，老师应及时给予正确的引导，鼓励大家互相帮助和爱护，温暖的集体是精神上极大的安慰。
- 长期的就医，家长的焦虑，周围人的异样眼光和非议等都给孩子极大的心理压力，造成情绪上的不稳定。家长及医务人员应给予接纳，及时疏导，不应以强硬的方法压抑孩子不良情绪的发泄。
- 腭裂语音的患儿因为说话不清、性格孤僻内向，即使学习上出现问题也不愿寻求帮助。家长应加以关注，学习上予以指导、帮助。正确进行自我认可，进步应给予表扬或奖励，增强自信。
- 告诉孩子序列治疗的内容，介绍医院环境，可以向有同样经历的家庭寻求帮助。加强亲子关系，开放、和谐、幸福的家庭环境更有助于孩子情绪的稳定。
- 特殊干预包括沙盘疗法和生物反馈疗法。

（房 维 吴 玲）

主要参考文献

1. Aizenbud D，Rachmiel A，Emodi O. Minimizing pin complications when using the rigid external distraction（RED）system for midface distraction. Oral Surg Oral Med Oral Pathol Oral Radiol Endod，2008，105（2）：149-154

2. Bajaj A K，Wongworawat A A，Punjabi A. Management of alveolar clefts. J Craniofac Surg，2003，14（6）：840-846

3. Bergland O，Semb G，Abyholm F E. Elimination of the residual alveolar cleft by secondary bone grafting and subsequent orthodontic treatment. Cleft Palate J，1986，23（3）：175-205

4. Bohman P，Yamashita D D，Baek S H，et al. Stabilization of an edentulous premaxilla for an alveolar bone graft：case report. Cleft Palate Craniofac J，2004，41（2）：214-217

5. Cohen S R，Burstein F D，Stewart M B，et al. Maxillary-midface distraction in children with cleft lip and palate：a preliminary report. Plast Reconstr Surg，1997，99（5）：1421-1428

6. Cohen S R，Rutrick R E，Burstein F D. Distraction osteogenesis of the human craniofacial skeleton：initial experience with a new distraction system. J Craniofac Surg，1995，6（5）：368-374

7. Craven C，Cole P，Hollier Jr，L，et al. Ensuring success in alveolar bone grafting：a three-dimensional approach. J Craniofac Surg，2007，18（4）：855-859

8. Da Silva Filho O G，Teles S G，Ozawa T O，et al. Secondary bone graft and eruption of the permanent canine in patients with alveolar clefts：literature review and case report. Angle Orthod，2000，70（2）：174-178

9. Dieleman F J，Tump P，Baart J A，et al. A computed tomographic evaluation of change in bone volume

after secondary bone grafting over the first postoperative year. Plast Reconstr Surg，2004，114（3）：738-742

10. Figueroa A A，Polley J W. Management of severe cleft maxillary deficiency with distraction osteogenesis：procedure and results. Am J Orthod Dentofacial Orthop，1999，115（1）：1-12

11. Figueroa A A，Polley J W，Cohen M. Reactivation of a mandibular lengthening device for maximal distraction. J Craniofac Surg，1995，6（5）：412-413

12. Hall H D，Posnick J C. Early results of secondary bone grafts in 106 alveolar clefts. J Oral Maxillofac Surg，1983，41（5）：289-294

13. Hamada Y，Kondoh T，Noguchi K，et al. Application of limited cone beam computed tomography to clinical assessment of alveolar bone grafting：a preliminary report. Cleft Palate Craniofac J，2005，42（2）：128-137

14. Hynes P J，Earley M J. Assessment of secondary alveolar bone grafting using a modification of the Bergland grading system. Br J Plast Surg，2003，56（7）：630-636

15. Ilizarov G A. The principles of the Ilizarov method. Bull Hosp Jt Dis Orthop Inst，1988，48（1）：1-11

16. Kim J H，Viana M A，Graber T M，et al. The effectiveness of protraction face mask therapy：a meta-analysis. Am J Orthod Dentofacial Orthop，1999，115（6）：675-685

17. Kufner J. Four-year experience with major maxillary osteotomy for retrusion. J Oral Surg，1971，29（29）：549-553

18. Kumar A，Gabbay J S，Nikjoo R，et al. Improved outcomes in cleft patients with severe maxillary deficiency after Le Fort I internal distraction. Plast Reconstr Surg，2006，117（5）：1499-1509

19. Long R E，Jr.，Spangler B E，Yow M. Cleft width and secondary alveolar bone graft success. Cleft Palate Craniofac J，1995，32（5）：420-427

20. McCarthy J G，Schreiber J，Karp N，et al. Lengthening the human mandible by gradual distraction. Plast Reconstr Surg，1992，89（1）：9-10

21. Pegelow M，Alqadi N，Karsten A L. The prevalence of various dental characteristics in the primary and mixed dentition in patients born with non-syndromic unilateral cleft lip with or without cleft palate. Eur J Orthod，2012，34（5）：561-570

22. Polley J W，Figueroa A A. Management of severe maxillary deficiency in childhood and adolescence through distraction osteogenesis with an external，adjustable，rigid distraction device. J Craniofac Surg，1997，8（3）：181-185

23. Rosenstein S W，Long R E，Jr.，Dado D V，et al. Comparison of 2-D calculations from periapical and occlusal radiographs versus 3-D calculations from CAT scans in determining bone support for cleft-adjacent teeth following early alveolar bone grafts. Cleft Palate Craniofac J，1997，34（34）：199-205

24. Sandy J，Williams A，Mildinhall S，et al. The Clinical Standards Advisory Group（CSAG）Cleft Lip and Palate Study. Br J Orthod，1998，25（1）：21-30

25. Sandy J R，Williams A C，Bearn D，et al. Cleft lip and palate care in the United Kingdom-the Clinical Standards Advisory Group（CSAG）Study. Part 1：background and methodology. Cleft Palate Craniofac J，2001，38（1）：20-23

26. Stoelinga P J W，Brouns J J A. The quadrangular（Kufner）osteotomy revised. J Craniomaxillofac Surg，1996，24（Suppl I）：110

27. Wei X，Senders C，Owiti G O，et al. The origin and development of the upper lateral incisor and premaxilla in normal and cleft lip/palate monkeys induced with cyclophosphamide. Cleft Palate Craniofac J，2000，37（6）：571-583

28. Witherow H，Cox S，Jones E，et al. A new scale to assess radiographic success of secondary alveolar bone grafts. Cleft Palate Craniofac J，2002，39（3）：255-260

29. 傅豫川，李健. 牙槽突裂的综合治疗. 中国实用口腔科杂志，2012，5（6）：321-327

30. 贾绮林，傅民魁，马莲. 术前正畸对完全性唇腭裂牙槽突植骨疗效的影响. 中华口腔医学杂志，2004，39（3）：236-238

第七章

青春期（13~18岁）唇腭裂序列治疗

　　从第二性征出现到生殖功能基本发育成熟、身高停止增长的时期称青春期。女孩青春期开始和结束的年龄都比男孩早 2 年左右。此期患儿的生长发育再次加速，以成熟的认知能力、自我认同感的建立为显著特征。外界环境对其影响较大，常引起心理、行为及精神方面的不稳定。因此，应加强知识教育，使之树立正确的人生观和价值观，养成良好的道德品质，建立健康的生活方式。青春期是唇腭裂正畸治疗的最后阶段，也是唇鼻二期整复手术的适宜年龄，前期的治疗基础决定了此阶段的治疗效果，多学科的协同治疗同样重要。

关键词中英文对照索引

（按正文出现顺序排序）

青春期	puberty
反𬌗	crossbite
恒牙期正畸治疗	permanent teeth orthodontic treatment
前方牵引	maxillary protraction
唇裂鼻唇继发畸形	secondary cleft lip and nasal deformity
唇部继发畸形二期整复	correction of secondary cleft lip and nasal deformity
唇珠缺损	defect ofvermilion tubercle
前唇黏膜畸形	malformation of anterior lip mucosa
鼻继发畸形	secondary deformity of nose
自体骨移植	autologous cartilage graft
Abbe 瓣	Abbe flap

第一节 Sequence 41：恒牙列期的正畸治疗

- 唇腭裂恒牙期的正畸治疗是整个唇腭裂序列治疗过程中正畸治疗的继续，而不是孤立的治疗阶段。

- 唇腭裂恒牙期的正畸治疗往往是唇腭裂正畸治疗的最终阶段，牙列长宽高三个方面的矫治对于其面部外形、咬合关系及功能恢复均十分重要，因此采用固定矫治器矫治时亦要从横向、矢状向及垂直向三个方面考虑。

- 可采取扩缩交替 + 上颌前方牵引的方式来进一步促进上颌骨发育，尽量减少成年后正颌手术的可能性。

- 推荐扩缩交替各4周，继续扩弓1周，4r/d（1mm/d），结束后行上颌前方牵引，疗程共6个月。上颌前方牵引器的使用需患儿的配合，每天戴用时间应在连续14小时以上。

- 上颌前方牵引治疗对象的选择至关重要。唇腭裂患者反覆盖小于4mm时可行前方牵引治疗，对大于4mm者应行牵张成骨手术。鉴于唇腭裂患者上前牙舌倾，反覆盖较大，所以在决定是否进行前方牵引治疗时，我们应重点考虑唇腭裂术后上下颌骨不调的程度，下颌是否过度闭合，以及上颌对治疗的反应等影响预后的因素，而非局限于具体数字。

- 在这个阶段的矫治过程中应注意：①为防止复发，应矫枉过正；②前牵完成后，利用直丝弓矫治技术进行固定矫治，排齐整平上下颌牙列，建立中性咬合，改善侧貌；③上颌牙弓开展后，可能使患者原有的口鼻瘘更加明显，需与患者及家属解释，并与外科医师协商解决。

- 对于年龄稍大的恒牙期患儿，随着年龄增加，骨缝松解困难，可采取种植钉辅助上颌前方伸展的方式推动上颌骨前移。

- 对于一些年龄较大的患者，当上、下牙弓间宽度不协调且十分严重时，亦可通过牵张成骨快速腭开展的方式来解决。

- 对上颌牙弓的矫治以开展牙弓拓展排列间隙为主，一般不进行拔牙设计，因唇腭裂患者多存在先天缺失牙，牙弓狭窄，骨丢失多。①只有严重拥挤时才考虑减数，且多考虑腭向错位明显的第二前磨牙，一方面是因为瘢痕的原因使其难以排入牙列；另一方面，第二前磨牙的完全腭向错位较多，常使上颌牙弓的开展更为困难。②对于裂区内畸形或舌向错位的上颌侧切牙，只要牙根长度正常，可以考虑保留，以减少牙槽骨的吸收，待正畸完成后，配合修复治疗，恢复牙弓形态。③下颌牙弓的减数要慎重，因为唇腭裂患者下颌发育一般正常，而且多伴有下切牙的代偿性舌倾，只有当拥挤特别明显，或配合上颌牙弓拥挤减数时，才考虑适当的拔牙。

- 固定矫治不仅可以稳定前期治疗效果，亦可排齐整平上下颌牙列，建立前牙正常覆𬌗覆盖关系，后牙中性关系。

- 固定治疗过程中，正畸医师往往需要与颌面外科医师及修复科医师进行沟通，确定治疗方案。因患者术后复发可能性大，其保持时间较普通患者也更为长久。对唇部肌肉过于紧张的患者，需要请颌面外科医师对其进行唇裂的Ⅱ期整复，以防止前牙反𬌗的复发。

- 由于缺失牙及畸形牙的存在，唇腭裂患者恒牙列期正畸治疗完成后，往往需要进行修复治疗，以恢复牙弓的完整性及美观性。①唇腭裂患者多伴有裂隙侧侧切牙先天缺失，当患者上下牙列排齐整平，咬合关系恢复后，常需进行固定或活动义齿修复；②唇腭裂患者亦常伴有上颌切牙畸形或釉质发育不全等缺陷，当正畸治疗结束后，需转诊进行口腔美学修复。

在唇裂、腭裂修复以及牙槽突裂植骨术相继完成后，恒牙期患者面对的问题主要集中于面中份凹陷及牙列不齐。在恒牙列形成后，这些问题才能够得到较彻底的解决。

同安氏Ⅲ类患者一样，唇腭裂患儿的恒牙期正畸治疗方案设计包括两个方面：①正畸代偿治疗；②正畸 - 正颌联合矫治。并非所有唇腭裂患者都需要进行正畸 - 正颌联合治疗，最终方案取决于上下颌骨的相对关系以及患者牙性和软组织侧貌的代偿程度。本节主要讲述正畸代偿治疗。

相对于普通人群，唇腭裂患者表现的错𬌗畸形更为严重，口内瘢痕组织较多，牙周卫生欠佳，龋病牙周病发生率较高等，这些特点在增加治疗难度的同时也延长了其治疗时间。因此，正畸医师应与患者及其家长多沟通交流，在确定治疗方案后，进行口腔卫生宣教及指导，治疗进行前转诊到其他相关科室治疗龋病牙周病。治疗过程中督促其按时复诊，配合治疗，以取得更好的治疗效果。

一、唇腭裂患者的软、硬组织特征及错𬌗特点

唇腭裂的手术创伤及术后出现的瘢痕挛缩所带来的不可避免的颌骨发育障碍，迄今尚无十分有效的预防措施。这类患者常表现为面中部的一维甚至三维方向的发育不足，上颌后缩尤其突出，下颌真性或假性前突，上颌牙弓狭窄，牙列拥挤，咬合关系紊乱，前牙或全牙列反𬌗等。因此，这类患者与其他发育性牙颌面畸形相比，具有治疗难度高、治疗时间长、术后复发率也高的特点。

（一）上颌骨特征

唇腭裂患者上颌骨生长发育不足体现在三个方面：横向、矢状向以及垂直向。①由于瘢痕组织挛缩，抑制了上颌骨的正常发育，加之部分患者未行腭托矫治，存在骨段重叠、台阶和错位，导致上牙弓中后段向腭中缝方向移位塌陷，后牙反𬌗，上颌及上牙弓横向宽度不足；②瘢痕组织挛缩以及上颌复合体和翼突板的粘连可使上颌向前发育受阻；③唇腭裂修复后唇肌过大的张力压迫上前牙内倾，形成前牙反𬌗；④下前牙的锁结关系以及代偿性升高、舌倾均将阻挡上前牙的唇倾而影响上颌骨矢状向生长发育，导致上牙弓长度不足。

另外，由于后牙牙槽高度发育不足，加之唇腭裂患者多伴有鼻部阻塞，导致腭穹隆降低，舌体下移，干扰并阻碍后牙的代偿性萌出，后牙区产生过多的自由空间，患者必须过度闭合才能在牙尖交错位时取得稳定的𬌗接触，因此，垂直方向上，唇腭裂患者面下 1/3 高度不足。

（二）软组织侧貌特征

唇裂修复术后瘢痕组织挛缩，使上颌发育受到抑制，而下颌发育基本正常，导致唇腭裂术后患者鼻较平，其生长较正常人向后下，上唇较短，下唇外翻，侧貌往往呈现凹面型。对于未能完全纠正或错过最佳矫治时机的患者，凹面型仍然存在，反𬌗较轻的患者，恒牙期的正畸代偿治疗可有效的改善侧貌。畸形较重的患者则不可避免成年后正颌手术的

可能。

（三）错殆特点

伴随上颌骨发育受限，上牙弓也存在三维方向的不足，牙列拥挤是恒牙列期唇腭裂患者常见的错殆畸形表现。由于此类患者多伴有牙槽突裂，裂隙侧常伴有畸形侧切牙或侧切牙缺失。为代偿上下颌骨三维方向的不调，恒牙期唇腭裂患者的上下牙列往往表现出一定的特征，最常见的是前牙转矩的改变。这种改变取决于上颌前方牵引的时机，早期行上颌扩弓伴前方牵引治疗者，上颌骨前移主要以骨性改建为主，骨性改建包括上颌骨前移及下颌向下向后生长。而替牙晚期行上颌前方牵引治疗者，则主要以牙槽骨性代偿为主，包括上切牙唇倾和下切牙舌倾。上颌横向宽度严重不足的患者还可能出现后牙段反殆现象。

二、唇腭裂恒牙期正畸治疗原则及矫治方法

（一）矫治原则和目标

唇腭裂患者由于上颌三维方向的发育不足以及下颌骨相对前突，因此以开展牵引上颌牙弓向前，推下颌牙弓向后，矫治上颌后缩及下颌相对前突为主要原则。以上颌骨为主要矫治对象，达到上下颌协调关系。若不伴有严重的骨性不调以及美观问题，正畸代偿治疗已足够。

治疗目标为：排齐上下颌牙列，重建完整的上颌牙弓，解除前牙或全牙弓反殆，达到牙性代偿稳定咬合，以及改善软组织正侧貌。

（二）横向矫治

一般指后牙反殆的矫治。可采用腭开展的方法，通过打开腭中缝增加上颌骨量来增加上颌骨宽度（快扩和慢扩装置）。还可使用牙弓开展的方法，如分裂基托、四眼簧扩弓矫治器等调整上颌牙弓的宽度。对于反殆不严重者可以在使用固定矫治器的同时使用颊侧扩弓辅弓装置解除反殆。

（三）前后向矫治

一般指上颌前牙段开展排齐及牙弓伸展。恒牙初期患者，仍具有一定的生长潜力，前方牵引可以促进上颌发育。对于生长发育期已结束的患者，可采用种植钉辅助伸展上颌，以及 2×4 技术使用推簧唇倾上前牙，或是通过复合转矩弓来达到目的。针对一些反覆殆较深的病例，可通过下颌牙弓殆垫来打开咬合以加快反殆的矫治。当然，在矫治过程中，应密切关注前牙牙根位置，注意前牙移动的生理限度，否则易产生牙根吸收、骨开窗及骨开裂等问题。牙弓伸展方面，若是处于恒牙初期的患者，可选择扩缩交替 + 上颌前方牵引来前移上颌骨且扩展牙弓。其他患者可采用Ⅲ类牵引进行矫治，达到前移上颌，同时下颌少许后移的目的，进而协调咬合关系及改善侧貌。

（四）垂直向矫治

唇腭裂患者由于后牙槽高度发育不足，面下 1/3 高度过低，常需要正畸治疗来重建后牙段垂直向关系。在上下牙列排齐整平后，可以使用Ⅲ类弹性牵引的方式，伸长上后牙，

同时促使下颌顺时针（后下）旋转，增加面下 1/3 高度，这对于掩饰面中份发育不足、改善软组织侧貌十分有利。在进行牵引的同时，可在下前牙区制作树脂前帽式下颌阻挡矫治器，防止下切牙过长。

　　附：1 例恒牙初期唇腭裂患者正畸治疗病例报告（图 7-1）。

　　患者，男，12 岁，左侧完全唇腭裂术后，磨牙关系近中，后牙反𬌗，22 畸形牙，牙弓狭窄，凹面型。

　　诊断：安氏Ⅲ类错𬌗

　　治疗：扩缩交替伴前方牵引解除反𬌗，直丝弓矫治技术排齐整平上下颌牙列，矫治时间 3 年。反𬌗解除，覆𬌗覆盖正常，侧貌改善。

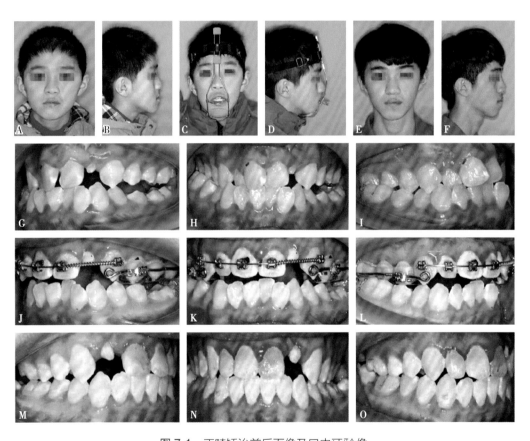

图 7-1　正畸矫治前后面像及口内牙𬌗像

三、唇腭裂序列正畸治疗的效果与困惑

　　正畸治疗贯穿唇腭裂序列治疗的全过程，其对唇腭裂患者的𬌗、颌骨、面部发育及获得良好的治疗效果起着重要作用。患儿初诊时需根据唇腭裂畸形的严重程度决定是否进行术前矫形治疗；乳牙期及替牙期阶段必须定期追踪患儿颌骨及牙齿的生长发育情况，并由

医师根据年龄及牙齿发育情况开始早期的牙列矫正；恒牙期的正畸治疗由于唇腭裂畸形本身的特征，相对比较复杂，并存在一定的限度，同时需要修复治疗和手术治疗的配合。

（一）正畸治疗对唇腭裂患者颅面形态的影响

唇腭裂患者恒牙期正畸治疗后，颅面形态主要有以下六方面的改变：①上切牙唇倾，向前移动；②上颌突度不变，下颌顺时针旋转；③上颌磨牙及上下前牙牙槽高度增加，上颌骨前部垂直距离加大；④上唇长度和厚度增加，上唇位置前移；⑤下唇厚度及颏厚度增加但下唇及颏部突度稳定；⑥全面凸角减小。

研究表明，经过正畸治疗后，唇腭裂术后反𬌗患者的 SNA 角及 ANB 角均显著增大，但多数患者 ANB 角仍为负值。表明正畸治疗后，唇腭裂患者的上颌牙槽骨有向前生长的趋势，上下颌牙槽座间关系有所改善，但是上下颌间关系仍不协调。唇腭裂患者恒牙期正畸治疗后的颅面软硬组织改变具体包括：

1. **颌骨改变**　经过正畸治疗，ANB 角呈增大的趋势。反𬌗的矫正解除了对上颌生长发育的抑制，下颌向后下方的旋转，使下颌突度保持相对稳定，明显改善了患者上下颌间关系。经过正畸治疗，反𬌗的矫正使上下前牙的咬合关系恢复正常，上下颌前部垂直距离增大，明显减轻了患者下颌的过度闭合，改善了面型。

2. **牙齿改变**　如前所述，由于先天因素及手术影响，唇腭裂患者上切牙直立甚至舌倾。经过正畸治疗，患者上中切牙唇倾度增大，甚至可能达到正常值。同时，上磨牙的萌出使上牙弓后份垂直高度增加，促使下颌向后下方旋转，矫正了前牙的反𬌗关系及恢复磨牙的I类关系。

3. **软组织改变**　唇腭裂术后患者鼻较扁平，上唇较短，下唇外翻，侧貌可见下唇位于上唇前方，鼻、唇、面下部的不协调会对唇腭裂患儿的心理及生活质量产生较大的负面影响。Moreira 等（2014）对 7 岁组、11 岁组和 18 岁组单侧完全性唇腭裂患者术后的软组织侧貌研究发现，软组织发育不足在 7 岁时即可显现，11 岁时即很明显，并随着年龄的增长越来越严重。正畸治疗结束后，患者软组织正侧貌可得到一定程度的改善，另外，硬组织的发育和位置的改变也会使软组织发生相应改变，鼻向前下生长、上唇向前移动和下颌向下后旋转，更接近正常人的侧貌。

腭裂修复应尽可能减小创伤，使上颌能发挥正常的生长潜力。对于患者上颌发育较差且偏远中者，应在青春期前抓住治疗时机，使用上颌前方牵引调整上颌骨位置，但对于较严重的颌间关系不调者，在青春期应配合外科手段。

（二）正畸治疗对唇腭裂患者口颌系统功能的影响

正畸治疗后，随着反𬌗的解除，颌间关系的改善以及尖牙、前磨牙正常𬌗关系的建立，消除了𬌗干扰，使患者口颌系统功能运动逐渐协调。李巍然（1996）的研究表明治疗后患者牙尖交错𬌗与正中关系基本协调，侧方运动曲线光滑对称，开口偏斜率降低，减小了对颞下颌关节的不良刺激。因此，正畸治疗对唇腭裂术后反𬌗患者口颌系统功能的改善是肯定的。

　　粭关系和颞下颌关节之间存在着密切关系，正畸治疗通过消除不良咬合因素，不仅能达到改善患者粭、颌、面形态的目的，同时也能消除咀嚼肌的不协调运动，达到改善功能的效果。肌肉活动的协调，也显著降低了对颞下颌关节的不良刺激，改善了颞下颌关节的功能。正畸治疗对提高唇腭裂术后反粭患者的咀嚼系统功能起着重要作用。

（三）关于唇腭裂的前方牵引

　　前方牵引一直是解决Ⅲ类错粭患者上颌骨矢状向发育不调的矫治方式，在唇腭裂患者中也被广泛应用。唇腭裂患者的前方牵引治疗通过前移上颌骨、唇倾上前牙、舌倾下前牙及下颌骨的顺时针旋转等方法，改善上、下颌骨间矢状向关系不调，对患者软组织侧貌、上下唇关系等都有显著改善。

　　前方牵引使用 300~700g 的力量，在对普通Ⅲ类青少年患者的前牵研究中，Ngan 等（1992）研究结果表明，牵引 6 个月后患者 A 点平均前移 2.0mm；Shanker 等（1996）研究结果表明 A 点前移量为 2.4mm。更多研究表明，前方牵引后，患者上颌前移量为 1~3mm。前方牵引效果受年龄因素的影响，Kim 等（1999）发表的 Meta 分析结果示：10~15 岁组错粭畸形患者前方牵引依然有效，但是略差于 4~10 岁研究组，其 A 点变化量较后者少了 0.5mm。同时，前方牵引前行扩弓治疗的患者骨性改变更为明显。

　　在唇腭裂患者的前方牵引治疗中，不同的研究对于前方牵引的效果有不同的结论，贾海潮等（2006）的研究认为，9 岁左右患者前方牵引量为 2.19mm；生长发育高峰前期单侧唇腭裂术后轻、中度骨性前牙反粭患者上颌骨对前方牵引治疗的反应与非唇腭裂骨性Ⅲ类错粭患者相似，两组上颌的长度均增加，位置前移。Tindlund（1993）将研究人群分为单侧唇腭裂组和双侧唇腭裂组，平均年龄 7 岁，上颌前移量分别为 1.4mm、1.1mm。

　　前方牵引之前，多采用扩弓的方式来打开上颌骨缝。2005 年，Liou 提出了交替式扩弓的概念，并对 26 例 9~12 岁唇腭裂患者前方牵引效果进行研究发现，扩缩交替 + 前方牵引组 A 点前移平均 5.8mm，远远大于快速扩弓 + 前方牵引组的 2.5mm。Vieira 等（2009）进行了与 Liou 相似的研究，发现平均年龄 10 岁的患者中，快速扩弓组与扩缩交替组单侧完全性唇腭裂患者前方牵引治疗后上颌前移量无统计学差异，均值为 2.3mm。

　　以上这些差异，笔者认为个体差异、年龄、治疗方式以及唇腭裂手术对正常解剖结构的影响等都是不可忽视的影响因素，当然患者的依从性以及前牵牙位也是重要影响因素。另外，治疗对象的选择也至关重要。Figueroa 等（1999）认为唇腭裂患者反覆盖小于 4mm 时可行前方牵引治疗，对大于 4mm 者应行牵张成骨手术。但贾海潮（2006）的研究中，UCLP 患者反覆盖平均为 5.16mm，仍取得了较好的治疗效果。鉴于唇腭裂患者上前牙舌倾，反覆盖较大，我们在决定是否进行前方牵引治疗时，应重点考虑唇腭裂术后上下颌骨不调的程度，下颌是否过度闭合，以及上颌对治疗的反应等影响预后的因素，而非局限于具体数字。

（贺　红）

第二节　Sequence 42：唇裂唇鼻畸形二期整复术

- 唇裂唇鼻继发畸形是指经唇裂修复术及正畸治疗后，仍遗留或继发于前期治疗和生长发育变化而表现出来的一类唇鼻畸形。

- 对唇鼻畸形的特点进行全面评估（表5-4），并根据评估结果设计手术方案。

- 在牙槽突裂植骨和正畸代偿治疗完成的基础上进行唇裂唇鼻继发畸形的二期整复术是彻底矫正唇裂唇鼻继发畸形的最佳阶段，但对于仍需接受正颌外科手术治疗颌骨畸形的患者，唇鼻二期整复术应推迟到正颌手术之后进行。

- 唇裂唇鼻畸形二期整复术并没有一种或几种固定的术式可适用于任何患者，其设计灵活多变，应根据患儿的畸形特点来设计手术方案。

- 良好的医患沟通十分重要，要了解患者的具体要求，要告诉患者哪些是手术技术本身的局限而不能解决的；哪些是畸形本身的问题无法避免的；又有哪些是患者想当然认为可以解决，而现代医疗水平或是术者本人的技术又无法达到的。既不能向患者隐瞒客观的因素，更不能向患者夸大手术的效果，只有通过有效沟通之后，手术医师认为有能力满足患者的要求方可以进行治疗。

- 在某些特殊情况下，如果患者的要求与可能达到的总体改善有很大差距时，从医师专业的角度出发，可以建议接受相关的辅助治疗以达到所需的整体效果。

- 唇部畸形需结合畸形的具体情况进行设计，肌肉的准确复位是保证唇部良好形态的基础。尽量按照初期唇裂的手术方法重新切开，恢复肌肉组织的连续性，切除瘢痕，调整皮肤黏膜的位置，准确对位缝合。

- 唇裂鼻畸形二期整复术多采用开放式整复，所有可能采取的方式都要尽量应用，最大程度的矫正畸形，提高治疗效果。若需移植物，则选择肋软骨移植或自体鼻中隔软骨、耳廓软骨、耳甲软骨移植。由于异体材料的排斥性，不建议采用异体材料的植入。

- 术后采用鼻模及鼻背塑形材料塑形，唇部贴瘢痕贴以减少瘢痕增生。

一、唇裂唇鼻继发畸形产生的原因和特点

导致唇裂术后唇鼻继发畸形的原因是多方面的。上唇部本身就是一种精细而复杂的解剖结构，如人中嵴、人中凹、唇珠、朱缘弓等，无论是完全性的唇裂或是不完全性的唇裂，都难以完全重建。

唇裂继发畸形的原因及特点包括：①唇部组织通常是患侧短于健侧，唇裂一期修复后易形成唇部中线及唇珠的偏移；②患儿的生长发育带给畸形本身的局部变化，如瘢痕模糊变宽、瘢痕增生、唇峰点的分离或上移、患侧唇部组织不足或下垂等；③上颌骨发育不足多伴有上唇软组织的不足，或影响软组织的生长发育，表现为唇部组织过紧、红唇菲薄或过厚、口轮匝肌发育差等问题；④一期手术无法完全解决的严重畸形，如牙槽突裂隙宽大或存在台阶造成的患侧鼻翼基底塌陷明显，鼻小柱向健侧倾斜，患侧唇红内卷等，这些可能是唇裂修复术无法同期解决的问题；⑤手术医师本身的原因，如经验不足，选择手术方法不当，或操作能力有限，缝合技巧的欠缺造成术后的畸形；⑥术后伤口感染、裂开、组

织瓣缺血坏死或患者瘢痕体质均会导致畸形和明显的瘢痕。

外鼻由骨性鼻锥、软骨性鼻锥、鼻小叶和软组织区四部分构成。外鼻骨性支架为额骨的鼻部，称为鼻骨（nasal bone）；软骨性鼻锥由鼻中隔软骨及鼻背软骨组成；鼻小叶是鼻下 1/3 可移动的软骨，两个大翼软骨又称鼻翼软骨（图 7-2）。

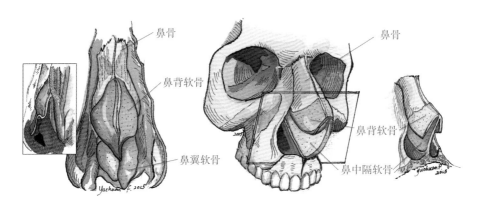

图 7-2　鼻部解剖示意图

外鼻软骨的解剖和附着异常、肌平衡失调及颌骨发育异常是唇裂鼻畸形的三大主要因素。除此之外，一期唇裂修复术在同期矫正鼻畸形的技术操作不规范，以及系列手术造成的周围瘢痕组织抑制上颌骨和鼻部的发育都可能是继发鼻畸形的原因。鼻畸形虽然存在各种各样的个体差异，但仍具有很多的共性：①骨与软骨性鼻锥不对称，向非裂侧倾斜；②前鼻孔不对称，前鼻棘向裂侧偏移；③鼻翼软骨不对称，鼻穹隆塌陷，裂侧鼻翼软骨外侧脚向外下方移位；④由于鼻翼软骨环的中断及鼻肌力量的不对称使得鼻小柱基底部被牵向非裂侧，鼻小柱向裂侧倾斜；⑤鼻中隔畸形，下端可脱位于非裂侧，导致患侧鼻前庭狭窄，软骨性鼻中隔尾端向非唇裂侧偏曲，在软骨与切牙骨连接处可以看到明显的突起和前鼻棘。

二、唇裂继发唇鼻畸形二期整复的原则

唇部继发畸形二期整复的基本原则是：①利用原有切口设计；②肌肉的复位；③切除瘢痕组织和精细的对位缝合。

鼻继发畸形的整复原则是：①应尽量避免或减少鼻外切口；②手术切口最好在有软骨或骨骼相隔处进行，在愈合过程中，软骨或骨骼会阻止相连组织不理想的收缩；③切口应尽量短，但要提供到达组织的足够入路和移动空间；④鼻软骨的矫形与复位；⑤严密缝合关闭切口，避免术后出血，确保一期愈合。

唇继发畸形整复目标：①口轮匝肌复位，表情肌的运动不影响鼻唇部的形态；②人中嵴、人中凹、唇弓对称，红唇丰满自然；③瘢痕不明显；④鼻翼、鼻孔对称，鼻小柱居中、高度适当。当然，能够达到上述这些目标，对于手术医师的要求是很高的。唇腭裂手

术医师必须有相当丰富的临床经验和基础理论，并且能够结合起来灵活应用。

临床通常采用的鼻畸形整复切口有以下四种：①半贯穿切口：于鼻中隔软骨游离缘上 2mm 处做切口，由此可进入鼻中隔、前鼻棘等位置。②软骨下切口：在鼻翼软骨外侧脚、顶部、内侧脚的下缘做切口，可游离鼻翼软骨。双侧软骨下切口目前已成为接近鼻背的最佳选择。③贯穿切口：在鼻中隔软骨之前的中隔膜部做贯穿的全层切口，但这种切口术后膜性软骨和鼻小柱回缩可引起鼻尖下垂，已被其他切口如半贯穿切口替代。④贯通鼻小柱的水平切口：是距鼻小柱基底部 1/3 的水平或梯形切口，常与软骨下切口联合应用。这种切口提供较宽而且直接进路至鼻翼软骨、鼻背软骨和鼻中隔前端，便于在鼻翼软骨复位时同期做鼻中隔矫正。

三、唇裂唇鼻继发畸形二期整复的时机

由于对鼻软骨广泛的解剖分离后整复重建的效果及其稳定性心存疑虑，以及唇部瘢痕的形成对再次整复造成更多困难的担心，唇裂唇鼻继发畸形二期整复的时机原则上是等患者生长发育完成，并且牙颌畸形通过系列治疗结束之后进行。一般外鼻发育女性到 13 岁、男性到 15 岁基本完成。当然，青春期的唇鼻二期整复最好是在牙槽突裂植骨和正畸代偿治疗完成的基础上进行，但对于仍需接受正颌外科手术治疗颌骨畸形的患者，唇鼻二期整复术应该推迟到成人期正颌手术之后进行。

对唇裂鼻畸形的治疗应该强调整体的序列治疗概念，治疗包括各个年龄发育阶段不同内容的干预，同时应该根据各年龄阶段的具体情况考虑取舍。①出生后即接受术前矫形治疗，在矫正颌骨及牙槽突和减小唇部裂隙的同时，对鼻小柱、鼻翼进行矫正，为手术创造条件；②在唇裂修复术的同时，行唇裂鼻畸形一期整复术，包括延长鼻小柱、上提并矫正异位的鼻翼软骨、重建鼻堤和消除鼻前庭皱褶；③术后戴鼻成形支架 6~12 个月；④学龄前对部分严重影响患儿心理发育的唇鼻畸形可进行二期整复手术；⑤ 9~11 岁在正畸医师的配合下行牙槽突裂植骨术，矫正上颌骨的骨性缺损而造成的鼻基底部的塌陷畸形，恢复外鼻骨性及软骨性支架的正常基底平面；⑥如有必要，青春期或成年期行开放的鼻成形矫正术。

四、唇裂鼻唇继发畸形的分类及整复方法

（一）单侧唇裂唇部继发畸形

1. 患侧上唇过长 多由术式选择不恰当或手术操作问题所致，表现为患侧唇峰偏低，红唇部向下突起貌似臃肿，多数患者伴有唇部中线的偏移。整复方法：①可以在原切口切开，解剖肌肉，牵拉肌肉调整患侧唇部表面解剖结构至正常高度，并将肌肉重新复位或错位缝合，提升下垂的患侧上唇及唇峰；②对于红唇组织的臃肿，可在最后再做局部修整，不可贸然先行唇红部组织的切除，以免矫枉过正，产生新的红唇凹陷畸形。

2. 患侧上唇过短 可发生在：①唇裂畸形严重，裂隙过大，组织缺损较多；②患

侧唇峰定点不正确；③运用旋转推进瓣时旋转下降不足；④瘢痕收缩明显，牵拉唇峰向上。整复原则是按照原来的切口切开，增加旋转或弧形切开直线缝合，必要时可在唇峰处设计小的 Z 型交叉瓣，下降唇峰，调整患侧唇高。可适当外移患侧唇峰点的位置，但要兼顾唇峰点至口角距离与健侧的对称性。

3. 红唇部及唇缘畸形 可表现为唇红部切迹、唇峰点分离、朱缘弓不整齐等。红唇部切迹的特征是红唇部存在浅沟状凹陷。如口轮匝肌复位好，仅仅是黏膜多余折叠后形成凹陷，可直接切除黏膜后直线缝合；如黏膜及部分肌肉内卷形成凹陷，可沿原切口切开，分离红唇黏膜及肌层使切迹消失，直接缝合，或用 Z 成形术整复，也可在切迹处的黏膜上做横切口，形成两个大小适宜的黏膜瓣，可带适量的肌肉组织，交叉缝合，能够使唇红组织获得平整的效果。唇峰点分离多由于初期缝合时唇峰点未能良好的对位，随着年龄增长及瘢痕的增宽，造成唇峰点分离。如果两个点在同一高度水平上，切除瘢痕后对位缝合即可矫正；如果出现唇峰点分离并错位，就需要切开部分皮肤进行调整。唇弓缘不整齐常表现为患侧唇峰部红白唇交错，需根据畸形的具体情况设计并切开部分白唇组织进行调整。

唇红部缺损也是一种常见的术后畸形。①如缺损少，可切除瘢痕后通过两侧肌肉的良好对位缝合进行矫正。②如果缺损较多，对侧唇红肌肉堆积肥厚，可加以利用，解剖部分口轮匝肌，缝合至对侧肌肉薄弱处。同时伴有黏膜的不足者，可以行 V-Y 成形术，一并加以改善。③如果缺损较多，对侧没有多余的组织可利用，可在切除上唇瘢痕的同时，利用皮下结缔组织及部分肌肉形成蒂在下的肌瓣，充填入缺损区（图 7-3）。

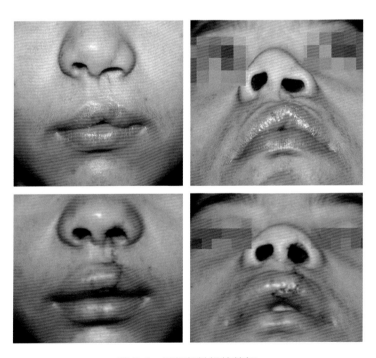

图 7-3 唇红部缺损的整复

4. 患侧唇红不显　可通过切除鼻底部的横切口瘢痕后，进行肌层浅层的悬吊，上提皮肤及唇红，显现内卷的红唇组织。但要注意的是，如果牙槽突裂两侧骨段台阶明显，又没有通过正畸或正颌手术加以改善，那么仅仅通过软组织修复后的效果也是有限的。

5. 患侧唇红组织过厚　如果是上唇下垂，有时会造成视觉上的唇红组织过厚，此时需要改善的是上唇下垂，而不是红唇局部修整。如果仅仅是局部唇红组织的肥厚，在突起的中心处做一与干湿线弧度一致的梭形切口，切除一小条唇黏膜或带有少许肌肉，加以调整。

6. 唇珠偏移　唇裂术后出现唇珠及人中向患侧偏移是很常见的，原因是裂侧组织总存在一定程度的缺损，初期修复时对这一情况未加以重视并切除了过多的组织，术后由于患侧对健侧的牵拉，造成唇珠及中线的偏移。由于没有适合的组织去弥补初期手术已经失去的组织，这种畸形很难得到纠正。中线的偏移多半还是要通过肌肉的解剖复位来进行矫正，肌肉的解剖复位需要唇颊复合组织瓣的整体调整方能奏效，尤其是唇颊组织上份的水平移动。

7. 上唇部肌肉堆积或局部凹陷　由于初期修复时未能进行肌肉的良好复位，肌肉在切口的两侧堆积，形成肌性隆起。需要重新切开皮肤及肌层，解剖肌肉并切除部分多余的皮下结缔组织或瘢痕化的肌肉进行整复。上唇部的局部凹陷，可通过局部肌肉的对位缝合或局部组织瓣填入进行矫正。

（二）双侧唇裂唇部继发畸形

1. 上唇过紧　是常见的双侧唇裂术后继发畸形。良好整复的前提是首先解决好骨性的畸形，如牙槽突裂已得到修复，牙齿的矫正已得到实施，必要时正颌手术已完成，在此基础上进行软组织的修复，才能取得稳定的效果。一般采用 Abbe 交叉瓣修复。

2. 前唇过宽　初期修复时保留了前唇过多的组织，上唇水平向的张力作用也可使前唇逐渐变宽。可按照正常前唇的形态和大小进行设计并整复。

3. 唇珠缺损　唇珠不明显或缺损和初期手术设计及技巧是密切相关的。如果唇珠缺损同时伴有上唇过宽，可利用皮下结缔组织及部分肌肉形成蒂在下的肌瓣，同时两侧侧唇向中线推移，再造唇珠（图 7-4）。如果并无多余的组织可利用，唇珠缺损的程度较轻，可考虑行 V-Y 成形术，但此处唇红组织由多个瓣交汇而成，且可能瘢痕较多，手术有一定难度，效果难以保证。唇珠缺损较多的可运用 Abbe 交叉瓣整复。

4. 前唇黏膜畸形　以往的前唇设计多保留前唇的部分红唇黏膜，以维持朱缘弓的自然结构。但目前认为前唇处的红唇，其组织来源于颊黏膜，不是正常的唇部黏膜，色泽、光亮度与正常红唇均不一致，保留下来的黏膜结构很不自然，且易向上收缩造成错位。这是目前较多见的一类术后畸形，二期整复时应切除这部分黏膜并将错位的唇峰进行矫正（图 7-5）。

5. 唇峰点高度不一致　一般来说，双侧唇裂的左右对称性较容易做到。但设计时要通过观察比较，决定是调低唇峰高的一侧还是提升唇峰低的一侧，或同时进行调整，修复

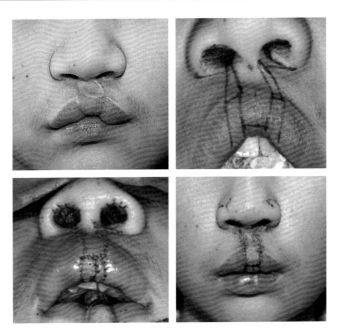

图 7-4　双侧唇裂术后唇珠缺损的整复

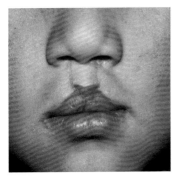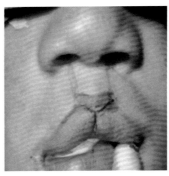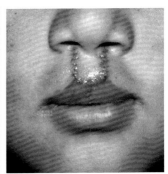

图 7-5　前唇黏膜畸形的整复

方法与单侧唇裂术后畸形是一致的。

　　6. 唇红过厚　①由于前颌骨前突唇红部外翻而致的唇红过厚，矫正牙颌畸形可使这一畸形得到改善；②由于两侧唇组织过于向中间靠拢拥挤，使唇红组织尤其是唇珠显得更为突出臃肿者，可在干湿线内侧做梭形切口，切除长条形唇红组织，使外翻的红唇向内收，改善过厚的外形。

　　7. 唇部肌肉堆积　由于初期双侧唇裂修复时忽视了肌功能的重建或复位，导致两侧侧唇或前唇形成肌性隆起。应重新切开，锐性分离脱套解剖两侧口轮匝肌，重建口轮匝肌的连续性。

　　8. 前庭沟过浅　由于组织缺损及颌骨前突，加之一期修复术时未做前庭沟加深的处理，使得这种畸形很常见，修复也比较困难。可以局部 V-Y 成形术加以改善，有时会形成前唇黏膜的缺损，需要颊部黏膜的移植修复，并通过取模后个性化修复体的制作，保持前庭沟的深度。

（三）鼻继发畸形的整复

1. **鼻翼软骨的矫正**　可同时矫正鼻尖分离、偏斜，鼻翼塌陷，鼻孔形态不对称，鼻翼背部皮肤凹陷等。对于鼻翼软骨发育良好，有足够的弹性和强度，畸形的存在主要是由于软骨错位的患者，可切开皮肤、皮下组织后，用专用鼻整形剪刀进行分离，暴露软骨间脂肪纤维组织，解剖并显露两侧完整的鼻翼软骨，同时，充分松解鼻翼软骨与对侧、同侧鼻背软骨间的附着，将患侧的鼻翼软骨上提至对侧正常位置，通过将鼻翼软骨与对侧、同侧鼻背软骨，对侧鼻翼软骨缝合固定，矫正鼻畸形（图7-6）。

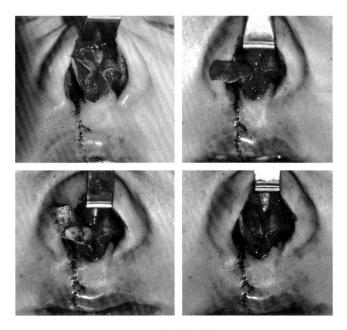

图7-6　鼻翼软骨的矫正

如果鼻小柱过短，就需要利用上唇组织，如叉形瓣、V-Y 推进瓣等延长鼻小柱。如果鼻翼软骨发育不良，复位后并不能得到很好的效果，且术后容易复发，就需要进行自体骨移植，如自体肋软骨、鼻中隔软骨（图7-7）、耳廓软骨（图7-8）来加强鼻小柱，将修整合适的鼻小柱支架放置在前鼻棘上，并固定到内侧脚和（或）鼻中隔下缘，应该注意移植物在两穹隆间不能被看到或摸到。

2. **鼻翼基底的矫正**　鼻翼外侧脚的外展和内收为常见畸形。通常采用鼻翼沟及鼻前庭内的 Z 形切口来进行矫正，切口应精确地切在鼻面褶和鼻唇沟处。

3. **鼻孔大小的矫正**　在临床上，鼻孔过大比鼻孔过小要常见得多，矫正方法也相对更容易，如前所述，复位鼻翼软骨、内移鼻翼基底部、鼻底缩窄；鼻孔过小的矫正就较困

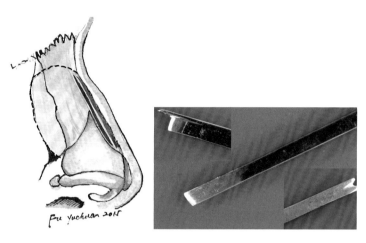

图 7-7　自体骨的截骨

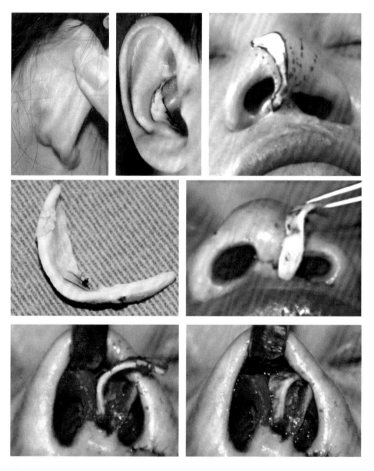

图 7-8　耳廓软骨在鼻畸形修复中的应用

难，可以通过局部瓣的转移修复，或耳廓软骨的移植修复。

4. 鼻小柱的矫正　鼻小柱过短可通过软骨支架及 V-Y 成形术而延长；鼻小柱过宽最常见的原因是鼻小柱内有大量结缔组织堆积、内侧脚异常增厚或内侧脚下缘过突。通过切除过量结缔组织、修整突起内侧脚下缘和缩窄缝合可达到缩窄鼻小柱的目的；鼻小柱偏斜可在鼻中隔骨性畸形矫正的同时得到矫正（图 7-9）。

双侧唇裂鼻小柱过短，有单纯性的鼻小柱过短，亦可同时伴有上唇过紧、上唇过宽、上唇适中等畸形，其中鼻小柱畸形本身有轻中重度之差别。鼻小柱中重度过短及前唇过宽，可考虑叉形瓣修复（图 7-10），鼻小柱中重度过短及前唇过紧，就需要应用 Abbe 瓣修复畸形。

5. 鼻中隔的矫正　多采用贯通鼻小柱基底部与软骨下缘的联合切口，这种切口提供了较宽且直接至鼻翼软骨、软骨性鼻背和中隔前端的进路。切开后用小的弯剪刀分离暴露鼻中隔软骨的前部，仔细剥离黏 - 软骨膜，向下剥离至软骨与骨的连接之处，位置应在基底嵴边缘之下，将软骨性鼻中隔底部从骨性基底上分离，切除基底部的水平软骨条 2~3mm，这样可以增加鼻中隔的活动度，易于鼻中隔复位，然后将鼻中隔基底部插入前鼻棘中，缝合固定（图 7-11）。

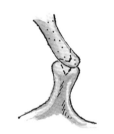 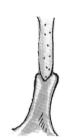 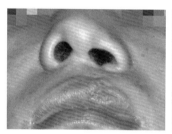 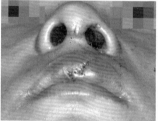

图 7-9　鼻小柱的矫正

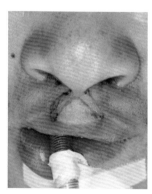 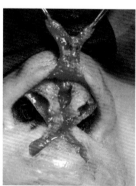 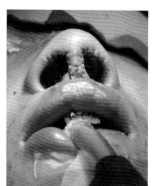

图 7-10　叉形瓣修复鼻小柱过短

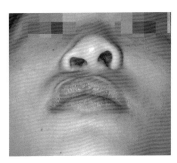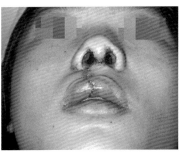

图 7-11　鼻中隔的矫正

（四）Abbe 瓣技术在双侧唇裂术后唇鼻畸形中的应用

　　Abbe 瓣技术是唇鼻继发畸形二期整复术中较常应用的一种手段，如果鼻小柱过短（图 7-12），上唇过紧、上唇瘢痕明显（图 7-13），唇珠不显（图 7-14）等，均可以运用Abbe 交叉瓣来进行整复。

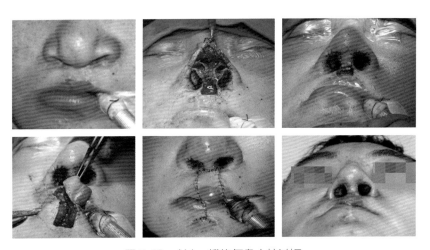

图 7-12　Abbe 瓣修复鼻小柱过短

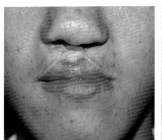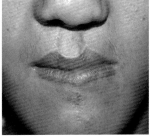

图 7-13　Abbe 瓣修复前唇瘢痕

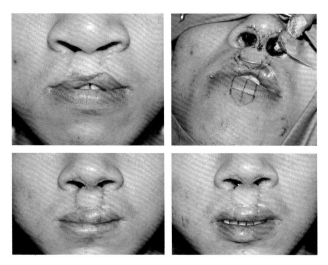

图 7-14　Abbe 瓣修复前唇唇珠

　　Abbe 瓣的制备应首先按照整复所需的组织量于下唇中部设计以唇红及下唇动脉为蒂的组织瓣；分离时不要过分强调彻底解剖下唇动脉，以免造成断蒂的严重失误；将制备好的 Abbe 瓣向上旋转 180°，与缺损处的组织对应分层缝合；2 周左右进行局麻下断蒂手术，同时进行局部形态的修整。

（杨育生　张　勇）

第三节　Sequence 43：青春期的心理干预

- 青春期是个体生理迅速发育达到成熟的一段时期，由于个体发展的复杂、矛盾和不平衡性而被称为困难期或危机期。主要心理问题是快速增长的成人感和独立的需求与不成熟的心理发展水平之间的矛盾，是自我意识发展的第二个飞跃。

- 处于青春期的患者会特别关注自己的容貌、语音状况以及外界对自己的评价，情绪多变，逆反心理较重，对压抑和说教有抵触情绪，可能会因为自卑或自我认知偏差而导致学习能力、社会适应能力下降以及不良行为的产生。且独立意识强，易受同伴影响，需要正确的指导和教育。

- 对此期患者的心理评估包括情绪、行为、自我意识以及社会心理等各方面内容。如果发现患者处于负性心理状态，则应尽快进行心理干预。

- 评估方法：①收集患者的一般资料（年龄、性别、民族、文化程度、信仰、职业环境、生活习惯、嗜好）；②收集患者的主观资料（患者对疾病的主观理解和态度，对疾病的应对能力，患者的认知能力、情绪状况及行为能力，社会支持系统及其利用）；③收集患者的客观资料（通过体检评估患者生理状况，患者的睡眠、饮食及性功能方面有无改变，与心理负担的关系）；④采用量表进行评估，如明尼苏达多相人格测验，90 项症状清单，抑郁自评量表，焦虑自评量表，生活事件量表等。

- 青春期常见的心理障碍包括：①强迫性人格障碍；②焦虑性人格障碍；③冲动性人格障碍；

④依赖性人格障碍。

■ 调动患者信心和积极性，通过启发、引导、支持，鼓励患者自助调整，自我探索，自我成长。此外，需鼓励患者积极与老师和众多同学交往，通过与同伴交往及学校集体的关系而不断发展自我；良好的亲子关系以及正确的教育方式，是患者顺利融入家庭以外的社会并形成良性心理状态的关键。

■ 行为治疗的特点是通过行为的改变以减轻或改善患者的症状或不良行为。常用的有放松训练（读书、听音乐、呼吸练习等）、阳性强化法、系统脱敏法、增强法、惩罚法、消退法、代币管制法、行为塑造法、行为渐隐技术等。

■ 认知治疗的特点是通过认知和行为技术，改变患者对事件的态度、看法及评价等认知内容，消除不良情绪和行为，改善心理问题。如艾利斯的合理情绪疗法，适于抑郁症、焦虑症、社交恐惧症等。

■ 心理咨询多以一般心理问题及发展性咨询为主。

■ 生物反馈疗法：将通常自己不能察觉的生理活动通过仪器显示出来，成为自己所能察觉的信号，有助于自我控制这些活动。

（房　维　龚彩霞）

主要参考文献

1. Abbe R. A new plastic operation for the relief of deformity due to double harelip. Plast Reconstr Surg, 1968, 42（42）: 481-483

2. Buschang P H, Porter C, Genecov E, et al. Face mask therapy of preadolescents with unilateral cleft lip and palate. Angle Orthod, 1994, 64（2）: 145-150

3. da Luz Vieira G, de Menezes L M, de Lima E M, et al. Dentoskeletal effects of maxillary protraction in cleft patients with repetitive weekly protocol of alternate rapid maxillary expansions and constrictions. Cleft Palate Craniofac J, 2009, 46（4）: 391-398

4. da Silva Filho O G, Magro A C, Capelozza L. Early treatment of the Class Ⅲ malocclusion with rapid maxillary expansion and maxillary protraction. Am J Orthod Dentofacial Orthop, 1998, 113（2）: 196-203

5. de Chalain T, Black P. Secondary reconstruction of asymmetric volume deficits of the lips: a transverse twist flap technique. Br J Plast Surg, 2004, 57（4）: 330-335

6. Figueroa A A, Polley J W, Ko W. Maxillary distraction for the management of cleft maxillary hypoplasia with a rigid external distraction system. Semin Orthod, 1999, 5（1）: 46-51

7. Gallagher R W, Miranda F, Buschang P. Maxillary protraction: treatment and posttreatment effects. Am J Orthod Dentofacial Orthop, 1998, 113（6）: 612-619

8. Kawamoto H K.Correction of major defects of the vermilion with a cross-lip vermilion flap. Plast Reconstr Surg, 1979, 64（3）: 315-318

9. Kim J H, Viana M A, Graber T M, et al. The effectiveness of protraction face mask therapy: a meta-analysis. Am J Orthod Dentofacial Orthop, 1999, 115（6）: 675-685

10. Liou E J, Tsai W C. A new protocol for maxillary protraction in cleft patients: repetitive weekly protocol of alternate rapid maxillary expansions and constrictions. Cleft Palate Craniofac J, 2005, 42（2）: 121-127

11. Lo L J, Kane A A, Chen Y R. Simultaneous reconstruction of the secondary bilateral cleft lip and nasal

deformity：Abbe flap revisited. Plast Reconstr Surg，2003，112（5）：1219-1227

12. Mars M，Plint D A，Houston W J，et al. The Goslon Yardstick：a new system of assessing dental arch relationships in children with unilateral clefts of the lip and palate. Cleft Palate J，1987，24（4）：314-322

13. Molsted K，Brattstrom V，Prahl-Andersen B，et al. The Eurocleft study：intercenter study of treatment outcome in patients with complete cleft lip and palate. Part 3：dental arch relationships. Cleft Palate Craniofac J，2005，42（1）：78-82

14. Moreira I，Suri S，Ross B，et al. Soft-tissue profile growth in patients with repaired complete unilateral cleft lip and palate：A cephalometric comparison with normal controls at ages 7，11，and 18 years. Am J Orthod Dentofacial Orthop，2014，145（3）：341-358

15. Nanda，R. Biomechanical and clinical considerations of a modified protraction headgear. Am J Orthod，1980，78（2）：125-139

16. Ngan P，Wei S H，Hagg U，et al. Effect of protraction headgear on Class Ⅲ malocclusion. Quintessence Int.，1992，23（3）：197-207

17. Patel I A，Hall P N. Free dermis-fat graft to correct the whistle deformity in patients with cleft lip. Br J Plast Surg，2004，57（2）：160-164

18. Rosenstein S W，Grasseschi M，Dado D V. A long-term retrospective outcome assessment of facial growth，secondary surgical need，and maxillary lateral incisor status in a surgical-orthodontic protocol for complete clefts. Plast Reconstr Surg，2003，111（1）：1-13；discussion 14-16

19. Ross R B. Treatment variables affecting facial growth in complete unilateral cleft lip and palate. Cleft Palate J，1987，24（1）：5-77

20. Shanker S，Ngan P，Wade D，et al. Cephalometric A point changes during and after maxillary protraction and expansion. Am J Orthod Dentofacial Orthop，1996，110（4）：423-430

21. Shih C W，Sykes J M. Correction of the cleft-lip nasal deformity. Facial Plast Surg，2002，18（4）：253-262

22. Tindlund R S，Rygh P. Maxillary protraction：different effects on facial morphology in unilateral and bilateral cleft lip and palate patients. Cleft Palate Craniofac J，1993，30（2）：208-221

23. Turley P K. Orthopedic correction of Class Ⅲ malocclusion with palatal expansion and custom protraction headgear. J Clin Orthod，1988，22（5）：314-325

24. Vegter F，Mulder J W，Hage J J. The lip index：an anthropometric tool to evaluate objectively the result of the Abbe flap procedure. Ann Plast Surg，1998，41（2）：166-170

25. Machos C C. Orthodontic treatment for the cleft palate patient. Semin Orthod，1996，2（3）：197-204

26. Yen L.Protocols for Late Maxillary Protraction in Cleft Lip and Palate Patients at Childrens Hospital Los Angeles. Semin Orthod，2011，17（2）：138-148

27. 龚彩霞，熊茂婧，吴敏. 唇腭裂患者及其家长的心理特点与心理护理. 国际口腔医学杂志，2010，37（4）：413-416

28. 贾海潮，李巍然，林久祥. 前方牵引治疗唇腭裂术后与非唇腭裂前牙反𬌗疗效的比较. 中华口腔医学杂志，2006，41（12）：723-727

29. 李巍然，林久祥，傅民魁. 单侧完全性唇腭裂术后反𬌗患者牙弓形态研究. 口腔正畸学，1996，3（2）：51-53

30. 吴正一. 唇腭裂患者及家长心理问题的初步探讨. 中华口腔医学杂志，2004，39（5）：435-436

第八章

成年期（18岁以上）唇腭裂序列治疗

18岁以后的唇腭裂患者，面部及牙颌发育均已达到成熟阶段，是正颌外科治疗的理想时期。成年期以后，大部分序列治疗内容均已结束，但并不是各项指标都已达到理想的治疗效果。在序列治疗工作基本完成之后，就需要多学科的全面会诊和评估，并听取患者本人的意见和要求，继续完成可能需要的正颌手术以及必要的整形手术和美容，以期达到比较理想的最终效果。

关键词中英文对照索引

（按正文出现顺序排序）

第一节　Sequence 44：正颌外科的术前正畸

- 术前资料收集及分析：正畸 - 正颌联合治疗计划的确定需要正畸医师和颌面外科医师密切配合，收集完整的术前资料是制订治疗计划的关键。了解患者对自身疾病的认知程度以及主观要求，判断既往治疗史对现有疾病的影响。获取牙列石膏模型、X 线片及患者口内、外相片，并在治疗计划制订前，对术前资料进行详尽的分析。

- 治疗计划确定：根据资料分析结果，正畸医师和颌面外科医师进行认真的交流和讨论，在基本满足患者治疗需求的前提下，确定最终的治疗方案。

- 正颌术前正畸的原则：①改正患者原有的牙代偿，将上、下颌牙正确地排列在相应的基骨上；②排齐整平上下颌牙列，并使上下颌牙弓相匹配。

- 正颌术前正畸需要解决的问题：①排齐上下牙列，解除上下牙列拥挤，必要时采用适当的减数设计；②上颌切牙的直立，矫治切牙达正常位置；③去除下颌切牙的代偿性舌倾，恢复下切牙的正常位置关系，使反覆盖加大；④因为唇腭裂患者腭部多瘢痕，易出现术中供血不足，上颌手术尽量不采取或少采取分段截骨法，多采用上颌的整体移动，因此，术前正畸应适当扩展上牙弓宽度，恢复良好的上牙弓形态；⑤矫治上颌切牙的严重扭转错位及个别牙的舌腭向错位，并对其进行牙齿转矩的控制。

- 根据患者情况决定拔牙与否及拔牙方案。

- 矫治器及矫治方法同一般矫治，目前多选用 0.022 英寸 ×0.028 英寸槽沟的直丝弓矫治器系列，有效控制牙齿的三维移动，使咬合达到理想状态。粗的不锈钢丝与槽沟紧密贴合，有利于正颌术后结扎及牵引固定，使牙齿精确定位。正畸治疗的"矫枉过正"，在一定程度上可以防止治疗结束后的复发。

- 待上、下颌弓丝均换至不锈钢方丝且达到理想弓型后，取模，拍摄 X 线头颅侧位片，做进一步分析。如模型及 X 线片显示牙有正常的轴倾度及正常的前后位置关系，上下颌模型对位于I类关系而全牙弓宽度协调时，可准备手术。

- 与普通患者不同，唇腭裂患者由于错𬌗畸形非常严重，术前矫治比一般错𬌗畸形患者复杂，难度大且疗程长，其术前正畸时间依其具体错𬌗畸形程度而定，多数需要在正颌术前 1 年开始正畸，有的甚至达到 2 年及 2 年以上。在此期间，正畸医师需要取得患者的充分配合，从而保证良好的治疗效果。

（贺　红）

第二节　Sequence 45：正颌外科的术前设计

- 正颌外科手术设计应由正畸医师和正颌外科医师共同讨论完成，并应考虑以下方面：①颌骨畸形特点对手术设计的影响；②𬌗关系对手术设计的影响；③面部（软组织）美学要求对手术设计的影响；④颞下颌关节位置及功能对手术设计的影响；⑤全身健康状态及疾病治疗史对手术设计的影响；⑥腭咽闭合及语音清晰度状况对手术设计的影响；⑦患者及家属的要求对手术设计的影响。

- 拍摄头颅定位正侧位 X 线片、全口牙位曲面体层 X 线片、双侧颞下颌关节许氏位 X 线片（颞下颌关节侧位斜位片）。有条件者也可拍摄 CT（或锥形束 CT）或 MRI 协助诊断设计。

- 拍摄正位、仰头位、两侧半侧位以及两侧位面像相片；拍摄正位、两侧位咬合相片以及上下颌弓相片；有条件者可拍摄颌面部三维照片协助设计和面型预测。

- 面型预测分析：以头影测量结果为依据，根据头影测量分析结果确认患者畸形的类型及程度，初步设计需要进行截骨的部位以及移动的方向和距离。

- 模型外科：①取上下颌牙列模型；②通过面弓转移将牙列模型安装至正颌外科专用𬌗架上（单颌手术一般无需面弓转移）；③在石膏模型表面绘制参考线并进行测量分析；④根据面型预测分析的结果，将石膏模型按照预期截骨线截开，磨削干扰移动的石膏，将模拟骨段移动至理想位置并用蜡固定；⑤再次测量移动前各测量项目，计算各重要标记点的移动方向及数值；⑥在已完成模型外科设计的上下颌模型上完成终末𬌗板的制作。

- 计算机辅助设计目前还无法完全代替传统的术前设计，其实用性还有待进一步检验和完善。

- 上颌骨 Le Fort I 型截骨前徙术（或同时分块截骨），适用于单纯上颌骨发育不足，但上颌骨段需要前徙量不大（<6mm），牙槽突裂植骨效果理想，术前正畸充分，没有需要调整的𬌗平面和𬌗曲线问题，下颌骨发育正常，或经过术前正畸治疗无需再做任何同时调整的患者。

- 上颌骨 Le Fort I 型截骨术 + 牵引器植入术，适用于严重的上颌发育不足，上颌骨需要前徙量较大（>10mm），预计通过传统的正颌外科手术效果较差而且易于复发者。

- 上颌骨 Le Fort I 型截骨术 + 牵引器植入术，适用于严重的上颌发育不足，无法通过传统的正颌外科手术获得足够多的上颌骨段前徙者。

- 上颌骨 Le Fort I 型截骨前徙术 + 牙槽突裂植骨术，适用于遗留牙槽突裂未做植骨修复的颌骨畸形患者，但需重视局部条件，严格把控适应证。

（周　炼）

第三节　Sequence 46：正颌外科手术

- 完善术前常规检查，包括：血常规、尿常规、胸片、心电图、血型、Rh 因子、肝肾功能、出凝血时间、感染相关检查（乙肝表面抗原，丙肝抗体，HIV 抗体，梅毒血清检查），如有必要还需超声心动图、肺功能、动脉血气分析等检查项目。

- 术前谈话包括：①麻醉意外以及术中大量出血都可能危及生命；②审美观的个体差异、手术设计以及操作的误差，术中及术后的并发症都可能影响到手术的最终效果；③术中可能损伤下牙槽神经、舌神经及面神经并引发同侧下唇及舌体麻木以及区域性面瘫；④术中可能出现意外骨折影响骨段移位和固定，术后伤口感染可能导致骨段之间不愈合；⑤术后面部及术区肿胀疼痛会持续 1 周左右；⑥麻醉插管会引发术后咽喉痛，鼻饲管会导致恶心和胃部胀痛，尿管会导致泌尿系统不适感；⑦术后即刻可能咬合关系不佳、张口暂时性受限、颞下颌关节区疼痛不适。

- 术前备血，有条件的医院可在术前 3 天抽取患者自体血 400ml 备用，不能提供自体血回输技术的医院可术前常规配血备用。

- 正颌外科术中控制：①采用控制性降压技术，平均动脉压控制在 50mmHg 以内，时间不超过 1 小时；②由于截骨手术一般出血较多，术中急查血常规，HGB<70g/L 时应予以输血；③术前

30 分钟给予广谱抗生素预防感染，如果手术超过 3 个小时，可追加使用抗生素一次。

■ 手术入路：均为口内黏膜切口入路，切口线在距牙龈缘 1.5cm 左右的口腔前庭黏膜处。

■ 按照术前设计的手术方法和截骨线进行截骨。截骨要求快速准确，避免反复操作损伤骨细胞，造成愈合不良。在截骨线内用撑开器轻松分开骨质，造成骨折，游离骨段至有充分的动度。

■ 骨段移动及固定：以 Kocher 钳夹持截断的骨段，移动至咬合导板导向的位置，通过𬌗板与下颌骨固定并保持最佳咬合状态，再以钛板钛钉固定骨段。

■ 切口缝合：以 4-0PDS 缝合切口黏膜，从游离端进针，边缘对位良好，避免过度外翻，针距为 8~10mm，不宜缝合过紧，以促进引流。

■ 伤口持续负压引流：一般上颌创口内不使用负压引流。下颌截骨手术，尤其升支矢状劈开截骨术后，需要持续负压引流，避免术腔积血以及形成面部血肿。

■ 术后呼吸道护理：保持呼吸道通畅，随时吸出可能导致气道梗阻的伤口渗血和痰液。常规使用类固醇激素类药物 3 天左右控制局部肿胀，使用含麻黄碱类药物滴鼻，雾化吸入治疗用药包括抗生素、α- 糜蛋白酶及糖皮质激素类药物。

■ 面部肿胀处理：皮肤外加压包扎可以减轻肿胀及术后血肿，一般在截骨区域使用敷料加压包扎，两侧鼻旁、下颌角外侧、颊唇沟外侧、颏下区是需要加压的区域。术后 24 小时内局部冰敷也可有效控制面部肿胀，减轻疼痛，但要注意保护皮肤，避免冻伤。

■ 饮食：患者术后可经口进流食，但如果患者进食困难，也可通过各种肠内、外营养方式提供足够的营养供应，要注意热量和水电解质的平衡以及负氮平衡的解除。

■ 保持口腔卫生：建议术后尽早开始口腔冲洗，可以采用 3% 过氧化氢液及生理盐水交替冲洗。避免由于伤口渗出、术后口内留置钢丝、托槽、𬌗板等异物以及自洁能力下降导致局部感染。

■ 颌间弹力牵引：一般在术后 3 天开始进行上下颌牙齿间的弹力牵引，用橡皮圈悬挂在矫治器或牙弓的牵引钩上将改变的牙颌关系重新牵引到设计位置。

■ 功能训练：正颌外科手术后会出现暂时性的张口受限和咬合障碍，一般在颌间弹力牵引达到预期目标后就开始进行张口训练，而咬合功能必须在术后正畸治疗过程中才能逐渐恢复。

■ 颌骨牵引：对于安置内置式或外置式牵引器的患者，术后经过 5~7 天的休整期后，开始实施颌骨牵引，一般每天延长 1mm，分为 2~4 次完成。待颌骨延长到设计位置后，进入到固定期，一般需要固定 6~8 周。拍摄 X 线片确认成骨成功后再次手术摘除牵引器。

一、唇腭裂颌骨畸形的原因和特点

唇腭裂患者出现继发颌骨畸形的确切原因尚待探讨，可能与相关的发育缺陷有关，但更为直接的原因可能是早期唇腭裂手术对颌骨发育能力的不利影响，以及手术遗留瘢痕对颌骨正常发育的限制。

由于导致唇腭裂患者颌骨发育障碍的因素主要存在于面中部，因此，此类畸形的特点是严重的上颌骨发育不全，包括裂隙两侧上颌骨骨段的不连续、错位、扭转、狭窄、后缩、高度不足、中线偏斜、𬌗平面倾斜等问题，另外也包括继发的下颌骨前突和偏斜等畸形，而颌骨畸形势必会导致牙齿排列以及咬合关系的异常，最终导致患者咬合功能以及面型方面的一系列问题。

二、有关唇腭裂患者正颌手术界限

对于唇腭裂患儿的牙颌畸形，应首先考虑单纯正畸治疗的可行性。如上颌发育受限严重，单纯的正畸治疗无法达到理想咬合关系时，可考虑正畸 - 正颌联合治疗。在不同的唇腭裂治疗中心，正颌手术的需求比例不同。Ross（1987）的研究显示，25% 的单侧唇腭裂患者需要正颌手术来改善面型，协调上下颌骨相对位置关系。Rosenstein（2003）则认为，在他们的唇腭裂治疗中心，18.29% 的患者需要行正颌手术。Molsted（2005）对 5 个欧洲唇腭裂治疗中心的调查结果显示，需要正颌手术的患者比例分别为 4%、7%、17%、45% 和 50%。这些结果的差异源于各个治疗中心在序列治疗中采取的治疗方式以及对手术界限认知度的不一致。

Mars 通过对单侧唇腭裂患者石膏模型的观察测量，于 1987 年提出 Goslon Yardstick 量表，他认为Ⅲ类𬌗关系是治疗中最难解决的问题，因此以前牙反覆盖程度为主要分类标准。Goslon Yardstick 量表分为五个层次：第一组：覆𬌗覆盖正常；第二组：覆𬌗覆盖较正常，但仍有一定的代偿；第三组：安氏Ⅲ类咬合关系，但是单纯正畸治疗可以解决；第四组：处于正畸正颌治疗界限；第五组：需要外科正颌手术（图 8-1）。

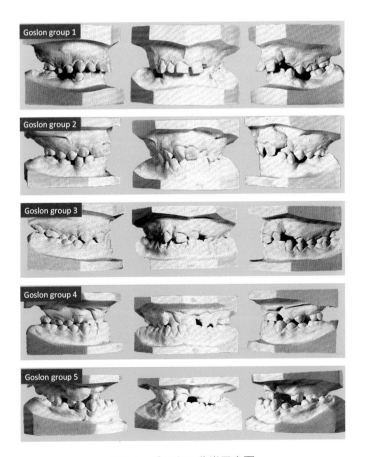

图 8-1　Goslon 分类示意图

在我国，段银钟（2002）将反覆盖 7~10mm；SNA 角 <76°，ANB 角 <-4° 作为唇腭裂正颌手术患者的筛选标准。他认为，如果前牙反覆盖在 7mm 以内者，一般设计单独上颌前徙手术，即可达到预期的治疗效果；如果前牙反覆盖超过 10mm，且上下颌骨间比例严重失调，或下颌发育过度者，宜设计双颌手术。阎燕（2001）认为，严重的骨性Ⅲ类唇腭裂病例伴发上颌发育不足、下颌发育过度，反覆盖超过 10mm 以上，ANB 角 -5° 以上者，应采用正颌外科手术以纠正上述畸形。

Linton（1998）则认为，ANB 角、Wits 值、ABGoGn 角是关键指标，但是前牙反覆盖程度在诊断上下颌矢状向不调方面并无重要参考意义。她认为在唇腭裂患者中，反覆盖的程度与上下颌骨矢状向不调并不成正比。一些唇腭裂患者反覆盖很大，但是依然能够通过单纯正畸治疗来达到良好的治疗效果，这是由于无早期正畸干预，患者自身牙槽骨存在代偿与适应机制，上切牙舌倾，下切牙相对唇倾，从而反覆盖加大。

贺红（2012）认为，前牙反覆盖可作为唇腭裂患者矢状向不调的一个参考因素，但并非决定因素，要结合考虑有无早期正畸干预以及其他影响覆盖因素存在。正颌手术的选择最终需要依靠硬组织分析及模型外科，以及患者的治疗需求，确定能否通过正畸治疗来达到目的；反之，正颌手术则是唯一解决方案。

三、唇腭裂颌骨畸形外科治疗的特殊性

1. 术前术后需要正畸医师的配合　术前需要改变患者原有的牙代偿，将上、下颌牙正确地排列在相应的基骨上；排齐整平上下颌牙列，并使上下颌牙弓相匹配。术后需要关闭牙间隙，平整牙列，调整前后牙的位置关系和牙弓宽度，使正颌外科手术之后的咬合关系恢复正常。

2. 血供相对不足　上颌腭侧软组织蒂是 Le FortⅠ型截骨手术的主要供血来源。由于唇腭裂患者在早期都曾接受过手术治疗，因此会在上颌骨腭侧黏骨膜区域遗留大量瘢痕组织，有研究表明这种组织所提供的血供要明显少于正常软组织。同时，由于此类患者常需要最大限度地前徙上颌骨段，这会导致腭侧组织蒂被过度牵张；手术设计较为复杂，有些患者腭侧软组织蒂本身并不连续，手术时会在腭侧形成新的手术切口，还有患者甚至需要对上颌骨进行分块截骨或者是同期进行植骨，这些因素都会大大增加血供不足的风险。血供不足的直接影响是移动骨段的延迟愈合、不愈合，更严重者会导致植骨甚至是移动骨段的坏死。

3. 手术设计复杂　此类患者颌骨畸形的情况一般都比较严重，除了常见的前后向、高度发育不足以外，还同时存在宽度不足、骨段不连续、扭转等情况；另外由于上颌瘢痕的存在以及术后骨愈合的要求，上颌骨常无法移动到最佳位置，这时需要一些特殊设计加以弥补，例如配合下颌骨段的后退或采用上颌骨牵引成骨技术；有些患者尚存在未经治疗的牙槽嵴裂，因此可能在正颌外科手术时同期植骨。这些都增加了手术的难度，使得手术设计更为复杂。

四、正颌外科的术前设计

正颌外科手术治疗的效果一方面决定于手术技术和围术期的照顾，而更重要的是来自于全面的评估以及合理的手术设计，因此正颌外科的术前设计是决定手术成功与否的关键。

（一）正颌外科的传统设计

正颌外科手术成功与否一方面取决于术者的经验和技巧，但更为重要的是术前是否考虑周全、设计是否合理。经过长期的摸索和实践，正颌外科已形成了一整套完整的术前设计流程，严格遵循这套流程就可以获得基本准确的术前数据，对畸形类型及程度作出正确判断，提出比较合理的治疗方案。

1. **采集病史并临床检查** 通过问诊了解患者对自身疾病的认知程度以及主观要求，分析家族遗传因素与患者先天畸形的因果关系，判断既往治疗史对现有疾病的影响。再通过临床检查确认患者目前存在的主要问题，对疾病进行初步分类。

2. 拍摄头颅定位正侧位 X 线片、全口牙位曲面体层 X 线片、双侧颞下颌关节许氏位 X 线片（颞下颌关节侧斜位片）。在头颅定位正侧位 X 线片上描记参考点并进行测量分析（头影测量），分析错𬌗畸形类型及程度。通过全口牙位曲面体层 X 线片协助分析牙齿健康状况、牙齿与重要解剖结构（下牙槽神经、上颌窦等）的位置关系，通过颞下颌关节侧斜位片了解颞下颌关节位置并判断是否存在结构异常。拍摄颌面部 CT 或锥形束 CT 有助于对患者牙颌畸形进行三维分析、设计和预测，MRI 有助于了解颞下颌关节的状况。

3. **面型预测分析** 是以 X 线头影测量结果为依据在头颅定位侧位 X 线片上完成的。首先根据头影测量分析结果确认患者畸形的类型及程度，初步设计需要进行截骨的部位以及移动的方向。分别描绘上下颌模板纸样（如果为单颌手术则无需描绘下颌模板纸样），移动到最佳位置（各项异常测量值都得到最大限度的矫正，上下颌牙列的咬合关系最佳）后粘接固定，再次测量移动后的各参数以确认改善效果，并重新描记软组织轮廓用以预测面型。当然也可以通过一些专业头影测量软件来完成这一步骤（图 8-2）。

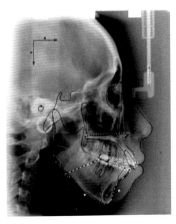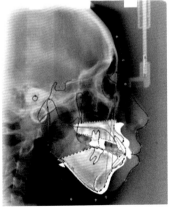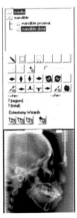

图 8-2 头颅定位侧位 X 线片的面型预测分析

4. **模型外科**　①制取上下颌牙列模型，如果拟同期行上下颌骨截骨手术者一般需要取两副石膏模型，分别用来制作中间𬌗板及终末𬌗板（图8-3）。②通过面弓转移将牙列模型安装至正颌外科专用𬌗架上（图8-4），此步骤是为了将患者上下颌颌骨及牙列的相对位置关系以及它们相对于头颅的位置关系尽量准确地转移到专用𬌗架上，利用𬌗架的关节来模拟患者的张闭口运动，全可调𬌗架还可以模拟颞下颌关节的其他运动方式。③在石膏模型表面绘制参考线并进行测量。参考线包括：上下颌模型的水平参考线；通过上下颌中线以及各牙长轴的垂直参考线；如果需要进行分块截骨，应在截骨线两侧做垂直于截骨线的参考线。测量项目包括：上下颌牙列中线位置；切牙、尖牙、第一磨牙近中颊尖到水平参考线的距离；两侧尖牙、前磨牙以及第一磨牙的牙间宽度；上下颌中切牙切缘到𬌗架切导针（后缘）的距离（图8-5）。④根据面型预测分析的结果，将石膏模型按照预期截骨线截开，磨削干扰移动的石膏，将模拟骨段移动至理想位置并用蜡固定。再次测量移动前各测量项目，计算各重要标记点的移动方向及数值，例如切牙、尖牙、第一磨牙的移动情况等（图8-6）。⑤在已完成模型外科设计的上、下颌模型上完成终末𬌗板的制作。如果上下颌都需要进行截骨手术，则还需要用已经完成模型外科设计的上颌模型与未进行模型外科设计的下颌模型来制作中间𬌗板（图8-7）。

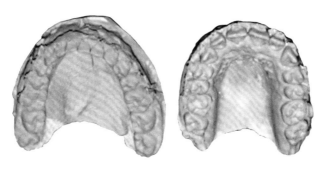

图8-3　制取上下颌牙列模型

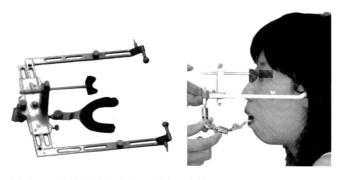

图8-4　通过面弓转移将牙列模型安装至正颌外科专用𬌗架上

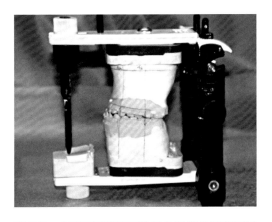

图 8-5   在石膏模型表面绘制参考线并进行测量

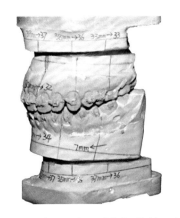

图 8-6   根据面型预测分析的结果截
骨，将模拟骨段移动至理想位置并固定

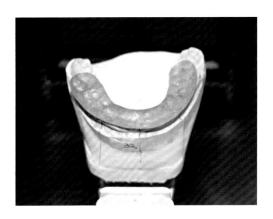

图 8-7   制作殆板

（二）正颌外科的计算机辅助设计

建立在三维 CT、三维扫描、三维照相以及三维打印技术基础之上的计算机辅助设计技术，目前已越来越广泛地被应用于正颌外科的术前设计（图 8-8）。计算机辅助设计的过程包括：①采集病史、临床检查、拍摄头颅定位正侧位片、全口牙位曲面体层 X 线片等；②拍摄头颅三维 CT；③制取上下颌牙列模型并用三维扫描技术将牙列模型转化成牙列数字化模型；④将三维牙列数字化模型与头颅三维 CT 数字化模型进行融合；⑤根据测量数据指导三维手术模拟；⑥打印手术所需要的殆板。

与传统的应用二维头影测量和石膏模型手术模拟来完成的正颌外科手术设计相比，三维影像技术可提供更加真实、准确的数据，手术模拟也更加直观。但计算机辅助设计目前还无法完全代替传统的术前设计，其原因主要有三点：①三维 CT 扫描所获得的牙列数据的分辨率还不能满足临床需要，而利用三维扫描技术所获取的牙列数据必须与三维 CT 的颌骨数据进行融合，融合过程中不可避免地会出现一定误差；②三维影像处理软件还不

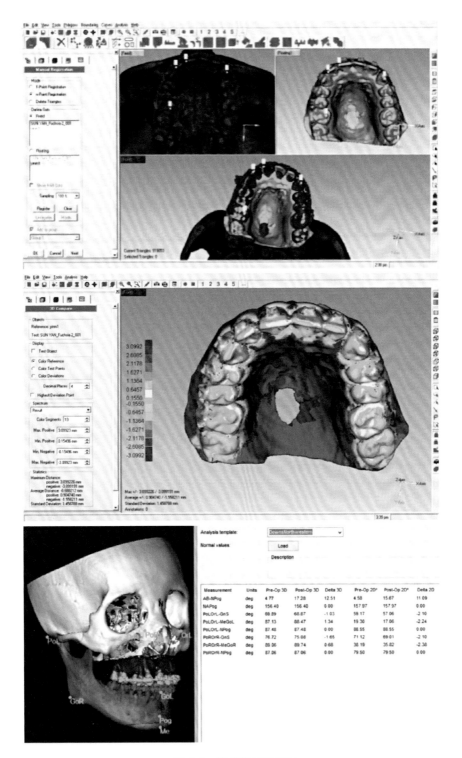

图 8-8 计算机辅助设计

能模拟牙列模型的物理形状，骨段移动时所遇到的骨干扰和牙列移动时与对颌牙的相互影响还无法预期；③𬌗板作为术前设计思路的综合体现是将术前设计转移到手术操作的媒介，用三维打印技术制作𬌗板的实用性还有待进一步检验。

五、手术方法

常用的正颌外科手术设计方案几乎可以解决所有唇腭裂继发的颌骨畸形，而每种设计方案都是由几项正颌外科单项手术技术组合而成，不同的设计方案中可能包含有共同的单项手术技术，因此，在手术操作要点中我们将逐项介绍唇腭裂继发颌骨畸形所需要的正颌外科手术单项技术，其中包括 Le Fort Ⅰ型截骨前徙术（或同时分块截骨）、Le Fort Ⅰ型截骨前徙术及同期单侧牙槽突裂修复术，上颌后部截骨术及同期双侧牙槽嵴裂修复术，Le Fort Ⅰ型截骨及牵引器植入术，下颌升支矢状劈开截骨术，颏成形术。

（一）上颌骨 Le Fort Ⅰ型截骨前徙术（或同时分块截骨）

上颌骨行 Le Fort Ⅰ型截骨，骨段前徙同时调整上颌骨的高度、上唇露齿情况以及笑线位置。采用单一终末𬌗板技术确定上颌骨移动后的位置。如果上颌骨发育不足同时伴有宽度不协调，术前正畸无法达到理想效果，可在 Le Fort Ⅰ型截骨前徙骨段同时做上颌骨的分段截骨，用来匹配无明显异常的下颌牙列（图 8-9）。

适应证：单纯上颌骨发育不足，但上颌骨段需要前徙量不大（<6mm），牙槽嵴裂植骨效果理想，术前正畸充分，没有需要调整的𬌗平面和𬌗曲线问题，下颌骨发育正常，无其他任何需要同时调整的问题，下颌牙列形态较为理想。

1. 手术入路　一般采用两侧上颌第一磨牙之间前庭沟底略偏颊侧切口，切开黏膜、黏膜下层、肌层及骨膜；剥离骨膜暴露上颌前外侧骨面，再绕过颧牙槽嵴暴露上颌骨后面至翼上颌缝，剥离健侧梨状孔下缘及部分外缘，彻底暴露鼻底骨面。由于患侧硬腭骨质一般并不连续，代之以贯通于口鼻腔之间的瘢痕组织，因此，同侧鼻底部分需要锐性剥离才能将口鼻腔软组织完全分离，在鼻孔内较深的部位只有在完成截骨后降下折断的上颌骨段时才能完全切开。

2. 截骨线设计　①常规截骨线：以尖牙根尖上 5mm 及距第一磨牙龈缘 2 倍牙冠高度处做 2 个标记点，其连线即为截骨线位置，从梨状孔外下缘开始经上颌骨前壁，再经上颌结节上方绕过颧牙槽嵴至上颌骨后外侧壁，最终止于翼上颌缝（图 8-10）。②改良截骨线：对于眶下区面型凹陷的患者可适当上移截骨线，上移位置可由需要前移的上颌骨部位决定，但是上移截骨线后在上颌骨后部容易伤及上颌动脉及其重要分支，因此，可在颧牙槽嵴或颧骨处做台阶状截骨线，以下降此部位的截骨线高度，避免意外损伤上颌动脉及分支。③分块截骨线：对于术前正畸无法使上颌牙列完全与正常的下颌牙列相互匹配时，可采用 Le Fort Ⅰ型结合分块截骨的方式来解决上述问题。一般分块截骨线位于两侧中切牙之间、尖牙与第一前磨牙之间、个别拥挤的牙齿之间，但分块的牙骨段如果过小可能影响到其血液供应，导致骨块坏死等严重并发症。

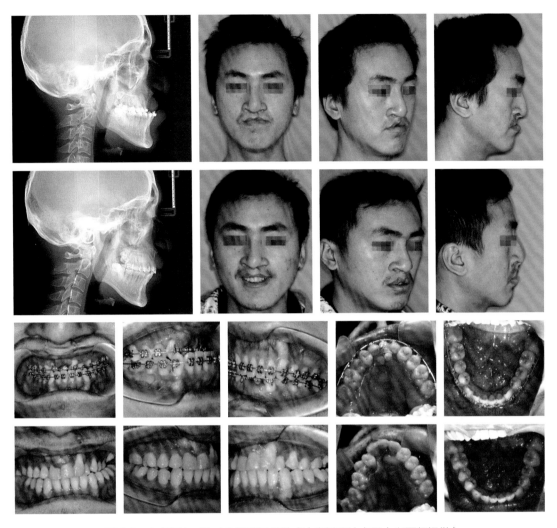

图8-9　上颌骨Le Fort Ⅰ型截骨前徒术（病例图片由吴中兴医师提供）

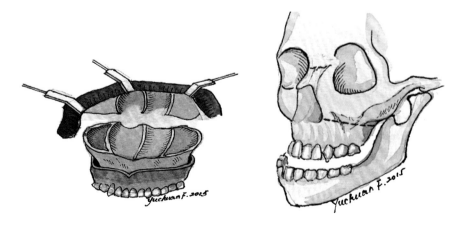

图 8-10　上颌骨 Le Fort Ⅰ型截骨前徒术截骨示意图

3. 截骨操作要点　①按照预先设计以骨锯、骨钻或超声骨刀做截骨线，注意保护鼻腔黏骨膜及颊部黏骨膜，分块截骨线在上颌骨段降下折断后进行；②以薄骨凿凿开鼻腔外侧壁、上颌骨后壁，注意骨凿的角度及深度，尽量避免伤及腭降动脉及翼静脉丛，严禁损伤上颌动脉及其分支，以鼻中隔凿凿断鼻中隔；以弯凿或摆动锯裂开翼上颌连接；③以双手拇指及示指固定上颌远心骨段，其他手指辅助固定，向下压迫该骨段使其降下折断，也可用骨刀插入两侧颧牙槽嵴截骨线之间辅助折断；④因为唇腭裂继发颌骨畸形患者腭部裂隙处无正常口鼻腔层次分明的解剖结构，而是贯穿于口鼻腔之间的瘢痕组织，因此只能通过锐性分离来分开口鼻腔组织，而且只能在降下折断远心骨段时同期完成，如果出现一侧软组织穿通，可缝合修复；⑤以两把上颌骨把持钳固定住上颌骨远心骨段，充分松弛并确认该骨段可按照术前设计要求移动；⑥分块截骨应在上颌骨远心骨段降下折断后实施，注意截骨时不应伤及连接于两侧骨段之间的牙龈黏骨膜及邻牙牙根，正中截骨线应在鼻中隔一侧完成而不是在正中线上，尖牙与前磨牙之间以及其他牙间截骨线均应指向腭中缝呈向心性排列。

4. 骨段移动及固定　将活动骨段按照设计进行移位，术前设计的𬌗板就位，以钢丝进行颌间结扎固定。两侧截骨线分别在梨状孔外下缘及颧牙槽嵴处各以4孔或6孔L形钛板进行固定，钛板厚度及螺钉直径视所需要提供固位力的大小而定；如有分块截骨线，应用4孔或6孔钛板进行跨截骨线的固定。

5. 切口缝合　由于鼻翼基底的骨膜被彻底剥离，因此应在两侧鼻翼基底进行复位缝合以避免鼻翼基底变宽，另外颊部肌肉需要缝合恢复其连续性，黏膜切口可用可吸收线连续缝合。

（二）Le Fort I型截骨前徙术及同期单侧牙槽突裂修复术

对于尚遗留单侧牙槽嵴裂的颌骨畸形患者，按照Le Fort I型截骨线分别截开裂隙两侧上颌骨，在前徙上颌骨的同时，在裂隙内植入髂骨骨松质碎块或颅骨碎块。

适应证：遗留单侧牙槽嵴裂隙未做植骨修复的颌骨畸形患者，上颌骨位置明显后缩需要截骨前徙下降者，全身情况较好，局部卫生状况佳，口鼻腔瘘不大。

1. 手术入路　与常规Le Fort I型截骨术采用前庭沟切口不同，为了同期关闭牙槽嵴裂隙，手术应采用龈缘及裂隙缘切口，先沿前庭瘘口的边缘做切口，分别向下续延至裂隙两侧的牙龈缘切口，患侧向远中止于第一磨牙处，健侧止于第二前磨牙处，末端切口分别转向上后达到前庭沟底；沿骨膜下层剥离，暴露前鼻棘、梨状孔、上颌前壁，再绕过颧牙槽嵴暴露上颌骨后面至翼上颌缝，健侧鼻底黏骨膜剥离至硬腭后缘。患侧鼻腔黏膜在腭裂缝合处与腭黏膜粘连在一起，口鼻腔之间软组织没有正常层次，需要锐性分离成口腔侧和鼻腔侧两层，如果无法完整分离则需要严密缝合口腔侧或鼻腔侧的瘘孔以避免植骨床暴露于口鼻腔。

2. 截骨线设计　截骨线的设计与已修复过牙槽嵴裂的患者相同，根据面中部需要前移的部位来决定截骨线位置，可以采用常规Le Fort I型截骨线，也可以采用改良的高位截骨线（图8-11），同时在上颌骨后部做台阶状截骨线。

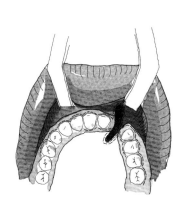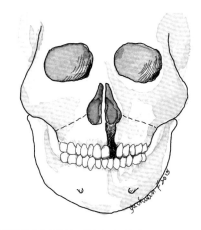

图 8-11 Le Fort I型截骨前徙术及同期单侧牙槽嵴裂修复术的截骨示意图

3. 截骨操作要点 截骨操作与常规 Le Fort I型截骨操作基本一样，截骨过程中要注意保护腭降动脉、上颌动脉、翼静脉丛及牙根，区别是此类患者上颌骨不连续，左右两个区段上颌骨分别进行截骨及降下折断，患侧口鼻腔软组织的锐性分离宜与降下折断上颌远心骨段同时操作；充分松动远心骨段后，将𬌗板就位以确保骨段移动到设计位置。

4. 骨段固定及牙槽嵴裂植骨 在降下折断上颌骨远中骨段时已将口鼻腔软组织充分分离，植骨前应将远心骨段裂隙两侧黏骨膜向口腔侧剥离，修剪多余黏骨膜并重新对位缝合形成植骨床的口腔侧底。𬌗板就位后在两侧上颌骨各用两块 4~6 孔 L 形钛板进行骨断端固定。在牙槽嵴裂形成的骨床内植入细碎压紧的髂骨骨松质块，也可植入颅骨碎块。植骨应充分，同时也要避免植骨床与口鼻腔或上颌窦腔的通连。同期还可在塌陷的鼻翼基底区植入碎骨块，以及在上颌骨远心骨段前下方移位后的裂隙内植入块状骨以避免复发。

5. 切口缝合 同期植骨的 Le Fort I型截骨的切口缝合要求较高，必须严密关闭植骨区域才可避免植骨区感染，充分剥离和松解骨膜将有利于植骨床的关闭。口腔前庭瘘孔两侧应修整创缘后缝合，龈缘切口可通过对位龈乳头缝合来关闭。为了关闭前庭瘘孔，两侧黏骨膜瓣可向前滑行移位，而远端斜行辅助切口处如出现骨壁暴露，可用碘仿纱条覆盖缝扎。

（三）上颌后部截骨术及同期双侧牙槽嵴裂修复术

这种情况并不常见，对于双侧牙槽嵴裂继发颌骨畸形的患者尽量先完成植骨后再进行正颌外科手术矫治。未经植骨治疗的患者只有前颌骨位置基本正常，后部上颌骨又存在宽度或（和）高度不足，同时口鼻腔瘘及软组织缺损并不严重的患者才可以选择此种术式。

将两侧上颌骨按照 Le Fort I型截骨，前颌骨保持不变，前移两侧上颌骨段，同时在两侧牙槽嵴裂隙内植入髂骨骨松质碎块或颅骨碎块。

适应证：遗留双侧牙槽嵴裂隙未做植骨修复的颌骨畸形患者，前颌骨位置基本正常，不需要截骨移动，后部上颌骨宽度和（或）高度不足需要折断降下，全身情况较好，局部卫生状况佳，口鼻腔瘘不大。

1. **手术入路** 唇颊侧切口沿前庭瘘口边缘切开，切口沿裂隙外侧缘向下转向侧颌骨的牙龈缘切口，最终至第一磨牙处，末端切口转向前庭沟形成斜行辅助切口；切口沿裂隙内侧缘绕过前颌骨在其腭侧裂隙前缘相互连接。两侧颌骨腭侧切口沿裂隙后缘切开并相互连接。沿侧颌骨唇颊侧切口剥离黏骨膜，暴露梨状孔外下缘、上颌骨前面、颧牙槽嵴、翼上颌缝；沿裂隙两侧向鼻腔侧剥离黏骨膜，修剪多余组织后对位缝合形成植骨床底。注意保护前颌唇侧黏骨膜，并严密关闭鼻底黏骨膜，以避免植骨床外露。

2. **截骨线设计** 侧颌骨截骨线与 Le Fort I 型截骨线一致，前颌骨及鼻中隔无需截开。

3. **截骨操作要点** 以骨钻及骨锯按照设计的截骨线截开上颌骨前壁、后外侧壁以及鼻腔外侧壁前部，以骨凿凿开鼻腔外侧壁、上颌骨后外侧壁及翼上颌缝，折断降下两侧颌骨远心骨段；𬌗板就位以确认骨段移位到设计位置。

4. **骨段固定及牙槽嵴裂植骨** 𬌗板就位后在两侧上颌骨各用两块 4~6 孔 L 形钛板进行骨断端固定。与 Le Fort I 型截骨及同期单侧牙槽嵴裂修复术相同，以细碎压紧的髂骨骨松质块或颅骨碎块植入骨床内，同时还可在塌陷的鼻翼基底部植入碎骨块，以及在上颌骨远心骨段前下方移位后的裂隙内植入块状骨以避免复发。

5. **切口缝合** 切口缝合方式与单侧同期牙槽嵴裂修复及 Le Fort I 型截骨术相同。充分剥离和松解骨膜，严密关闭植骨床以及牙龈缘切口。

（四）Le Fort I 型截骨及牵引器植入术

上颌 Le Fort I 型截骨后采用牵引成骨技术移动上颌骨段达到最佳位置，牵引器可采用内置式牵引器也可采用外置式牵引器。但要注意的是，由于牵引成骨技术对于上颌骨骨段的控制常常不能非常精确，因此，常需要二期正颌外科手术或是术后更为积极的正畸治疗来建立理想的咬合关系。

适应证：严重的上颌骨发育不足，预计通过传统的正颌外科手术效果不好或者易复发者。

1. **手术入路** 同 Le Fort I 型截骨术手术入路。

2. **截骨设计** 同 Le Fort I 型截骨术，根据所要植入牵引器类型的不同，一般外置式牵引器多选择经典截骨线；由于内置式牵引器有各种不同设计，同时需要直接安装在截骨线两侧，因此截骨线多会进行一些改良，包括上颌后部的台阶状截骨线。

3. **截骨技术要点** Le Fort I 型截骨技术要点与常规前徙上颌骨段要求相同，但在完成截骨后只要保证远心骨段可移动即可，无需降下折断该骨段。

4. **牵引器安装**（图 8-12）①内置式牵引器：一般成对使用，分别安装于两侧上颌骨，固位部分以及传送部分分别固定于截骨线两侧，加力杆位于前部龈颊沟内。安装牵引器时应注意两侧具有共同牵引方向。②外置式牵引器：外置式牵引器的支抗装置为环状结构，两侧各用三颗螺钉固定于颅骨；牵引装置连接于支抗装置上，通过钢丝施加牵引力。个性化制作的牙列固定装置将牙列及远心骨段连成为一个整体，通过两挂钩与牵引装置连接。截骨手术的同时可以安装外置式支抗装置。

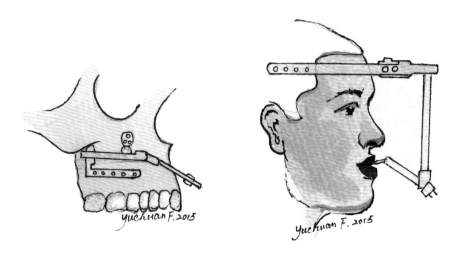

图 8-12 牵引器的安装示意图

5. **切口缝合** 切口需要分层严密缝合，内置式牵引器需要把牵引杆暴露于伤口外。

6. **牵引的实施** 牵引器植入后一般需要等待 5~7 天再开始牵引，每天延长 1mm，分 2~4 次完成，牵引时间由需要延长的距离而定，外置式牵引器在牵引过程中可调整牵引角度和方向，牵引结束后只需要局麻下摘除头颅固定装置即可。内置式牵引器在颌骨牵引至设计位置后也暂时不能摘除牵引器，固定期大概需要 6~8 周，此后才可以二次手术摘除牵引器。

（五）下颌升支矢状劈开截骨

下颌升支矢状劈开截骨在唇腭裂继发颌骨畸形治疗中一般不单独使用，都是与上颌骨 Le Fort I 型截骨前徙术（或同时分块截骨）联合使用。

适应证：①单纯上颌骨发育不足，但上颌骨骨段需要前徙量较大（>6mm），无法单纯通过前徙上颌骨骨段直接获得足够的前徙骨量；下颌骨发育基本正常，但为了重建正常的咬合关系可进行截骨并做一定程度的后退。②上颌骨发育不足同时伴下颌骨发育过度畸形。

1. **手术入路** 一般采用升支前缘至下颌前庭沟黏膜切口，上起拾平面水平的升支前缘偏颊侧，下至第一磨牙远中前庭沟底偏颊侧，为了避免术后瘢痕挛缩，切口最好呈 S 形，切口上端过高容易伤及颊动静脉，切口过于偏颊侧容易造成颊颞筋膜损伤而导致颊脂垫露出。切开黏膜、肌层及骨膜，以骨膜剥离器分别剥离截骨线邻近部位的骨膜，其分别位于升支内侧下颌孔与乙状切迹之间，升支前缘至外斜线以及相对于第一磨牙位置的下颌骨体部外侧。

2. **截骨线设计**（图 8-13） 下颌升支矢状劈开截骨的标准截骨线位置分为三个部分：①升支内侧水平截骨线位于下颌孔与乙状切迹之间的内侧骨皮质，与拾平面平行，由升支前缘延伸到下颌孔后方，一般位于升支宽度的 2/3 处；②升支前缘矢状截骨线位于升支前

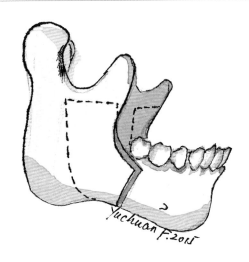

图 8-13 下颌升支矢状劈开截骨示意图

缘骨皮质，上方与水平截骨线相连接，沿升支前缘中线由上向下经外斜线稍内侧最终止于第一磨牙远中的外侧骨壁；③升支外侧垂直截骨线位于下颌骨骨体外侧骨皮质，由矢状截骨线最前下点开始与下颌下缘垂直止于下颌下缘稍内侧。

3. 截骨技术要点 下颌升支矢状劈开截骨技术要点可总结为三截两劈，三截指的是内侧水平截骨线，前缘矢状截骨线，外侧垂直截骨线。截骨顺利完成的要点在于截骨位置的暴露，尤其是升支内侧水平截骨线，需要以升支内侧拉钩来帮助暴露，一方面要保护下牙槽神经血管束，同时标记截骨线止点位置，另外还要撑开骨膜以提供骨钻操作空间；前缘截骨时要保护好截骨线两侧黏骨膜，避免被骨钻或骨锯损伤；外侧垂直截骨时应用下颌下缘拉钩撑开骨膜提供操作空间。两劈是指升支及体部内侧骨壁断裂线，这两处无法用骨钻或骨锯截开，只能利用骨凿劈开。为了使下颌骨内侧这两条断裂线按照设计裂开，首先要控制截骨线的止点，水平截骨线一般止于下颌孔后方，相当于升支宽度 2/3 处，而垂直截骨线建议止于下颌下缘稍内侧，此外，还要保证截骨线的骨皮质被彻底分开，避免应力干扰；最后在放置骨凿时应选择略微弯向外侧的骨凿紧贴外层骨皮质内侧放置，避免伤及下牙槽神经血管束。

4. 骨段移位及固定 两侧升支裂开后，要充分松解肌腱及韧带的附着，去除骨段移位时遇到的骨干扰，𬌗板就位后用钛板钛钉固定，固定方式有三种：①两侧各以 4 孔弧形钛板跨垂直截骨线两端固定；②两侧各以两个 2 孔钛板跨外斜线上方截骨线两端固定；③两侧各以三根双皮质钛钉固定两侧骨段，此种方法需要使用穿颊器才可完成。

5. 切口缝合 切口需要严密缝合，分别缝合肌层及黏膜层，伤口内应留置负压引流管以避免渗血积存。

（六）口内入路水平截骨颏成形术

1. 手术入路 切口一般位于两侧下颌第一前磨牙之间的前庭沟底偏唇侧，切开黏膜、黏膜下层、肌层及骨膜，注意在切开颏肌时保留部分肌纤维在骨表面；骨膜下剥离完整暴露下颌颏部骨面，注意保护两侧颏神经。

2. 截骨线设计 截骨线与𬌗平面平行，一般位于两侧颏孔下 5mm 处，距下颌下缘 10~15mm（图 8-14）。

3. 截骨操作要点 为了能够准确判断颏部骨块移动方向和距离，在截骨前一般需要在颏部中线及两侧尖牙根端下方做垂直于截骨线的标记线。用骨钻及骨锯按照设计好的截骨线完成截骨，并断离远心骨段，注意尽量保留其舌侧附着的肌肉组织。

4. 骨段移动及固定　颏部远心骨段移动到术前设计的位置后，以钢丝或钛板钛钉进行骨断端固定。

5. 切口缝合　切口分两层缝合，首先对位缝合颏肌，这是恢复下唇正常形态及功能的关键，再严密缝合黏膜切口。

六、手术并发症及处理

1. 伤口感染　由于正颌外科手术均经口内入路完成，而口内常驻细菌及其他微生物，无法通过消毒、冲洗等操作达到彻底清除，同时手术创伤较大，术后创口内容易有陈旧性出血

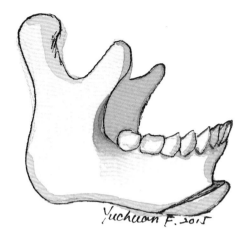

图 8-14　颏成形术示意图

积存，术后还需要经口腔进食，食物残渣容易附着于缝线、钢丝、托槽、唇弓等物体上，因此，伤口感染就成为最为常见的并发症。伤口感染一方面增加患者痛苦，延长愈合时间，更为严重的是可能会导致植骨术以及牵引器植入术等手术的失败，必要时需要二次手术摘除固定装置并刮除死骨。减少此类并发症的要点是：术前全口洁治、口腔冲洗，术前、术中及术后合理使用抗生素，术中减少额外创伤、缩短手术时间、彻底止血、伤口内留置负压引流管，术后护理时仔细清洁伤口并冲洗口腔。一旦发现有伤口感染迹象，应尽快开放引流，增加伤口护理强度及频率，针对感染微生物调整敏感抗生素的使用。

2. 伤口出血　颌面部截骨手术、植骨术、牵引器植入术等均会造成较大的局部创伤，术中骨创面的渗血面积较为广泛，压迫填塞和局部使用止血药物是比较有效的止血方式。如果知名动脉，例如下牙槽动脉、腭降动脉意外损伤出血量会较大，但一般无需结扎动脉，通过上述方法即可达到止血效果。如果上颌动脉意外损伤，压迫、填塞及局部用药止血效果均欠佳，行同侧颈外动脉结扎可帮助止血。翼静脉丛的意外损伤导致的出血也是比较难控制的，加压填塞会起到一定的止血作用。术后出血一般都是由于术中止血不彻底所致，也可能与血压大幅度波动、意外创伤以及伤口感染有关。

3. 神经损伤　正颌外科手术可能损伤的神经主要是下牙槽神经和面神经，一般都是截骨时骨锯或是骨钻失去控制所致，因此手术中注意保护神经、控制器械的角度和力量非常重要。神经机械损伤一般需要 3~6 个月恢复，口服维生素 B_1、维生素 B_{12} 等神经营养药物可辅助神经功能的恢复。

4. 牵引器折断　内置式牵引器在牵引过程中可能会出现折断的现象，主要原因是截骨不充分、牵引器安装方向有误、加力过程中使用暴力、腭裂瘢痕未充分松解等，如果出现牵引器折断一般需要再次手术重新安装新的牵引器。

七、唇腭裂颌骨畸形正颌外科的困惑

每一次的技术进步与创新都来自于人们对现实中某些困惑的不断探索，因此正视这些困惑，锲而不舍地寻求解惑之道是技术发展的必由之路。早期唇腭裂治疗中并不包含正颌外科手术内容，而早期的正颌外科治疗范围内也没有覆盖唇腭裂继发颌骨畸形范畴，因此，在唇腭裂序列治疗中逐渐引入正颌外科治疗程序必将是一个需要反复推敲和磨合的过程。

传统的正颌外科手术一般要求患者上下颌骨发育结束后实施，但是唇腭裂继发颌骨畸形出现时间更早，程度更为严重，情况更为复杂，因此我们是否应该更早地进行干预，以避免在成人期的问题变得难以解决？有很多学者在患者13~14岁左右甚至更早在学龄期就开始实施颌骨牵引成骨治疗，一方面可提前改善患者咬合关系和容貌问题，避免患者因颌骨畸形而引发一系列心理方面问题；同时也减缓了更严重发育畸形的出现。目前对于常规正颌外科手术的最佳手术时间在学术界已基本达成共识，但是对于唇腭裂继发的严重颌骨畸形的早期外科干预时间暂时没有最终结论，早期的颌骨牵引成骨对于颌骨发育的影响也还在探索当中。

1. 颌骨牵引成骨还是正颌外科手术？

20世纪90年代初美国整形外科医师McCarthy最早在口腔颌面部使用牵引成骨技术以矫治严重的颌骨畸形，此后颌骨牵引成骨技术得到广泛而深入的应用，其优点是：①延长骨量多，与非血管化的自体骨移植比较，骨吸收少，抗感染能力强，无需植骨；②牵引同时软组织增生改建，有助于面部外形改善；③截骨手术相对简单，避免了供区损伤，降低了手术风险，缩短了手术时间；④骨延长效果稳定，不易复发。但颌骨牵引成骨技术也同时存在诸多不足：①疗程较长、长时间携带牵引器可增加感染机会，也给工作生活带来不便；②外置式牵引器需要穿通皮肤，牵引完成后面部遗留瘢痕，影响美观；③牵引方向不易准确控制，与预期设计不符，咬合关系不易控制等。

而正颌外科手术虽然骨延长的程度受到一定限制，但是颌骨移动位置能够较为精确控制，手术更容易获得预期效果，疗程相对较短，无需长期配戴牵引装置，咬合关系容易控制，手术一次完成，无需多次手术。对于唇腭裂继发的颌骨畸形患者一般需要移动骨量较大，同时需要延长的又是受到大量瘢痕组织限制的上颌骨。面对这样的情况，如果选择牵引成骨技术使上颌骨得到充分的延长，但同时又不得不面对该技术所带来的一系列不利影响；如果采用传统正颌外科手术技术，上颌骨难以达到最佳位置，就需要通过后退下颌骨来实现面型的相对协调。到目前为止，这仍然是一个让大多数外科医师困扰的问题。

2. 外置式牵引器还是内置式牵引器？

当我们决定采用牵引成骨技术使上颌严重后缩的患者获得足够多的向前移位距离时，另一个困扰将会产生：安装内置式牵引器还是外置式牵引器？内置式牵引器被安装在口内，相对外置式牵引器来说更舒适、更隐蔽，也更容易为患者所接受，但是它也存在一些

缺点：只能做某一个方向的牵引，而不能任意调整三维方向，在颌骨移动过程中也不能改变方向，牵引的距离受到限制，而且必须通过二次手术摘除牵引器。外置式牵引器最大的缺点是它给患者带来的不便，而在其他方面则优势明显。在临床上对牵引器的选择需要根据多种方面的综合考虑才可以得出最佳方案。

3. 如何控制过矫治？

我们知道上颌骨截骨前徙术后面临可能复发倾向，尤其是唇腭裂继发的上颌骨发育不足的患者，文献中报道 Le Fort I 型截骨前徙术后的复发率达到 5%~80%。因此，在手术设计时应考虑上颌骨前徙要有一定的过矫治，但是过矫治的量很难把控，尤其对于早期实施的颌骨牵引成骨技术延长上颌骨的患者，由于此时颌骨的发育还没有结束，上颌骨的前徙更应进行过矫治，必须考虑的因素包括下颌骨继续发育的程度，上颌骨前徙后的复发程度，咬合关系对颌骨发育的影响等。但即使做了全面的分析和预测，要做到完美的过矫治仍然是非常困难的，二期手术有时很难完全避免。

4. 先正畸再手术还是先手术再正畸？

正畸与正颌联合治疗颌骨畸形早已成为共识，但是先做牙齿正畸再做正颌外科手术，还是先手术再正畸一直以来存在一定争议。传统观点认为应先完成初步牙齿正畸，排齐牙列，去除牙齿代偿，调整宽度不调，然后实施正颌外科手术，术后再通过正畸完成精细调整。但也有学者提出如果不存在影响手术的严重牙列畸形，先做正颌外科手术再做牙齿正畸具有很多优点：①患者需要矫治的𬌗关系和面部美观问题在治疗之初即得到治疗；②整个治疗时间被缩短了 1~1.5 年，甚至可以更短；③术后牙齿移动加速效应降低了正畸治疗的难度并缩短了时间。但这种方式对正颌外科手术医师以及正畸医师的临床能力要求更高，首先术前设计不能完全以咬合关系为依据，而是要综合分析颌骨关系以及预期牙齿调整的方向；由于正颌术后咬合关系较差，因此要求正畸医师具有更多的临床经验，有能力把咬合关系调整到理想状态。对于唇腭裂继发的颌骨畸形，一般牙列畸形更为复杂，除前后向的关系不调以外，还经常合并有后牙宽度的不调，咬合曲线的明显异常，牙列的严重拥挤，牙齿的各种方向的扭转，对于这类患者是否可以采用手术先行的策略还需要进一步探讨。

5. 传统设计还是计算机辅助设计？

正颌外科术前的传统设计方式已比较成熟，大量临床实践证明了其有效性。但传统设计过程中所存在的一系列误差也是显而易见的。首先测量参考点的描记存在误差，因为头影测量是在二维的头颅定位侧位片上完成的，除位于正中矢状面上的参考点，其他参考点如眶下点等其实是两侧眶下点的重叠，但是由于面部结构本身不可能完全对称，拍摄头颅定位侧位片时很难保证每一对参考点都可重叠上，因此只能人为地取其中点用于测量，这必然会产生测量误差。其次面弓转移技术本身也存在误差，例如能否保证𬌗架的水平面与患者眶耳平面完全一致，这也导致𬌗架上的模型无法完全复制上下颌骨相对于颅底的真实位置关系；再者，模型外科是在人工堆砌的石膏上完成的，并无任何真实数据可供参考，因此不能反映颌骨的真实位置与角度。如果可以摒弃上述一系列可能导致误差的传统步骤，代之以建立在三维影像技术之上的计算机辅助设计和制作来完成术前设计，似乎可达到更高的精准度，但实际上还有很多难题需要克服。首先是目前 CT 扫描的精确度尚不能描绘出牙齿尤其是殆面结构的很多细节，无法制作出集术前设计所有结果的、正颌外科术中必须使用的殆板。很多学者都在想办法克服这个问题，现在临床比较被认可的做法是先用传统方式制作出牙列的石膏模型，然后三维扫描设备将牙列数据转换成三维数据，再将其与三维 CT 的颌骨数据进行融合。这种方式基本上可以解决牙齿精细度不足的问题，但融合过程也还会产生一定误差。在应用专用软件模拟手术过程时，暂时还无法模拟牙列以及骨段相互之间的物理碰撞和干扰问题，所以还不能完全达到传统模型外科的效果。除术前设计外，计算机辅助技术还能帮助进行颌骨畸形的测量和诊断、制作殆板、颌骨移位导板以及手术后效果评估。虽然计算机辅助数字化技术还远未达到完美状态，但基于三维影像技术的数字化外科技术取代基于二维影像技术的传统术前设计和模型外科已是势不可挡的发展趋势，将来手术导航以及手术机器人在正颌外科领域的应用也必然是以计算机辅助技术为基础的。

6. 外形还是语音?

唇腭裂继发颌骨畸形的主要特点是上颌骨发育不足，正颌外科的解决方式是通过截骨手术实现上颌骨的大幅度前徙，而这种手术在改善面容的作用之外必然会产生另外一种伴随效应，就是腭咽闭合状态的改变。这种状态改变的程度又受一些相关因素的影响，包括前徙上颌骨手术之前患者的腭咽闭合状态、上颌骨截骨后的前徙量以及上颌骨前徙的手术方式等。多数学者认为术前腭咽闭合功能正常的患者前徙上颌骨对腭咽闭合功能的影响较小，术前边缘性腭咽闭合的患者术后出现 VPI 的可能性会增加，而术前本就存在 VPI 的患者术后多会有所加重。Meagawa 认为上颌骨前徙量超过 10mm 时，术后语音清晰度会明显降低。对于颌骨牵引成骨方式前徙上颌骨对语音的影响更大还是传统的正颌外科手术方式影响更大，暂时尚无结论。总之当我们希望通过截骨并前徙上颌骨来改善面容时，一定不要忽视其对腭咽闭合的潜在影响。

（周　炼）

第四节　Sequence 47：**正颌外科的术后正畸**

- 正颌外科的术后正畸是正畸 - 正颌联合治疗内容的延伸，目的是通过精细调整恢复和获得良好的咬合关系及功能。
- 术后正畸开始的时间：当骨愈合基本完成，处于稳定期后即可开始术后正畸治疗。坚固内固定的临床骨愈合约为 3~4 周。
- 牙列排齐：术后拆除殆板和固定唇弓后，修整术中或术后松脱的托槽和带环。若因带环、托槽脱落，致牙齿位置异常，可在重新粘接托槽后，用高弹性弓丝排齐牙列。如牙齿位置正常，则用不锈钢圆丝（0.4mm）。

- 剩余间隙的关闭：术后关闭由于颌骨分块截骨手术、根尖下截骨手术时牙列中存在的间隙或拔牙间隙。若间隙较大，且需要控制牙齿的轴向倾斜度时，在术后正畸复诊时，换用不锈钢方丝，以间隙关闭曲或滑动机制关闭间隙。如需要调整磨牙关系，可配合使用II类或III类颌间牵引。若间隙较小，则在牙列换用 0.4mm 不锈钢丝时，以弹力橡皮链或弹力曲线关闭间隙。

- 牙列整平：正颌外科手术常根据上下前牙的位置和咬合关系进行，所以术前前牙覆𬌗一般正常，对有些术前深覆𬌗的患者，术后前牙覆𬌗正常，后牙出现小开𬌗，此时即可垂直向牵引。一般用上下颌间的三角形牵引、W 形牵引。

- 调整前牙前后位置关系：为保证术后颌骨位置的稳定，要求手术时尖牙达到I类咬合关系。为防止复发，术后必要时行II类或III类颌间牵引。牵引力应大一些，唇弓换用粗的钢丝，多用不锈钢方丝。戴用颌间牵引的时间应适当延长。

- 调整牙弓宽度：正颌术后牙弓宽度是术后正畸治疗特别重要的部分。通过 Le FortI 型截骨术增加牙弓宽度使上颌牙弓狭窄恢复正常，但上颌牙弓术后 6 个月内是改建较为活跃的时期，极为不稳定，易复发，上颌牙弓塌陷。此时发现后牙有反𬌗趋势时，再次使用扩弓辅助，矫正牙弓宽度不调。

- 唇腭裂正颌与非唇腭裂正颌的主要区别在于组织量不足，易于复发。此时骨骼畸形已手术矫正，但对于新的力学平衡，由于神经肌肉的记忆性的存在，还未适应这种新的平衡。由于上颌骨前徙和下颌骨后退术后瘢痕组织的牵拉，存在较大的缓慢回复到原来状态的趋势。术后牵引非常重要。术后正畸可进一步局部调𬌗，完成上下牙弓的协调，重建尖窝咬合的良好关系。唇腭裂患者正颌术后的正畸治疗确保了正颌手术过程中颌骨移动时无𬌗干扰，也确保术后疗效的稳定，减少复发。

（贺　红）

第五节 Sequence 48：成人期的心理干预

- 成年期唇腭裂患者的心理发育基本结束，心理相对成熟，但随之而来的就业和婚姻问题，将成为影响成人患者心理状态最主要的因素。

- 此期心理评估更多关注其情绪状况、行为与人格特征以及社会支持等方面内容。

- 干预的对象以患者本人为主，根据其所述的心理困境进行相应干预，如情绪宣泄、认知及行为调整。

- 对可以通过手术改善的唇鼻畸形、颌骨畸形以及语音等进行手术治疗，进一步改善容貌与语音状况。

- 通过客观的容貌与语音改善，以及主观的认知改变，促进患者建立稳定的自我意识，积极接纳自我与外界、增强主观幸福感，提高其生活质量。

一、唇腭裂相关心理学研究的历史发展

1969 年英国儿童心理学家 Clifford E 首次通过采访唇腭裂患儿的抚养者了解患儿的行

为状况；后又与 Crocker EC、Pope BA 等学者（1972）合作，对 82 名已接受一期唇腭裂整复手术的成年患者进行了问卷调查。此后，唇腭裂患者的心理学研究在欧洲开始兴起。初期的研究者们主要采用智力测评和心理障碍筛查的方法对患者进行观察和评估；20 世纪 80 年代，各种评估特定心理状况的量表和问卷应用于唇腭裂患者的心理及行为调查；进入 20 世纪 90 年代，国内学者开始重视心理研究和干预治疗在唇腭裂序列治疗中的地位，随着唇腭裂相关心理研究量表的引进与本土化，评估和问卷调查的目的指向于发现患者的具体心理问题诉求，从而为下一步的心理干预提供依据。2000 年以后，世界卫生组织（WHO）提出生存质量（quality of life）的概念，直指各项医疗活动（包括心理干预）的最终目的是提高人类的生存质量；2007 年，美国学者 Broder 制订发布了《儿童口腔健康相关生存质量测评量表》（COHIP，child oral health impact profile），并用其测评当地包括唇腭裂在内的患有口腔相关疾病的儿童生存质量。自此，针对唇腭裂这一需要长期甚至终身治疗的疾病患者的生存质量评估与相应的心理干预研究也迅速开始。由于国内外唇腭裂患者面对的社会环境、生活状态、文化背景有很大差别，国外的研究结果并不能代表我国唇腭裂患者的心理状态。如何掌握我国唇腭裂患者的心理特点并采取更具针对性的心理干预措施，国内唇腭裂学界一直在进行积极的探索。

二、唇腭裂心理干预开展的条件和方法

1. 需配备专业的心理工作人员，在没有专业心理工作者的唇腭裂中心，也可选派有唇腭裂医学背景的医护人员参加专门的心理咨询师理论及临床技能培训并获取资质。

2. 设置心理咨询室，配备必要的沙发、座椅、心理治疗沙盘、沙具，音乐或视频媒体播放工具，照相、录音、电脑设备等。

3. 唇腭裂心理咨询开展的形式主要有个体咨询、团体咨询、家庭心理咨询以及松弛治疗、艺术治疗、沙盘游戏治疗等。咨询的常用途径有门诊咨询、电话咨询、网络咨询、专栏咨询以及现场咨询。

三、唇腭裂患者的心理评估

心理评估（psychological assesssment）是依据心理学的理论和方法对人的心理品质及水平作出的鉴定，其目的在于单独或辅助作出心理诊断。根据心理评估的结果，可以更好地把握患者的心理特点，以指导制订心理干预措施、评价心理干预的效果等。

唇腭裂患者心理评估的内容包括个人行为方面、心理行为方面、社会行为方面、医疗行为方面、个体或家庭的社会经济状况、个体及家庭的生活方式及其对健康的影响、社会支持状况、应对方式、个体的情绪控制、自我认识能力、性格特点、潜能及个人长处、人际关系状况、疾病与治疗过程中的心理状况，以及各种治疗方法的效果及其与心理社会影响因素的相互作用等方面内容。心理评估的方法大致可归纳为主观评估和客观评估两类，常用方法有观察法（observation）、访谈法（interview）、调查法（survey）、心理测验法（心

理量表评估）。

　　唇腭裂患者心理评估的常用量表，按照各年龄阶段可能存在的心理特征及其适用年龄分别如下：婴幼儿及学龄前期常用评估量表有 4 个月 ~1 岁、1~3 岁、3~7 岁等多套不同时期的气质量表；常用的儿童行为量表有 Achenbach 儿童行为量表（CBCL）、Conner 儿童行为量表系列；常用的评估青少年行为问题的量表有 Piers-Harris 儿童自我意识量表；常用的成人患者心量评估量表主要分为心理障碍筛查表和生存质量调查表，如 90 项症状清单（SCL-90）、焦虑自评量表（SAS）、状态 - 特质焦虑量表（STAI）、抑郁自评量表（SDS）、社会支持评定量表、应对方式量表以及世界卫生组织生存质量测定量表（WHO-QOL-100）。

四、唇腭裂的心理干预（心理咨询 / 治疗）

　　唇腭裂心理干预（心理咨询 / 治疗）的作用在于，其一，可帮助患者发现和处理现有的问题和内心冲突，改变其不良认知、情绪和行为；其二，可帮助患者更全面地认识自我和社会，启发患者新的或曾被忽视的良好人生经验和体验，逐渐改变不适应的反应方式，维护心理健康，增进社会适应能力；此外，心理咨询还可促使患者探讨自我的方向，激发其更有效的发挥内在潜能，以确定未来的发展前程，更好地面对现实生活。唇腭裂心理干预的主要任务是：培养患者的正确认知，提高患者的顺应性，减少社会的负面关注，促进患者与同龄人建立更亲密的人际关系。

　　心理评估与心理干预（心理咨询 / 治疗）在接触患者及其父母（含孕期）的第一时间即应开始，强调尽早介入、并贯穿于整个序列治疗的全过程。

（龚彩霞）

第六节　Sequence 49：序列治疗效果的综合评估

■　唇腭裂序列治疗的目的是恢复唇部、腭部正常结构，改善唇鼻形态，恢复正常的腭咽闭合功能、听力功能及语音功能，诱导牙颌的正常发育和建立正常的咬合关系，恢复健康的心理。

■　一个完整的唇腭裂序列治疗病例，对一个医师和一个团队来说是非常珍贵的，倾注了医师几乎半个职业生涯的心血，其资料的完好保存与协调员的工作能力和严谨程度是分不开的。

■　评估需要多学科专家参与，包括整形或颌面外科医师、正畸科医师、耳鼻咽喉科医师、语音病理学家及心理学家。

■　评估应包括患者及家属的满意度调查。专业评价无法取代患者个体的感受，只有获得患者自身认可的治疗，才是真正意义的完美治疗。

■　评估的内容主要为外形、功能和心理三个方面。具体包括：鼻唇形态、颌骨生长发育、咬合关系、语音、听力及心理健康等（表 8-1）。

表 8-1　唇腭裂序列治疗结果综合评估表

唇腭裂序列治疗结果综合评估表

The Results of A Comprehensive Assessment of
Interdisciplinary Team Care for Cleft Lip and Palate

| 分类 | |
| 编号 | |

姓　名：_____ 性别：____ 出生时间：_____ 身份证号：_____

父亲姓名：_____ 联系电话：_____ 母亲姓名：_____ 联系电话：_____

家庭住址：_____ 邮编：_____

统一编码：☐☐☐☐☐☐☐☐☐☐

项目		内容	结果
唇鼻	红唇	唇峰高度	等高 ☐　不等高 ☐
		唇峰内侧角	对称 ☐　不对称 ☐　钝角 ☐　锐角 ☐
		唇弓形态	对称 ☐　不对称 ☐　自然 ☐　不自然 ☐
		唇弓（白线）连续性	连续 ☐　中断 ☐　唇弓嵴形态自然 ☐　不自然 ☐
		两侧内侧臂长度	对称 ☐　不对称 ☐　误差：　　mm
		两侧外侧壁长度	对称 ☐　不对称 ☐　误差：　　mm
		唇吻线（红线）连续性	连续 ☐　中断 ☐　红线形态自然 ☐　不自然 ☐
		红唇厚度	正常 ☐　过厚 ☐　过薄 ☐
		红唇部凹陷	有 ☐　无 ☐
		红唇不显	正常 ☐　不显 ☐
		红唇瘢痕	明显 ☐　不明显 ☐
	白唇	唇高不足	高度正常 ☐　高度不足 ☐　误差：　　mm
		唇高过长	高度正常 ☐　过长 ☐　误差：　　mm
		人中嵴形态	对称 ☐　不对称 ☐
		白唇瘢痕	明显 ☐　不明显 ☐
		白唇过紧	正常 ☐　过紧 ☐
		前唇形态（双侧）	正常 ☐　不正常 ☐
		前唇过短（双侧）	正常 ☐　过短 ☐
		前唇过宽（双侧）	正常 ☐　过宽 ☐
		"纽扣"畸形（双侧）	有 ☐　无 ☐
	鼻部	鼻小柱偏斜	偏斜 ☐　不偏斜 ☐
		鼻翼塌陷外展	有 ☐　无 ☐
		鼻前庭皱襞	有 ☐　无 ☐

1

续表

唇鼻	鼻部	鼻堤缺失	正常 □　缺失 □
		鼻尖分离	正常 □　分离 □
		鼻尖低平	正常 □　低平 □
		双侧鼻穹窿不对称	对称 □　不对称 □
		鼻小柱过短	正常 □　过短 □

患者满意度分级：Ⅰ □　Ⅱ □　Ⅲ □　Ⅳ □　Ⅴ □

家长满意度分级：Ⅰ □　Ⅱ □　Ⅲ □　Ⅳ □　Ⅴ □

医生满意度分级：Ⅰ □　Ⅱ □　Ⅲ □　Ⅳ □　Ⅴ □

分级说明：

根据观察者的主管感觉进行独立选择。

Ⅰ.满意；Ⅱ.基本满意；Ⅲ.不太满意；Ⅳ.很不满意；Ⅴ.不关注这个问题。

唇鼻评估总结：

评估医生（签名）：

腭部	腭瘘	有 □　无□	是否可能影响口内气流压力：是□　否□
		部位：悬雍垂□　软腭□　硬软腭交界□　硬腭□　切牙孔前□	
	复裂	有 □　无 □	范围：
	软腭动度	优 □　良 □　差 □	
	软腭长度	是否过短：是□　否□	是否可能影响腭咽闭合：是□　否□
	软腭瘢痕	表面 □　深层 □	程度：轻度 □　中度 □　重度 □

唇鼻评估总结：

评估医生（签名）：

颌骨	上颌	丰满度	植骨□　未植骨□　丰满□　欠丰满□　不连续□
		突度	前突□　适中□　后缩□
		高度	过长□　适中□　过短□
		中线位置	正中□　左偏　　　mm　右偏　　　mm
		对称性	对称□　不对称□
		倾斜度	左低右高□　左高右低□
		旋转度	顺时针旋转□　无旋转□　逆时针旋转□

2

颌骨	下颌	突度	适中□　前突□　后缩□
		颏部突度	适中□　前突□　后缩□
		高度	适中□　过长□　过短□
		中线位置	正中□　左偏　　mm　右偏　　mm
		对称性	对称□　不对称□
		倾斜度	左低右高□　　左高右低□
		旋转度	顺时针旋转□　无旋转□　逆时针旋转□

颌骨评估总结

评估医生（签名）：

咬合	牙列式	记录口内存在的牙齿，包括乳牙、恒牙、多生牙、融合牙等：
	错位情况	填写具体牙位及错位情况，包括近（远）中扭转、唇颊（舌腭）向倾斜、伸长、下沉、阻生牙等：
	磨牙关系	左侧：中性□　远中□　近中□	右侧：中性□　远中□　近中□
	尖牙关系	左侧：中性□　远中□　近中□	右侧：中性□　远中□　近中□
	前牙中线	上颌： 正常□　偏左　　mm　偏右　　mm	下颌： 正常□　偏左　　mm　偏右　　mm
	前牙覆𬌗	Ⅰ□　Ⅱ□　Ⅲ□	
	前牙覆盖	Ⅰ□　Ⅱ□　Ⅲ□	
	拥挤	上颌：轻度□　中度□　重度□	下颌：轻度□　中度□　重度□
	牙弓对称性	上颌：对称□　不对称□	下颌：对称□　不对称□　　上下颌间：对称□　不对称□
	牙弓宽度	上颌：正常□　狭窄□　过宽□	下颌：正常□　狭窄□　过宽□
	纵𬌗曲线	上颌： 正常□　平坦□　陡峭□　反向□	下颌： 正常□　平坦□　陡峭□　反向□
	上颌骨基	正常□　前突□　后缩□	
	牙槽骨	上颌前部：丰满□　欠丰满□ 上颌后部：丰满□　欠丰满□	下颌前部：丰满□　欠丰满□ 下颌后部：丰满□　欠丰满□

3

续表

咬合	咬合评估总结： 评估医生（签名）：		
颜面 美学	正面观	面形：平均□ 较长□ 较短□	
		面部对称：对称□ 左侧丰满□ 右侧丰满□	
		额中线：正常□ 偏左□（_____mm） 偏右□（_____mm）	
		唇与上前牙：对称□ 开唇露齿（轻□ 中□ 重□）	
		面下1/3高度：_____mm	
	侧面观	面中份：正常□ 前突□ 后缩□	
		面下份：正常□ 前突□ 后缩□	
		唇沟轮廓：正常□ 过深□ 过浅□	
		唇厚度：正常□ 过厚□ 过薄□ 翻卷□ 短缩□	
	评估总结： 评估医生（签名）：		
语音	共鸣	高鼻音	无□ 有□（轻度□ 中度□ 重度□）
		低鼻音	无□ 有□
		混合性鼻音	无□ 有□
	鼻漏气	鼻漏气	无□ 有□ 可闻及□ 不可闻及□ 持续□ 非持续□ 音位特殊性□
		雾镜检查	无□ 有□（鼻漏气显示在：左侧□ 右侧□ 双侧□）
		面部扭曲	无□ 有□
	音质	嘶哑	无□ 有□
		音量过小	无□ 有□
		音调过低	无□ 有□
	构音	腭裂相关 构音错误	代偿性构音错误：无□ 有□
			低压力构音：无□ 有□
			鼻音化构音：无□ 有□
			特殊类型口腔后置构音：无□ 有□

4

语音	构音	发育性 构音错误	无□　有□	
			（类型：　　　　　　　　　　　　　　　　　　　　）	
		其他类型 构音错误	无□　有□	
			（类型：　　　　　　　　　　　　　　　　　　　　）	
	清晰度	良好(语音清晰)□　轻度受损(不清晰，尚能理解)□　重度受损(不能理解)□		
	主观评 估印象	腭咽闭合良好□　边缘性腭咽闭合不全□　腭咽闭合不全□		
	患者满意度分级：Ⅰ□　Ⅱ□　Ⅲ□　Ⅳ□　Ⅴ□ 家长满意度分级：Ⅰ□　Ⅱ□　Ⅲ□　Ⅳ□　Ⅴ□ 分级说明： 根据患者自身和家属对语音语言表现的主观感受进行独立选择。 Ⅰ.满意；Ⅱ.基本满意；Ⅲ.不太满意；Ⅳ.很不满意；Ⅴ.不关注这个问题。			
	语音评估总结： 评估医生（签名）：			

口腔 卫生 健康	口腔卫生指数(OHI-S)	0□　1□　2□　3□
	牙体疾病	请填写牙位及疾病，包括龋损、釉质发育不良、着色牙、残冠残根、磨耗等：
	牙菌斑指数（PLI）	0□　1□　2□　3□
	牙龈指数（GI）	0□　1□　2□　3□
	龈沟出血指数（SBI）	0□　1□　2□　3□　4□　5□
	口腔卫生评估总结： 评估医生（签名）：	

TMJ	下颌运动	张口度：_____ mm	运动轨迹：
	口呼吸	无 □　有 □	
	吞咽	正常□　异常□	
	口周肌	正常□　紧张□　松弛□	

5

续表

TMJ	髁突活动度	对称□ 左大□ 右大□			
	关节杂音	开口初□ 开口中□ 开口末□ 闭口初□ 闭口中□ 闭口末□		杂音性质： 清脆□ 摩擦□ 捻发□	
	口腔卫生评估总结： 评估医生（签名）：				

心理	患者对治疗效果的满意度	发音	非常满意←1 2 3 4 5 6 7→ 非常不满意 □
		听力	非常满意←1 2 3 4 5 6 7→ 非常不满意 □
		牙齿外观	非常满意←1 2 3 4 5 6 7→ 非常不满意 □
		唇部外观	非常满意←1 2 3 4 5 6 7→ 非常不满意 □
		鼻部外观	非常满意←1 2 3 4 5 6 7→ 非常不满意 □
		鼻呼吸	非常满意←1 2 3 4 5 6 7→ 非常不满意 □
		面部外形	非常满意←1 2 3 4 5 6 7→ 非常不满意 □
		咬合	非常满意←1 2 3 4 5 6 7→ 非常不满意 □
	（请在您认为与现状最贴合的数字上画圈，并将所选数字填写在方格内）		
	心理师评估： 		
	量表测验	量表名称：	测评结果（记分）：
	心理分级	健康状态□ 不良状态□ 心理障碍□ 心理疾病□	
	心理评估总结： 评估者（签名）：		

唇腭裂中心主任签名：＿＿＿＿＿＿＿＿

年 月 日

6

（傅豫川 钦传奇）

主要参考文献

1. Borzabadi-Farahani A, Lane C J, Yen S L. Late maxillary protraction in patients with unilateral cleft lip and palate: a retrospective study. Cleft Palate Craniofac J, 2014, 51 (1): e1-e10

2. Broder H L, Maureen W. Reliability and convergent and discriminant validity of the Child Oral Health Impact Profile (COHIP Child's version). Community Dent Oral Epidemiol, 2007, 35 (supple 1): 20-31

3. Buchanan E P, Hyman C H. LeFort I Osteotomy. Seminars in plastic surgery, 2013, 27 (27): 149-154

4. Clifford E. The impact of symptom: a preliminary comparison of cleft lip-palate and asthmatic children. Cleft Palate J, 1969, 6: 221-227.

5. Clifford E, Crocker E C, Pope B A. Psychological findings in the adulthood of 98 cleft lip-palate children. Plast Reconstr Surg, 1972, 50 (3): 234-237

6. Cope J B, Samchukov M L, Cherkashin A M. Mandibular distraction osteogenesis: a historic perspective and future directions. Am J Orthod Dentofacial Orthop, 1999, 115 (4): 448-460

7. Hassan T, Naini F B, Gill D S. The effects of orthognathic surgery on speech: a review. J Oral Maxillofac Surg, 2007, 65 (12): 2536-2543

8. Kuroda S, Araki Y, Oya S, et al. Maxillary distraction osteogenesis to treat maxillary hypoplasia: comparison of an internal and an external system. Am J Orthod Dentofacial Orthop, 2005, 127 (4): 493-498

9. Levine J P, Patel A, Saadeh P B, et al. Computer-aided design and manufacturing in craniomaxillofacial surgery: the new state of the art. J Craniofac Surg, 2012, 23 (1): 288-293

10. Linton J L. Comparative study of diagnostic measures in borderline surgical cases of unilateral cleft lip and palate and noncleft Class III malocclusions. Am J Orthod Dentofacial Orthop, 1998, 113 (5): 526-537

11. Liou E J, Chen PH, Wang Y C, et al. Surgery-first accelerated orthognathic surgery: orthodontic guidelines and setup for model surgery. J Oral Maxillofac Surg, 2011, 69 (3): 771-780

12. Liou E J, Chen PH, Wang Y C, et al. Surgery-first accelerated orthognathic surgery: postoperative rapid orthodontic tooth movement. J Oral MaxillofacSurg, 2011, 69 (3): 781-785

13. Maegawa J, Sells R K, David D J. Speech changes after maxillary advancement in 40 cleft lip and palate patients. J Craniofac Surg, 1998, 9 (2): 177-182; discussion 183-184

14. Mars M, Plint D A, Houston W J, et al. The Goslon Yardstick: a new system of assessing dental arch relationships in children with unilateral clefts of the lip and palate. Cleft Palate J, 1987, 24 (4): 314-322

15. McCarthy J G, Schreiber J, Karp N, et al. Lengthening the human mandible by gradual distraction. Plast Reconstr Surg, 1992, 89 (1): 1-8; discussion 9-10

16. McCarthy J G, Stelnicki E J, Mehrara B J, et al. Distraction osteogenesis of the craniofacial skeleton. Plast Reconstr Surg, 2001, 107 (7): 1812-1827

17. McNeil C K. Orthodontic procedures in the treatment of congenital cleft palate. Dent Rec (London), 1950, 70 (5): 126-132

18. Mølsted K, Brattström V, Prahl-Andersen B, et al. The Eurocleft study: intercenter study of treatment outcome in patients with complete cleft lip and palate. Part 3: dental arch relationships. Cleft Palate Craniofac J, 2005, 42 (1): 78-82

19. Motohashi N, Kuroda T. A 3D computer-aided design system applied to diagnosis and treatment planning in orthodontics and orthognathic surgery. Eur J of Orthodont, 1999, 21 (3): 263-274

20. Polley J W，Figueroa A A. Rigid external distraction：its application in cleft maxillary deformities. Plast Reconstr Surg，1998，102（5）：1373-1374

21. Posnick J C. Orthognathic Surgery：Principles and Practice. Elsevier Health Sciences，2013

22. Ross R B. Treatment variables affecting facial growth in complete unilateral cleft lip and palate. Cleft Palate J，1987，24（1）：5-77

23. 段银钟，孙应明. 正畸正颌联合治疗腭裂术后上颌骨严重发育不良症. 实用口腔医学杂志，2002，18（5）：408-411

24. 龚彩霞，熊茂婧，吴敏. 唇腭裂患者及其家长的心理特点与心理护理. 国际口腔医学杂志，2010，37（4）：413-416

25. 龚彩霞，郑谦，石冰. 唇腭裂患儿家长心理治疗前后的量表分析及评估. 华西口腔医学杂志，2011，29（1）：36-38

26. 王兴，张震康，张熙恩. 正颌外科手术学. 济南：山东科学技术出版社，1999

27. 阎燕，贾绮林. 唇腭裂正颌外科术前正畸治疗的临床研究. 中华口腔医学杂志，2001，36（1）：70-72

28. 伊彪，王兴. 现代正颌外科基本手术及操作要点. 中华口腔医学杂志，2005，40（1）：4-6